Klaus Jürgen Becker und Tomas Langhorst

Tantra-Massage

Klaus Jürgen Becker und Tomas Langhorst

Tantra-Massage

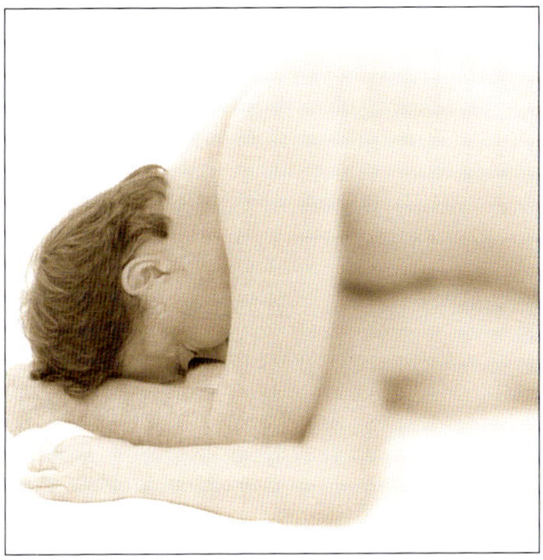

Gemeinsam sinnliche Kraftquellen entdecken

HANS-NIETSCH-VERLAG

Redaktion und Lektorat: Martina Klose
Mitarbeit Text: Margarethe Weichselbaum, Sabine Müller
Korrektorat: Hans Jürgen Kugler, Ulrike Oberländer
Fotos: Hermann Posch
Gestaltung und Cover: Rosi Weiß
Druck: Schultheis Druckerzeugnisse GmbH, Offenbach

Hans-Nietsch-Verlag
Am Himmelreich 7
79312 Emmendingen

www.nietsch.de
info@nietsch.de

ISBN 978-3-86264-003-4

Inhalt

Anhang

Vorwort von Michaela Riedl

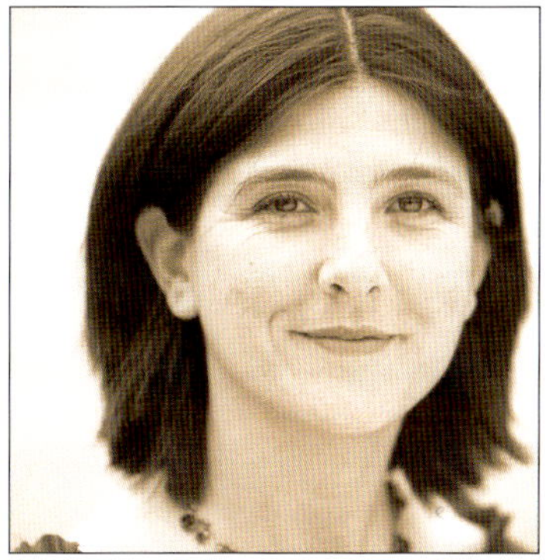

Vorworte

Michaela Riedl hat die Bücher *Yoni-Massage* und *Lingam-Massage* (zusammen mit Klaus Jürgen Becker) geschrieben. Zudem ist sie gemeinsam mit Gitta Arntzen Inhaberin von *AnandaWave*® – Raum für sinnliches Erleben.

Zuerst möchte ich mich bei Klaus Jürgen Becker, Tomas Langhorst und Hans Nietsch für ihre Einladung bedanken, das Vorwort zu diesem dritten Buch der Tantra-Massage-Trilogie zu schreiben, die mit meinem Buch *Yoni-Massage* begann. Damit nimmt meine Herzensvision „Tantra-Massage – ein wichtiger Beitrag in unserer Gesellschaft" Gestalt an. Seit mehr als fünfzehn Jahren engagiere ich mich mit Herz und Verstand dafür, dass die Themen „Sexualität", „Sinnlichkeit" und „Berührung" ihre Würde und Bedeutung im Leben der Menschen zurückerlangen.

Ich kenne nichts Sinnvolleres und Befriedigenderes, als dieser wundervollen Berufung meine ganze Aufmerksamkeit und Leidenschaft zu schenken. Auch wenn das für mein Leben bedeutet, dass ich mich gesellschaftlich ständig auf einer Gratwanderung zwischen Ablehnung und Empörung einerseits und Bewunderung und Anerkennung andererseits bewege – ein Balanceakt, der nach wie vor die Gespaltenheit unserer Gesellschaft in Bezug auf das Thema „Sexualität" widerspiegelt; die Zerrissenheit, die wir alle in uns tragen, wenn wir uns im Bereich „Sexualität" mit Moral, gesellschaftlichen Normen, unserer eigenen Bedürftigkeit und unseren intimsten Gefühlen konfrontiert sehen.

Eigentlich könnte doch alles so einfach sein: Wir sehnen uns danach, dass sich Berührung und Sexualität völlig unschuldig ausdrücken dürfen. Sexualität ist Leben, das in uns pulsiert und uns lebendig macht, und wenn wir diesen natürlichen Ausdruck nicht verbiegen, sondern zur höchsten Blüte reifen lassen, werden Sexualität und Berührung zu Liebe. Genau das erleben wir bei AnandaWave® in unseren Massagen und Seminaren immer wieder. Ich bin nach wie vor erstaunt, welch einfache Mittel es ermöglichen, dass Menschen sich öffnen und berührbar zeigen.

Dieses Ja zum Leben, zu allem, was uns menschlich macht, zu unserer Sexualität, zu unserem Frau-Sein und zu unserem Mann-Sein, ist das Rezept, das unseren inneren „Eisberg" zum Schmelzen bringt und uns EINS sein lässt mit dem Fluss des Lebens. Das spüren wir unmittelbar, sobald wir uns in einen Zustand der Empfänglichkeit und Herzensöffnung begeben. Wir erfahren, dass es einzig und allein unser „fühlendes Herz" ist, das uns sagt, welches unsere wahren Bedürfnisse sind, was wir wirklich brauchen und was für uns wirklich richtig ist.

Die Idee der Tantra-Massage ist daher so einfach wie genial: Ein „fühlendes Herz" braucht Berührung, Aufmerksamkeit, Annahme, Anerkennung und das Gefühl des Geliebt-Werdens. All das kann jeder Mensch, egal ob jung oder alt, mit oder ohne Vorkenntnisse, auf einfache und unmittelbare Weise erleben, denn

- Berührung braucht keine Sprache;
- Berührung kennt kein Alter;
- Berührung kümmert sich nicht um Religionen oder sonstige Unterschiede;
- Berührung verbindet und
- Berührung lässt uns EINS werden mit dem Leben.

Wie Klaus Jürgen Becker und Tomas Langhorst in diesem Buch anschaulich und ausführlich beschreiben, unterstützt ein klarer Rahmen und eine Haltung der Entspannung, Annahme, Sicherheit, Offenheit etc. die empfangende Person darin, sich im Bewusstsein auszudehnen und sich in seiner Eigenart zu erfahren.

Das Massage-Ritual ist in sich vergleichbar mit dem „Yin und Yang" im chinesischen Tao. Der äußere Rahmen, wie das Vorgespräch, klar definierte Bedingungen, eindeutige Rollenverteilung zwischen der gebenden und der empfangenden Person etc., gleichen dem Yang, dem männlichen Pol im Tao, der Schutz, Klarheit, Orientierung und Halt bietet. Der daraus entstehende innere Raum gleicht dem Yin, dem weiblichen Pol im Tao, der der empfangenden Person die Möglichkeit zu Hingabe, Empfänglichkeit, Öffnung, Loslassen und Frieden bietet. In diesem weiblichen Yin-Raum geht es um Regeneration, um Entspannung und darum, Energie aufzutanken. Vertrauen und Berührbarkeit stehen im Vordergrund und in diesem Raum dürfen sich die eigene Sinnlichkeit und Sexualität aus sich selbst heraus entfalten.

In einem klar definierten Raum, in dem es ausschließlich um die Bedürfnisse der empfangenden Person geht, die sich dabei ganz auf sich konzentrieren darf, werden Bewusstsein und Reife in der Sexualität überhaupt erst möglich. Erst das In-sich-Hineinhorchen und das Sich-selbst-Wahrnehmen lassen sie erfahren, wie sich Sinnlichkeit und Sexualität in ihr ausdrücken möchten, was sie dafür braucht und was sie dabei besonders genießt. So wird eine selbstbewusste verbale und nonverbale Kommunikation mit einer Partnerin/einem Partner erst möglich. Und da Sexualität und Berührung für alle Menschen absolut zentrale Themen sind, beeinflusst eine reife Sexualität unsere gesamte Persönlichkeit.

Berührung, Sinnlichkeit und Sexualität sind neben Hingabe und der daraus entstehenden Intuition, Kompetenzen, die Schritt für Schritt erlernbar sind. In unserer AnandaWave®-Tantra-Massage Ausbildung erleben wir hautnah, wie positiv sich diese persönliche und professionelle Kompetenz auf die TeilnehmerInnen auswirkt. Wir nehmen Persönlichkeiten wahr, die deutlich mehr Selbstbewusstsein und Lebensqualität entwickeln, die ihre Grenzen ausloten und bewusst und mutig neue Schritte in ihrer Entwicklung wagen, bis hin zur spürbar körperlichen und seelischen Gesundung. Und wir erleben Paare, die gemeinsam oder auch unabhängig voneinander professionelle Tantra-Massagen und -Seminare genießen, wodurch ihre Partnerschaft bereichert und manchmal sogar regelrecht zu neuem Leben erweckt wird.

Was unsere Gesellschaft braucht, ist eine sexuelle Kultur, in der Berührung, Sinnlichkeit und Sexualität nicht nur auf das Schlafzimmer und den engen Rahmen einer Beziehung beschränkt sind, in der Sinnlichkeit eher gefeiert als erstickt wird und sexuelle Reife nicht völlig auf der Strecke bleibt. Was wir brauchen, ist eine Kultur, in der klare, liebevolle Räume gestaltet werden, in denen sich Sinnlichkeit und Berührung entfalten können. Räume, innerhalb derer die Seele genährt und die Sinne gefeiert werden, die uns kreativ herausfordern und unser Bewusstsein für das Wesentliche schärfen. Damit meine ich keine polygamen Beziehungen oder „freie Liebe“, das ist ein ganz eigenes und vielschichtiges Thema. Ich meine Möglichkeiten für Menschen, sich beispielsweise für eine Tantra-Massage zu verabreden, um sich hinterher über das Erlebte auf eine humorvolle, liebevolle und verbundene Art und Weise auszutauschen. Wo über Gefühle, Bedürfnisse, Wünsche und Sehnsüchte gesprochen und das Bedürfnis nach Berührung gestillt wird.

Meinen Traum sehe ich erfüllt, wenn es völlig normal ist, eine Tantra-Massage zu geben und zu genießen ... so, wie es normal ist, nackt in die Sauna zu gehen. Wie anders die Welt wohl aussehen würde, wäre es selbstverständlich, dass beispielsweise die Frau ihrem Mann einen dicken Kuss gibt mit den Worten: „Tschüs, mein Schatz, ich gehe mal eben zur Tantra-Massage und bin in etwa drei Stunden wieder zurück.“ Und die Antwort darauf wäre nicht Verblüffung, Irritation oder gar Verletzung, sondern ein freudiges: „Oh wie schön, genieße es, Liebling. Ich freue mich schon auf unser Wiedersehen heute Abend. Soll ich dir was Leckeres kochen?“ Ein wundervoller Traum ... und ja, ich möchte ihn noch erleben!

Dafür ist es notwendig, dass die Tantra-Massage auf einem soliden Fundament steht, damit der Wert dieser Massage in unserer Gesellschaft erkannt und geschätzt werden kann. Die Tantra-Massage muss raus aus der „Schmuddel-Ecke“, in der sie leider auch zu finden ist, und hinein in eine Form, die für Klarheit, Professionalität, Sicherheit und Sinnlichkeit steht.

Ja, wir haben einen Traum und dieser Traum möge täglich ein Stückchen mehr Wirklichkeit werden. Auf dass wir alle den Mut haben, den Weg der Hingabe und Herzensöffnung zu beschreiten, um darin neu geboren zu werden.

Mit den sinnlichsten Grüßen
September 2013 *Michaela Riedl*

AnandaWave®
Raum für sinnliches Erleben Riedl und Arntzen GbR
Ebertplatz 9 • 50668 Köln • Fon: 00 49 (0)2 21/1 79 35 11
info@ananda-wave.de • *www.Ananda-Wave.de*
Verband: *www.tantramassage-verband.de*

Vorwort der Autoren

Eine Tantra-Massage können wir uns jederzeit gegenseitig geben. Das kostet nichts und beschenkt beide Beteiligten ungemein. Die Tantra-Massage nährt sowohl den Gebenden als auch den Empfangenden tief und beglückend. Sie weckt ihre Lebensgeister, zentriert ihre Energien, intensiviert ihr Erleben und kitzelt ihre Lebensfreude hervor. Außerdem schärft sie ihre Sinne, streichelt ihre Sinnlichkeit, schenkt ihnen tiefe Geborgenheit und ein Gefühl von warmem Aufgehoben-Sein.

Unsere Welt nehmen wir durch unsere Sinne wahr. Wenn wir also unsere eigenen Sinne und unsere Sinnlichkeit lieben, erhalten und nähren, stärken wir unsere Liebe zur gesamten Existenz. Daher beglückt eine Tantra-Massage nicht nur uns selbst, sie wirkt auch in unsere gesamte Welt hinein. Massiert eine Frau eine Frau, können sich beide in ihrer Weiblichkeit stärken. Massiert ein Mann einen Mann, unterstützten sie sich gegenseitig in ihrer Männlichkeit. Massiert ein Mann eine Frau oder eine Frau einen Mann, bringen beide ihre Körperenergien in Fluss. Paare können auf der intimen Ebene wieder zusammenfinden, Singles die tiefe menschliche Verbundenheit erfahren. Alles, was wir für die Massage brauchen, sind unsere Hände – und die haben wir stets bei uns.

Erstmals in dieser Form findest du mit diesem Buch eine – allen fernöstlichen Umhüllungen entkleidete – moderne Anleitung zur Tantra-Massage, die es uns Menschen ermöglicht, miteinander Lust, Fülle und tiefe Nährung zu erleben. Sich gegenseitig eine erotische Massage zu geben bedeutet, miteinander den Himmel zu betreten!

Beim Lesen und bei der praktischen Anwendung wünschen wir euch, liebe Leserin und lieber Leser, viel (Lebens-)Freude!

September 2013 *Klaus Jürgen Becker und Tomas Langhorst*

Kapitel 1

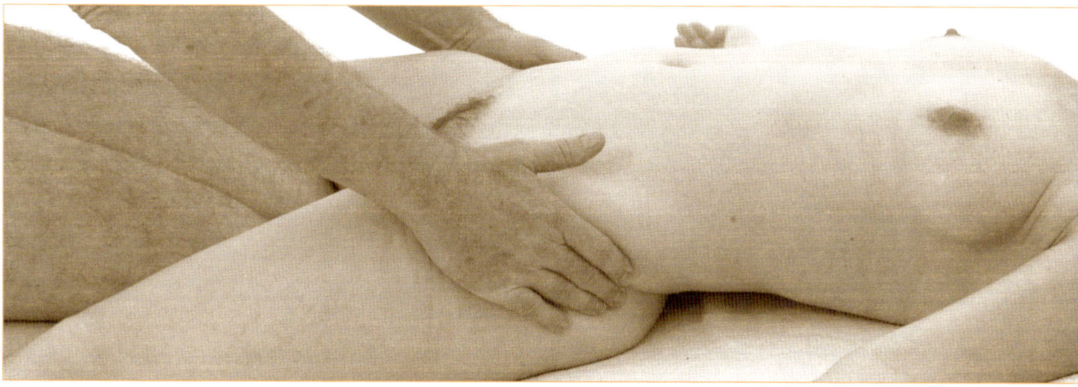

Die Tantra-Massage in unserer Welt

„Spirituell zu leben bedeutet, sich der Bewegung des Universums hinzugeben. Spirituelle Sexualität ist die Manifestation dieser Bewegung auf Erden. Sexualität ist der erste Ausdruck der kosmischen Energie im Menschen. Sie ist die Basis der menschlichen Reise auf Erden. In dieser fundamentalen Energie sind sämtliche Energien enthalten."

Michael Barnett, *Göttlicher Sex*

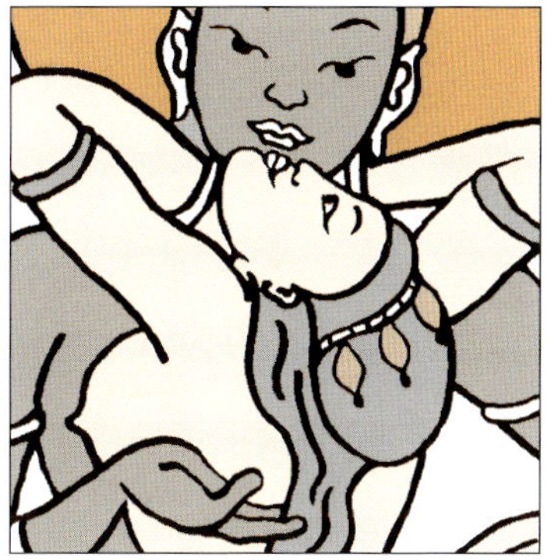

Zur Geschichte des Tantra

Tantra in Ost und West

Tantra bedeutet „Sich-Ausdehnen“ oder „Instrument zur höchsten Verwirklichung“ (Sanskrit: *tan* heißt „Faden, Gewebe“ und *tra* „Werkzeug, Instrument“) und ist eine jahrtausendealte Weisheitslehre. Tantra lehrt, dass alles Lebendige mit größter Liebe und Weisheit zutiefst sinnvoll verbunden ist: Leben so intensiv und bewusst zu erfahren ist eines der größten Geschenke des tantrischen Weges. Die kraftvolle Verbindung zum Leben, in der wir die Welt und uns als sinnerfüllte Wirklichkeit erleben, in der wir uns äußerst lebendig und mit der wir uns untrennbar verwoben fühlen, ist ein Ziel tantrischer Praxis. Ihre Wurzeln finden sich in matriarchalen Hochkulturen Asiens, insbesondere in Indien und Tibet. Diese Kulturen haben vielgestaltige Lehren und zahlreiche Praktiken hervorgebracht. Sie öffnen unser Herz, beruhigen unseren Geist und lassen uns unsere vitalen Lebensenergien spüren. So kann in uns das Bewusstsein geweckt werden, Teil einer für uns unfassbar reichen und komplexen Schöpfung zu sein, und in diesem Bewusstsein können wir Dankbarkeit, Demut, Geborgenheit und Lebenssinn erfahren.

Der liebende Blick auf die Welt und die Verbundenheit mit der gesamten Existenz sind wertvolle Erfahrungen, mit denen tantrische Praxis unser Leben bereichern kann. Tantra kann uns außerdem eintauchen lassen in das Mysterium der Existenz: Leben geschieht aus sich heraus, ohne unser Zutun. Die Schöpfung ist da, Tag und Nacht, ohne dass wir dazu etwas beitragen müssten, und wir Menschen sind Teil von etwas, was aus sich selbst heraus lebt. Tantra zu praktizieren kann uns das Gefühl vermitteln, aufgehoben zu sein in diesem Ganzen. Wir fühlen uns mit etwas verwoben, in dem Weisheit und Liebe strahlen und das größer und umfassender ist als wir selbst, und das wiederum schenkt uns tiefes Vertrauen ins Leben und in uns selbst.

In vielen Ländern des Ostens wird Tantra sowohl als ein Weg der Erkenntnis und der Ehrung der Schöpfung als auch als Kanal für Transzendenz und Meisterschaft im Leben verstanden.

Im Tantrismus werden *Shiva* und *Shakti* als gleichberechtigte Repräsentanten des höchsten Gottes und der höchsten Göttin betrachtet. Gleichzeitig sind sie als das männliche Prinzip Shiva und das weibliche Prinzip Shakti in jedem von uns lebendig. Deshalb sprechen wir in der Tantra-Massage auch den Shiva und die Shakti *in dir* an. Grundsätzlich ist außerdem jeder Mann Ausdruck von Shiva und jede Frau Ausdruck von Shakti. Shiva steht als das männliche Prinzip für das in sich ruhende Bewusstsein. Als das weibliche Urprinzip symbolisiert Shakti die dynamische Urkraft der Natur. Vereinen sich männliches und weibliches Urprinzip, entsteht ein Zustand kosmischen Bewusstseins.

Als „Gott" und „Göttlichkeit" wird im Tantra eine Wirklichkeit angesehen, die unendlich viel mehr umfasst, als wir meist in unserem sogenannten „Alltagsbewusstsein" wahrnehmen. „Göttliche Realität" kann uns tiefes Wissen, umfassende Erkenntnis und hohes Bewusstsein offenbaren. Erleben wir belastende oder scheinbar unlösbare Situationen im Alltag, erfahren wir im Kontakt mit diesen unseren göttlichen Anteilen ein Mehr an Erkenntnis, Handlungs- und Lösungsmöglichkeiten als in unserem alltäglichen Bewusstsein (das wir brauchen, um zu funktionieren). Während einer Tantra-Massage können wir Zugang zu solchen tieferen oder höheren Bewusstseinsebenen bekommen. Unser Körperenergiesystem wird neu ausgerichtet. Selbstheilungskräfte werden aktiviert. So können wir Erkenntnis, innere Weiterentwicklung und inneres Wachstum fördern. Den Kontakt mit diesen höheren oder tieferen Bewusstseinsebenen in uns immer wieder zu suchen, etwa durch Meditation, ist ein wesentlicher Aspekt tantrischer Praxis. Die Körperenergien bewusst zu lenken und die eigene Sinnlichkeit zu entfalten sind Techniken auf dem tantrischen Weg, die uns unser menschliches Entwicklungspotenzial in vollem Umfang nutzen lassen. Der Tantrismus bietet dazu unterschiedliche Rituale der Verehrung und Vereinigung an. Bekannt geworden ist in unserem Kulturkreis vor allem ein Zweig des Tantrismus, bei dem die Sinnlichkeit unseres Körpers, beispielsweise im Rahmen einer Tantra-Massage, bewusst als Instrument der spirituellen beziehungsweise religiösen Erfahrung und der inneren Erkenntnis genutzt wird – und um diesen Zweig soll es in *Tantra-Massage* gehen.

Der Tantrismus geht von der Einheit allen Seins aus. Das heißt: Gegensätze werden als einander ergänzende Teile eines größeren Ganzen verstanden. „Gut" ist aus dieser Sicht ebenso Teil des einen Ganzen wie „böse", mehr noch: Ohne Böses kann es nichts Gutes geben, ohne Falsches nichts Richtiges. Das eine kann ohne das andere nicht sein. Wenn es aber das eine ohne das andere nicht geben kann, können wir uns die Frage stellen, ob es wohl sinnvoll ist, das „Böse" zu verurteilen oder „Falsches" abzuwerten. Was wie bloße Theorie klingen mag, kann in der Praxis – auch in der Tantra-Massage – gravierende Auswirkungen auf unsere Wahrnehmung haben und auf das, was wir tun. In der Tantra-Massage führt das Verständnis vom „Bösen" oder „Falschen" als gleichberechtigtem Teil eines größeren Ganzen beispielsweise dazu, dass der Massierende sich in der Haltung übt, (vor-) urteilsfrei anzunehmen, was ist und was immer sich in der Massage gerade bei ihm selbst oder beim Empfangenden zeigen mag.

Die bekannteste Schrift ist *Vigyana Bhairava Tantra*, in dem der höchste Gott Shiva seiner Partnerin Shakti in 112 Versen (*Sutras*) offenbart, wie sinnliche Energie zur Gotteserkenntnis eingesetzt werden kann. In den meisten östlichen Traditionen folgt der tantrische Weg sehr strengen Regeln. Im Vordergrund stehen hier nicht der sinnliche Genuss oder die Weiterentwicklung der Persönlichkeit, sondern die Gotteserkenntnis beziehungsweise die unmittelbare Erfahrung des Göttlichen.

Bereits im Jahr 1799 tauchte der Begriff „Tantra" im europäischen Raum auf, Tantra selbst wurde jedoch erst Ende der 1970er Jahre im Westen populär. Der indische Philosophieprofessor Chandra Mohan Jain (Bhagwan Shree Rajneesh), später „Osho" genannt, propagierte, dass mittels tantrischer Praxis die sinnliche Energie des Beckenbodens geweckt und zur Erlangung „kosmischen Bewusstseins" genutzt werden könne. Aus der Tantra-Bewegung entwickelten sich in den folgenden Jahrzehnten unterschiedliche Schulen.

Im Gegensatz zum herkömmlichen östlichen Tantra traf diese alte Lehre den Nerv der Zeit im Westen. Oberflächlich betrachtet, entwickelte sich das moderne westliche Tantra zu einem Werkzeug, mit dessen Hilfe man zahlreiche psychische Bedürfnisse erfüllte sowie Depressionen, religiöse Belastungen, körperliche und seelische Verspannung, Stress, Angst, Unsicherheit und die Auswirkungen von negativen sexuellen Erfahrungen aus der eigenen Vergangenheit linderte oder sogar transformierte. Im Laufe der letzten Jahrzehnte wurde die Tantra-Massage unentwegt weiterentwickelt und verfeinert und entspricht heute den Bedürfnissen unserer Zeit mehr denn je zuvor. Sie öffnet für alle eine Türe, die einen Ausweg aus der sexuellen Konsumfalle suchen und sich nach einer spirituellen Dimension der Sinnlichkeit sehnen.

Sex unterliegt im Tantrismus keinen Tabus, da er als eine der zentralen natürlichen Lebensfunktionen betrachtet und praktiziert wird. Hier wird sinnliches Vergnügen gefeiert und der Liebesakt in ein Heiligtum der sich begegnenden Liebenden verwandelt. Der Akt selbst kann das kosmische Prinzip widerspiegeln, in dem sich alle Dualitäten in einem nachhaltigen Einheitsbewusstsein auflösen. In Tantra-Seminaren wird nicht grundsätzlich sexuelle Vereinigung gelebt. Viele Teilnehmer berichten allerdings, dass sich nach dem Seminar sexuelle und psychische Probleme lösten. Manche wenden sich dem Tantra zu, weil sie sinnlichen Genuss oder die Entspannung von ihrem Berufsalltag suchen. Doch die Wirkung des Tantra geht weit darüber hinaus: Es kann wesentlich zur Entwicklung unserer Persönlichkeit beitragen.

Tantra ist „der sinnliche Weg" und geht als solcher davon aus, dass unser Streben nach sexueller Befriedigung mit der Suche nach spiritueller Erfüllung verbunden werden kann. Im Tantrismus wird unsere sexuelle Natur geachtet, akzeptiert und in ihrer Weiterentwicklung begleitet. Es geht allerdings *nicht* darum, sexuelle Triebe unkontrolliert auszuleben, denn wenn wir die sinnlich-sexuellen Energien nicht verstehen, kontrollieren und mittels Bewusstheit lenken, können wir unsere bisherigen Grenzen im Umgang mit unserer Sinnlichkeit und Sexualität nicht überschreiten, um Erkenntnis zu gewinnen.

Rituale, wie sie die Tantra-Massage anbietet, unterstützen uns darin, orgastische Energie in uns zu bündeln, statt sie zu verströmen. Durch diese Konzentration können wir eine energetisch höher liegende Bewusstseinsebene betreten. Tantra lädt zu erfüllenden, sinnlichen, tief gehenden Begegnungen ein, ohne Jagd nach Erektionen und Orgasmen. Es ermuntert, erotisches Leistungsdenken und Erwartungshaltungen loszulassen und stattdessen Entspannung in Offenheit zu erleben. Sinnengenuss wird so nicht mehr „nur“ im Tun, sondern bewusst in entspanntem Sein möglich. Die Tantra-Massage macht es dir als empfangender Person leicht, dich auf das Jetzt einzustimmen, dich hineinfallen zu lassen in den Augenblick. Ein Schlüssel dazu kann dein Masseur sein, der dich durch seine innere Haltung, die Qualität seiner Berührungen und seine intensive Präsenz einlädt, das Hier und Jetzt in vollen Zügen zu genießen.

Tantra und Yoga haben die gleichen Wurzeln. Beide zielen darauf ab, tiefe Erfüllung im Sein zu finden. Während der Yogi jedoch asketisch für sich allein meditiert, ist der Teil des Tantra, den wir hier beschreiben, eher eine sinnliche Form der *gemeinsamen* Meditation, des körperlichen Austauschs. Während der Yogi seinen Weg allein geht, reisen wir in der Tantra-Massage gemeinsam. Tantra will Wandlung anregen: hin zu einem lebensbejahenden, erfüllten Leben.

Tatsächlich kann Tantra sogar dazu beitragen, über Erfahrungen von Gewalt, Missbrauch und Ohnmacht hinauszugehen und traumabedingte innere Spaltungen zu heilen. In dem Zusammenhang bietet es eine bewusstseinserweiternde Veränderung, die aus dem Körperempfinden, nicht aus dem Verstand heraus erwächst und die man nicht „glauben“ muss, sondern leibhaftig erfahren kann. Außerdem wohnt Tantra auch ein genussvoller Aspekt inne, denn tiefe Einsichten in das Wesen unserer Existenz geschehen nicht in erster Linie über „heilige Schriften“, sondern über unmittelbare sinnliche Erfahrung.

Der Tantriker übt sich darin, sich schrittweise aus dem „inneren Gefängnis“ zu befreien. Er erweitert sein Erleben um Bereiche, die ihm vorher entweder nicht oder kaum bekannt waren. Durch bewusste Erweckung und Lenkung der sinnlichen Energieströme während der tantrischen Praxis sind Erfahrungen möglich, die auch Mönche in einem Kloster oder Zen-Schüler bei ihrem *Roshi* machen können. Die Tantra-Massage stellt eine Besonderheit im Rahmen dieser tantrischen Praxis dar. Sie versteht sich als ein Weg der Befreiung durch bewusste Berührung und kann, wie bereits erwähnt, dazu anregen, sexuelle Neurosen, Disstress sowie Spannungen loszulassen und das eigene Leben bewusster, sinnlicher, meditativer und erfüllter zu gestalten. Diese Form der Massage hat einen spirituellen Hintergrund und mit sexuellen Dienstleistungen, wie sie im Internet oder in den Anzeigen der Boulevard-Presse angeboten werden, nichts zu tun – das sei an dieser

Stelle einmal ausdrücklich gesagt. Sie versteht sich als Kunst, sich des inneren Tempels, des uns innewohnenden göttlichen Aspektes bewusst zu werden.

Mittlerweile ist das Erlernen der Tantra-Massage für Singles wie für Paare gleichermaßen beliebt: Während Einzelpersonen schätzen, dass sie sich ihren Sinneswahrnehmungen in einem vertrauensvollen Rahmen öffnen können, ohne dass dies vom Massage-Partner als Einladung zu einer Paarbeziehung verstanden wird, erleben Paare diese Massage als Chance, die gegenseitige Annahme zu stärken und ihre Beziehung zu vertiefen, zu nähren, zu entspannen und zu bereichern. Außerdem bietet ein Tantra-Massage-Abend oder -Wochenende die Chance, einmal Abstand vom Alltag zu nehmen in einer Atmosphäre, die für sinnliches Erleben geschaffen wurde.

Obwohl Protagonisten wie Joe Kramer, Annie Sprinkle, Margo Anand, Andreas Rothe und andere bereits wertvolle Vorarbeit geleistet haben, fehlt bis zum heutigen Tag ein modernes, allen fernöstlichen Verbrämungen entkleidetes Grundlagenwerk über diese Form der Massage und ein Werk, mit dem Neu-Einsteiger die hohe Kunst der Tantra-Massage quasi „von der Pike auf" lernen können. Diese Lücke möchten wir mit *Tantra-Massage* schließen. Es wurde in seiner Konzeption sorgfältig auf *Yoni-Massage* und *Lingam-Massage,* die beiden anderen in dieser Reihe erschienenen Bücher, abgestimmt. Denn: Tantra-Massage bietet eine gute Grundlage für eine Lingam- oder Yoni-Massage.

Die Tantra-Massage im 21. Jahrhundert

Kennst du das Empfinden, eins mit dir selbst und der wunderbaren Natur zu sein, während du tagsüber am Strand oder in einer Vollmondnacht auf einem Feldweg spazieren gehst? Erinnerst du dich an Augenblicke tiefer Begegnung, als du in die Augen deines Partners schautest? An das Gefühl, wie ihr beide von einer feinen, angenehmen Energie durchströmt werdet, wenn du die Haut deines Partners berührst? Hast du schon einmal erfahren, dass eine Liebesbegegnung zugleich tief entspannt und energetisch aufgeladen ist, dass du dich inmitten höchster Erregung tief entspannen kannst?

In unserer oft hektischen und leistungsorientierten Welt kommen Liebe, Bewusstheit und erfüllte Sinnlichkeit oft zu kurz. Es mangelt im Alltag an einfacher, liebevoller Berührung und am Ausdruck von körperlich unaufdringlicher Zuneigung. Die Kunst der achtsamen Berührung gerät in Vergessenheit und im Laufe des Lebens empfinden Menschen sich als immer ungeschickter im Bereich der körperlichen Berührung. Oft findet sie dann nur noch in Form von herkömmlicher Sexualität statt.

Viele Menschen haben heutzutage keine tiefe und innige Beziehung zu ihrem Körper. Viele von uns leiden unter Angst, Anspannung und Stress, wobei letzterer oftmals zum Dauerzustand geworden ist. Unsere Muskeln sind chronisch angespannt, auch dann, wenn es längst Zeit ist, sich zu erholen. Dadurch entstehen viele körperliche und seelische Symptome: Schlaflosigkeit, Disstress, Muskelpanzer, Kreislaufprobleme, Depressionen und vieles mehr. Und doch sehnen wir uns danach, aus einengenden Begrenzungen auszubrechen, wir möchten tiefer empfinden und unseren Empfindungen Raum geben können.

Unser Körper ist mehr als eine Maschine, die einfach mechanisch funktioniert. Er verfügt über ein eigenes Körper-Bewusstsein, das ein ebenso wichtiger Aspekt unseres Bewusstseins darstellt wie beispielsweise unser „inneres Kind“. Im Alltag vergessen wir häufig, unserem Körper(-Bewusstsein) die notwendige Zuwendung und Aufmerksamkeit zu schenken – denn er „funktioniert“ ja. Unser Körper(-Bewusstsein) erlebt sich in solchen Zeiten als einsam und verlassen, was er uns in Antriebsmangel, Konzentrationsschwäche und Lebensunlust erfahren lässt. Dann kompensieren wir gern, greifen zu Ersatzbefriedigungen, statt uns unserem Körper(-Bewusstsein) zuzuwenden und ihm Raum zu geben und Aufmerksamkeit zu schenken.

Manche spirituell beziehungsweise geistig orientierten Menschen vernachlässigen ihren Körper bewusst, weil sie etwas Ewiges suchen und wissen, dass der Körper vergänglich ist. Dabei kann gerade er uns das Tor zu etwas Zeitlosem, Unendlichem öffnen. Die Wirkung und die Erfahrungen mit der Tantra-Massage zeigen, dass das nicht nur bloße Theorie ist. Unser Körper ist weit mehr als ein Tempel unseres Bewusstseins: Er ist zugleich die Brücke zwischen unserem Geist und der sinnlichen Welt. Um über diese Brücke gehen zu können, benötigen wir angenehme und sinnesöffnende Berührungen. In einem gepflegten, geehrten und nährend berührten Körper kann sich unser Bewusstsein frei entfalten. Darum ist es wichtig, sich an die achtsame Berührung und ihre Segen spendende, ja nahezu heilsame Wirkung zu erinnern. Viele Sucher, die bisher vergeblich auf dem rein geistigen Weg nach spirituellen Erfahrungen gesucht haben, haben diese über den scheinbaren Umweg des Tantra entdecken können.

Eine der Aufgaben der Tantra-Massage ist es, den Empfangenden wieder mit seiner Körperweisheit in Kontakt zu bringen und ihm ein tieferes Bewusstsein seines eigenen Körpers zu vermitteln. Während der Massage ist es erlaubt, ja sogar hilfreich, dass er seinen Verstand beiseite stellt. Er kann sich in dem Gefühl entspannen, vollkommen angenommen zu sein, alles Belastende loslassen und sich seinen innersten Gefühlen hingeben. Dadurch geschieht tiefe und natürliche Entspannung.

Bei der Tantra-Massage steht die *seelische und emotionale* Ebene im Vordergrund – diese Massage findet nicht allein auf der körperlichen Ebene statt wie die medizinische Massage, die zum Beispiel Verspannungsschmerz lindert. Tantra-Massage kann uns die Beziehung zu uns selbst bewusster machen und damit auch unsere Beziehung zu anderen. Ihr Schwerpunkt liegt nicht auf „Erregung und Orgasmus" wie bei der sexuellen Massage, sondern auf der Aktivierung und dem Ausgleich der Körperenergien. Tantra-Massage bietet einen Raum, in dem die eigenen Empfindungen verfeinert werden können, denn hier wird der ganze Körper berührt.

Entspannt und im Kontakt mit sich selbst, schenkt der Massierende die Massage. Der Gebende und der Empfangende gehen gemeinsam auf Entdeckungsreise. Gerade in der westlichen Welt, die sehr stark auf Tempo ausgerichtet ist, lädt diese Form der Massage ein zur Wiederentdeckung der Langsamkeit und ihrer inneren Schätze.

„Wir brauchen eine Geisteshaltung, die in der Sexualität kein ‚Problem', sondern ein ‚Vergnügen' sieht. Den meisten Menschen fehlt dazu die Sicherheit – und oft auch die Liebe."

Alex Comfort, *The Joy of Sex*

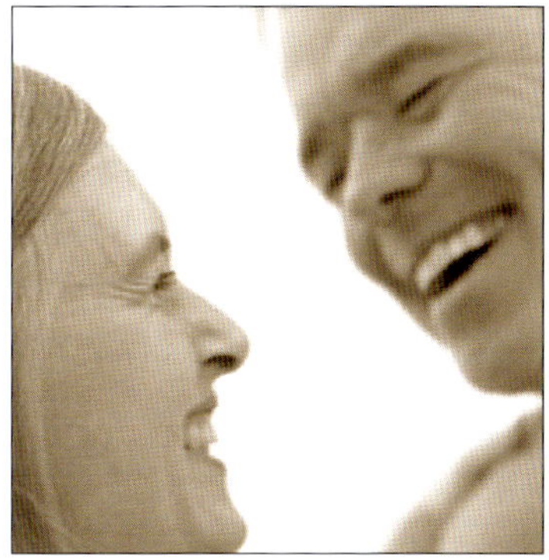

Die Wohltaten der Tantra-Massage

Wo wir nicht bewertet werden, wo wir *angenommen werden*, wie wir sind, können wir uns *ganz entspannen*. Im entspannten Zustand fällt es uns leicht, uns vollständig auf unser Fühlen und unsere Körperwahrnehmungen einzulassen. Das ermöglicht uns die Tantra-Massage, dazu lädt sie uns ein. Wenn wir bei den Körperwahrnehmungen sind, ohne über sie nachzudenken, wenn wir einfach geschehen lassen können, sind wir ganz bei uns selbst und erfahren so unsere Kraft, unser Wesen und unsere Schönheit. Dieser Zustand ist deshalb so beglückend und erfrischend, weil in ihm Freude liegt, unser wirkliches Glück – in uns selbst, im reinen Sein.

Vom reinen Sein fühlen wir uns oft abgeschnitten, weil wir im Gedankenraum umherwandeln. Die Gedanken schieben sich vor unser Fühlen, sodass wir uns selbst weniger spüren. Wir bewerten, ordnen ein, denken in die Vergangenheit und denken in die Zukunft ... und schon sind wir nicht mehr im Gefühl, im Spüren. Sind wir jedoch in diesem Raum jenseits der Gedanken, beobachten wir einfach nur: Gefühle tauchen auf, Regungen werden spürbar, Sehnsüchte erfassen und Ängste begegnen uns. Und wir nehmen sie wahr, denken nicht weiter über sie nach, lassen sie weiterziehen wie Wolken am Himmel – und überlassen uns aufs Neue dem Fluss der Massage. Tantra-Massage hilft uns, uns in dieser beobachtenden, *nicht-wertenden Haltung* zu üben. So tauchen neue innere Erlebnisse auf, denen wir uns vertrauensvoll überlassen, und vergehen wieder. Das gesamte Ritual hilft uns, Gedanken loszulassen und uns erneut uns selbst und der Massage zu überlassen. Es schenkt uns den Zugang zu unserer inneren Welt, zum Jetzt.

Berührung provoziert Reaktion, sie ist Kommunikation über die Haut. Der Masseur berührt den Empfangenden bewusst mit einer liebevollen und zugewandten Haltung. Diese besondere Qualität der Berührung üben wir in der Tantra-Massage. Berührung vermittelt Gefühle. Berührung kann Botschafterin innerster Qualitäten sein und Energien transportieren. Wie Berührungen eingesetzt werden, damit sie zum Kanal energetisierender Kraft werden, das erfahren wir in der Tantra-Massage.

Durch *Begegnung* können wir uns neu und anders entdecken. Begegnung ermöglicht uns Erfahrungen, die uns allein gar nicht oder doch zumindest sehr viel schwieriger zugänglich wären. Die Tantra-Massage bietet durch den ritualisierten Ablauf und die klaren Grenzen einen geschützten Rahmen für Begegnung.

Wenn wir uns nicht öffnen, verschließen wir uns vor dem Leben und vor uns selbst und verpassen so Möglichkeiten, unserem Leben kreative Impulse zu geben und selbstbestimmt zu sein. Öffnen wir uns aber in der Massage, so werden die Bereiche aktiviert, die wir bisher wenig lebten. Das Vorgespräch, genau definierte Berührungen und die vorgegebene Abfolge der Massage-Griffe vermitteln dem Empfangenden Sicherheit und ermöglichen so eine Offenheit, in der er keine Verletzung durch den anderen befürchten muss. Jetzt können Energien da sein, denen wir sonst wenig Raum geben, und wir können die Kräfte dieser Energien für uns und unser Leben nutzen. So macht uns unsere *Offenheit* im Austausch empfänglich für die Geschenke inspirierender Begegnung.

Fühlen wir uns sicher, so können wir loslassen. Schon in frühen Phasen des Lebens haben viele von uns nicht die *Sicherheit* erfahren, die sie gebraucht hätten. So bleibt ihr elementares Sicherheitsbedürfnis oft ungestillt, und es können sich später, im Erwachsenenalter, Muster herausbilden, die sie nach Sicherheit suchen lassen. Klar definierte Grenzen während der Tantra-Massage schaffen einen Rahmen, in dem sich der Empfangende sicher fühlen, sich ganz dem hingeben kann, was in seinem inneren Erleben auftaucht. Während der Massage wird er über einen längeren Zeitraum liebevoll berührt, ohne selbst etwas geben zu müssen. Er darf nehmen, ohne etwas zurückgeben zu müssen. Damit ist der Austausch klar geregelt und das gibt Sicherheit. So schafft das Ritual ein sicheres Umfeld, das es leichter macht, sich heilsamen Erfahrungen zu öffnen und neuartige Erlebnisse zuzulassen, wenn wir es wünschen.

Sich geborgen zu fühlen öffnet uns, macht weit. Im einladend gestalteten, angenehm temperierten Massage-Raum heißt uns der Tantra-Masseur willkommen. Er ist ganz präsent und jetzt nur für uns da. Wir erleben seine bewussten Berührungen. Seine Achtsamkeit und Wertschätzung lassen uns in unserem Körper, in unserem Zuhause ankommen: Hier können wir unser eigenes inneres Strahlen erfahren. Wir sind in unserem So-Sein erwünscht, dürfen sein, wie wir sind: Tantra-Massage schenkt uns *Geborgenheit.*

Diese Form der Massage ist sinnlich. Düfte, Klänge und Berührungen nähren den Körper, streicheln die Seele und senden Signale. Sie sagen: „Du bist willkommen!“ Wenn die Sinne wohltuend angeregt werden, können wir entspannen. Nun öffnen sich die Sinne und vermitteln: „Hier geht´s mir gut. Hier kann ich loslassen.“ So kann sich der Raum öffnen für eine tiefere Instanz in uns und dann kann *Sinnlichkeit* zur Ausgangsbasis werden für tiefer liegende Erkenntnisse über uns selbst. Das kann ein äußerst kraftvolles Geschehen sein, zu dem Tantra-Massage einlädt.

Kreativität ist Teil unseres Schöpfergeistes. Sie zeigt sich nicht nur, wenn wir in entspanntem Zustand ein Bild malen. Kreativität ist besonders dann gefragt, wenn wir vor den Herausforderungen unseres Lebens stehen, wenn innere Entwicklungen oder Probleme im Außen andere Reaktionen von uns fordern, als wir es gewohnt sind. Wir *(Klaus Jürgen und Tomas)* haben erfahren, dass Tantra-Massage tatsächlich kreative Kräfte freisetzen kann, die uns bei der Problemlösung unterstützen.

Der Masseur verurteilt den Empfangenden nicht für seine Wahrnehmungen und Gefühle während der Massage. Was auftaucht, darf sein. Er ist kein Partner, der Empfindungen, Sehnsüchte, Wünsche und Bedürfnisse bewertet. Zu erleben, dass Bedürfnisse „in Ordnung“ und nicht etwa „zu viel“, „unpassend“ oder „unangebracht“ sind, erleichtert es dem Massierten, zu ihnen zu stehen. So fühlt er sich frei, die Welt seiner

Bedürfnisse weiter zu erkunden, und es kann sich der Raum öffnen, in dem er über die Erfüllung seiner Bedürfnisse mehr und mehr selbst bestimmt, sie nicht mehr von der Meinung, den Vorlieben oder Werten anderer, etwa seines Partners abhängig macht: Das ist es, was hier mit *„körperlicher Selbstbestimmung“* gemeint ist. Wenn wir wissen, was wir wollen, und wenn wir es uns auch erfüllen können, schenkt uns das Kraft und Lebensfreude. Tantra-Massage fördert diese Entwicklung, weil sie uns den Raum gibt, Bedürfnisse und Wünsche wahrzunehmen, ohne dass über sie geurteilt wird.

Frei und ohne Fesseln durchs Leben zu tanzen, wer wünscht sich das nicht? Tantra-Massage kann uns jene Leichtigkeit und *Freiheit* erfahren lassen, die uns unser Leben unbeschwerter genießen lässt.

Wenn wir die kleinen Quellen des Glücks in unserem Alltag aufspüren, bewusst wahrnehmen und genießen, sind wir feinfühlig und sensibel: Düfte erfreuen uns, ein Anblick, Worte, Berührungen, Begegnungen und Gefühle können uns Glück vermitteln. Während wir unser Feingefühl leben, fördern wir unsere Glücksfähigkeit. Denn nur mit Feinfühligkeit können wir *tiefes Glück* wahrnehmen. Die Tantra-Massage kann uns zurückführen auf den Pfad des Glücks, der in unserem Leben immer gegenwärtig ist, egal ob wir ihn gerade wahrnehmen oder nicht. Tantra ermuntert uns, die kleinen Inseln des Glücks – bestimmte Augenblicke oder Zeiten in unserem Leben – wachsen und sich ausdehnen zu lassen zu etwas größeren Inseln, sodass letztendlich ganze Kontinente entstehen können, die uns über weite Strecken unseres Lebens festen Boden unter den Füßen geben. Glück zu erfahren ist ein Geschenk, das immer für uns bereitsteht, unabhängig davon, ob wir es gerade annehmen können oder nicht. Lernen wir, dieses Geschenk bewusst anzunehmen, wachsen unsere Glücks-Inseln. Wer lernt, was ihm geschieht, als Glück anzunehmen, und diese Fähigkeit immer und immer wieder in Situationen neuer Herausforderungen übt, der webt an seinem Glücks-Teppich. In der Tantra-Massage können wir uns darin üben, das, was ist, als Glück zu erleben, unabhängig davon, in welcher Gestalt es sich uns gerade zeigen mag.

Die Entschleunigung während des Rituals lässt uns intensiver fühlen. In der *Stille* erfahren wir uns selbst. Wir finden Zeit, unsere Gefühle wirklich wahrzunehmen und uns auf sie einzulassen. Oasen der Ruhe und des inneren Friedens geben uns Kraft.

Die Dimensionen Entspannung, Angenommen-Sein, Berührung, Sicherheit, Begegnung, Offenheit, Geborgenheit, Sinnlichkeit, Kreativität, körperliche Selbstbestimmung, Freiheit, Glück und Stille, die uns in der Tantra-Massage tiefer zugänglich werden können, halten noch weitere Geschenke für uns bereit:

Entspannung

Sind wir entspannt, so sind wir nicht mehr gefangen im Reiz-Reaktions-Spiel, wir können vielmehr unsere Reaktionsmuster erkennen und uns aus diesem inneren Abstand heraus entscheiden, ob wir ihnen weiter folgen wollen. Wir reagieren nicht mehr einfach auf einen scheinbaren Handlungsdruck von außen, sondern werden, innerlich mit uns selbst verbunden, aktiv. Die Tantra-Massage schenkt uns Entspannung, die als Hilfsmittel dient, einen Moment innezuhalten und dann mit ruhiger Kraft zu agieren – und eben nicht auf den Stress-Zug aufzuspringen. Die Zeit, in der wir leben, ist auf vielen unterschiedlichen Ebenen herausfordernd. Hier ist unsere Kreativität gefragt, die Räume schafft, in denen wir Entspannung erfahren können.

Die Tantra-Massage berührt eine so tiefe Ebene in uns, dass sie es uns ermöglicht, Kontakt zu unserer Göttlichkeit zu finden. Hier können wir unseren spirituellen Kern über unseren Körper erfahren und aus ihm heraus leben – gemeint ist in diesem Zusammenhang die körperlich erlebte Empfindung, dass wir Teil alles Lebendigen, Teil des Ganzen und daher tief mit der Schöpfung und allen anderen Lebewesen verbunden sind.

Entspannung, die so tief geht, ebnet den Weg dafür, dass wir eine grundlegende Kraft aus einem inneren Ort des Friedens heraus erfahren können. Sie vermag blockierte Energien wieder ins Fließen zu bringen und öffnet der Versöhnung mit uns selbst und damit der Auflösung innerer Konflikte eine Tür. Diese innere Öffnung des Empfangenden unterstützt der gebende Part mit ruhiger Musik, Düften, Kerzen etc., sodass im Massage-Raum eine entspannende Atmosphäre entsteht. Die stimmige innere Haltung des Masseurs während der Massage unterstützt den Massage-Partner wesentlich darin, noch tiefer loszulassen und damit zu entspannen (siehe unter „Hilfreiche innere Haltungen und Einstellungen", Seite 41 ff.). Für diese innere Haltung des Masseurs ist es wichtig, dass du als Gebender weißt, wie du dich in einen möglichst ausgeglichenen Zustand und in eine liebevolle Haltung bringen kannst. Auch fördert es die Entspannung des Empfangenden, wenn du als Masseur während der Massage weitestgehend bedingungslose Annahme praktizieren kannst (siehe in Kapitel 2 unter „Die sieben Juwelen – sich als Tantra-Masseur in einen guten Zustand bringen“, Seite 82 ff.).

Angenommen-Sein

Unser grundlegendes Bedürfnis ist es, uns so angenommen zu fühlen, wie wir sind. Ich möchte mit allem akzeptiert werden, was ich jetzt gerade bin. Ich möchte das Gefühl haben, mich in meiner Individualität ausdrücken zu dürfen. Ich möchte mich gesehen und akzeptiert fühlen – so, wie sich mein Körper ausdrückt. Ich möchte in meiner Sinnlichkeit und Lust angenommen werden, und das genau so, wie sie sich jetzt durch mich zeigen. Aufgabe des Tantra-Masseurs ist es, dem Empfangenden einen Raum solcher Akzeptanz zu schenken.

Wenn wir uns nicht angenommen und akzeptiert fühlen, kann uns das seelisch zutiefst verletzen. Diese Verletzung kann uns seelisch vernarben. Es kann sein, dass wir uns an dieser Stelle dagegen wehren, noch einmal innerlich berührt zu werden: Wir verschließen uns aus Angst vor neuer Verletzung, und das kann uns an dieser Stelle eng, hart und unberührbar werden lassen. Begeben wir uns dann in einen „sicheren Raum“, etwa während einer Tantra-Massage, können sich „Schatten der Vergangenheit“ zeigen: Es tauchen Erinnerungen an Erlebnisse auf, in denen wir nicht akzeptiert wurden und die uns das Gefühl vermittelten, „irgendwie nicht richtig“ zu sein, oder in denen unsere Grenzen nicht respektiert wurden. Statt all dies zu verdrängen, pflegt die Tantra-Massage einen offenen Umgang mit allem, was die Massage-Partner erleben. Indem sie beide ihre eigenen und die fremden Ängste und Blockierungen da sein lassen, ohne sie zu verdrängen, wachsen beide während der Massage in eine liebevolle Atmosphäre gegenseitiger Annahme hinein. So kann Verletztheit aufgefangen und ihr Raum gegeben werden. Wenn wir einander akzeptieren, nehmen wir uns so an, wie wir jetzt sind, selbst in Augenblicken der Aussichtslosigkeit und Verzweiflung. Angenommen zu werden erleichtert Wachstum und Veränderung, bringt die Dinge wieder in Bewegung, gibt uns Halt. Es schenkt den geschützten Rahmen, in dem wir uns bisher Verdrängtem und Gemiedenem nähern und es zulassen und damit auch loslassen können.

Angenommen-Sein hat noch einen anderen wichtigen Aspekt: Solltest du dich, den anderen oder eine Situation nicht annehmen können, dann bist du in der Tantra-Massage eingeladen, dich auch mit deiner Nichtannahme anzunehmen und dich in sie hinein auszudehnen. Denn bereits das wertfreie Bekenntnis: „Aha! Ich kann mich heute mit dem und dem oder insgesamt so gar nicht annehmen", ist bereits praktizierte Annahme, die zu einer Verwandlung einlädt.

Wie eine Blüte brauchen auch unser Körper und unsere Seele Wärme und Nahrung. Die Pflanze wendet die Blüte dem Sonnenlicht zu. Das Sonnenlicht scheint in bedingungsloser Akzeptanz. Die Blüte öffnet sich diesem Licht, das ihr bedingungslos geschenkt wird. Übersetzt bedeutet dies: Der Masseur übt sich in möglichst umfassender Zuwendung sich selbst gegenüber und im Ritual zusätzlich in möglichst umfassender Zuwendung dem Empfänger gegenüber. So wird er zur wärmenden Sonne, die den Empfänger einlädt, sich zu öffnen. (Hierzu mehr in Kapitel 2 unter: „Die sieben Juwelen – sich als Tantra-Masseur in einen guten Zustand bringen", Seite 82 ff.).

Berührung

Wir wollen berührt werden. Uns ist das Bedürfnis nach Berührung angeboren. Wissende Hebammen legen das Neugeborene nach der Geburt direkt auf den Bauch der Mutter. Berührung ist für Mensch und Tier überlebensnotwendig. „Du bist es wert, berührt zu werden!" Genau diese Wertschätzung vermittelt liebevolle und von Bewusstsein getragene Berührung. Solche Berührung vermag Schmerzen zu lindern.

Die Tantra-Massage schenkt dem Empfänger diese wertschätzende Berührung. Sie gebührt uns als Menschen und als Teil der Schöpfung. Der Masseur schenkt diese Wertschätzung unabhängig davon, ob er den Körper der empfangenden Person als attraktiv empfindet. Als Folge der Achtsamkeit, Wertschätzung und Präsenz des Masseurs öffnen sich im Empfangenden dessen ureigene Kraftquellen. Diese Kraftquellen erschließen ihm wertvolle Impulse und Erkenntnisse, die über seinen Verstand bisher nicht zugänglich waren. Auf einer Woge sinnlichen Erwachens können diese Impulse und Erkenntnisse dann in sein Bewusstsein strömen – eine Erfahrung, die das (Er-)Leben bis in den Alltag hinein nachhaltig und tief bereichert.

Wie du als Masseur achtsame Wertschätzung schenken kannst, erfährst du hier in *Tantra-Massage*. Mit der Berührung überträgt sich deine eigene Entspannung und Zentrierung auf den Massage-Partner. Er erfährt so Sicherheit und Geborgenheit.

Sicherheit

Nicht immer in unserem Leben haben wir Berührung als angenehm erlebt! Kaum einer von uns geht durchs Leben, ohne dabei körperliche oder seelische Verletzungen zu erfahren. So haben wir die empfindlichen, verletzbaren Seiten in uns durch Abwehrmechanismen gesichert. Wo wir unsere Verletzlichkeit unter einer Schutzschicht verbergen, sind wir nicht mehr berührbar. Wir verschließen uns und unsere Lebendigkeit. So geht der Kontakt zu unserem wertvollen Kern, unserer Feinfühligkeit, der Tiefe unseres Mitgefühls und unserer tiefen Präsenz verloren.

Auf der Suche nach mehr Lebendigkeit und einem glücklicheren Lebensgefühl zeigt sich, dass dort, wo wir an Abwehrmechanismen stoßen, alte Verletzungen liegen. Unter der Oberfläche und der Schutzschicht ist diese ursprüngliche Verletzung in ihrer ganzen Ladung und mit allen Emotionen immer noch vorhanden, aber von unserer Wahrnehmung abgekapselt.

Viele Tantra-Massage-Teilnehmer fragen sich: „Wie schaffe ich den sicheren inneren und äußeren Raum, um aller Lebendigkeit standzuhalten?"

Was wir brauchen, um uns erneut unserer Verletzlichkeit öffnen zu können, ist Sicherheit. Wir brauchen einen geschützten Rahmen, in dem sich unsere chronisch gewordene Schutzschicht oft auch behutsam lockern kann.

Der rituelle Ablauf der Massage, der vorher feststeht und während der Massage eingehalten wird, bildet diesen schützenden Rahmen. Statt ungeliebte Erfahrungen und Empfindungen zu verdrängen, bietet die Tantra-Massage ein Fundament der Sicherheit für alles, was im tantrischen Raum auftauchen mag: Verletzungen und Scham, aber natürlich auch Freude und Ekstase. Die Massage-Empfänger lernen: Wir werden nicht zwangsläufig erneut verletzt, wenn wir auf das bisher gewohnte Ausmaß an Schutz verzichten und uns zeigen.

Der sichere Rahmen gibt uns Halt im Erleben von Empfindungen, die wir aus Furcht vor Grenzenlosigkeit und aus Angst vor dem Fall ins Bodenlose fürchteten und bisher nicht oder nicht ganz wahrzunehmen wagten.

Gleichzeitig werden in diesem sicheren Rahmen auch tiefer liegende Ressourcen wahrnehmbar und verfügbar. Es fällt uns leichter, unseren wertvollen Kern zu entdecken und aus ihm heraus zu leben.

Seelische Antriebe, die lange Zeit brachlagen, beginnen neu zu erblühen. So lernen wir im sicheren Rahmen während der Tantra-Massage, das Spektrum unserer inneren Möglichkeiten zu erweitern und eingefahrene Verhaltensmuster in uns zu wandeln und aufzulösen.

Begegnung

In der heutigen Zeit soll möglichst viel Leistung in möglichst kurzer Zeit erbracht werden und so funktioniert unser Handeln im Alltag durch einstudierte Mechanismen. Gefühlen, die unser Funktionieren im Alltag und unsere privaten Beziehungen stören würden, geben wir keinen Raum. Damit missachten wir einen Teil dessen, was ist, und damit einen Teil von uns selbst. Vielleicht lenken wir uns zusätzlich ab, um unsere unangenehmen Ängste und Gefühle nicht zu spüren. So laufen wir Gefahr, den Kontakt zu unserer Gefühlsebene – und damit zur tieferen Dimension der Begegnung mit uns selbst und mit anderen – zu verlieren. Wir suchen dann zum Teil vergeblich tiefe Begegnung in der Gruppen-, Familien-, Vereinszugehörigkeit, in Weltbildern oder in intellektueller Übereinstimmung.

In der tantrischen Begegnung lassen wir den Körper zu Wort kommen, der uns Botschaften aus unserem Innersten schickt – auch Empfindungen, die „unpassend" erscheinen. Das eigene Sosein wird gewürdigt und angenommen. Die Reaktionen des Massierten auf sinnliche Berührungen dürfen sich zeigen: Unsicherheit, Verschlossenheit oder sinnliche Ekstase dürfen da sein. Der Massage-Empfänger erlebt, wie es ist, als Mensch in seiner ganzen seelischen Breite und Tiefe gesehen und mit seinen Reaktionen wahrgenommen zu werden. So entsteht Begegnung, Begegnung mit dem, „was ist", in all seinen vielleicht auch unerwarteten Erscheinungsformen. Gerade diese „Berührung in der Begegnung" verbindet ihn wieder mit seiner Körperweisheit, seine Wahrnehmung vertieft sich.

Der Masseur übt sich darin, sich selbst in all dem zu sehen, was aus seiner eigenen Tiefe heraus während der Massage auftaucht und dieses anzunehmen. Wenn er die Tantra-Massage beispielsweise als unangenehm empfindet, lastet er dies nicht dem Massierten an, ignoriert dies auch nicht, sondern nutzt dies als Möglichkeit, sich dieser Tatsache gewahr zu sein, sich gegebenenfalls eigener Werturteile bewusst zu werden und sich ihnen zu stellen. Diese Form der Begegnung im tantrischen Raum erlaubt es beiden Massage-Partnern, ihre Wertungen und Verdrängungsmuster zu lockern. Die Nacktheit während des tantrischen Rituals steht auch dafür, dass sie die eigenen Wertungen ablegen und so erfahren, dass es Wertvolles, Lebendiges und Nährendes jenseits ihrer persönlichen Wertungen gibt und Ängste, Schamgefühle und Unsicherheiten äußerst wertvolle Hinweise sein können für bisher ungesehene oder vernachlässigte Seiten in uns selbst. Wertfrei wahrgenommen zu werden, wie man ist und wie man sich im Augenblick fühlt, legt die – tatsächlich permanent bestehende – Verbundenheit zwischen uns Menschen frei. Im Ritual der Tantra-Massage wird diese tiefe menschliche Verbundenheit deutlich spürbar: Welch ein Reichtum!, meinen wir.

Offenheit

Viele Menschen sind zwar körperlich genährt, innerlich jedoch ausgehungert; sie sehnen sich nach mehr Lebendigkeit, empfinden ein oft unbestimmtes Mangelgefühl. Die Fähigkeit, uns bei Gefahr verschließen zu können, hilft uns gerade in unangenehmen oder gefährlichen Situationen zu überleben. Wenn wir uns jedoch nicht mehr öffnen, weil etwas in uns befürchtet, dass wir sowieso nicht erfahren würden, was uns angenehm sein könnte, dann verkümmert etwas sehr Wertvolles in uns. Wo wir Verletzlichkeit zu vermeiden suchen, vermeiden wir bewusst oder unbewusst auch Lebendigkeit. Wenn dieser Mangel an Lebendigkeit uns so groß erscheint, dass wir ihn nicht weiter hinnehmen wollen, dann suchen wir nach einer neuen Art, mit unserer Verletzlichkeit umzugehen. Wenn wir wieder Offenheit und Lebendigkeit erfahren können, ist ein großer Schritt getan auf dem Weg zu mehr Lebensglück und Wohlbefinden. Tantra-Massage bietet einen Raum an, in dem die Offenheit und die Nicht-Offenheit des Empfangenden vom Masseur wahrgenommen und gewürdigt werden kann. *Was sich zeigen darf, das kann sich verändern,* das haben wir wiederholt für uns als Wahrheit erkannt.

Offenheit lehrt uns, in Demut und Dankbarkeit anzunehmen, womit uns das Leben konfrontiert; lässt uns erfahren, dass die Kraft zur Verwandlung in uns selbst liegt und sich auf wirklich alles erstreckt, das uns begegnet; lädt uns ein, den lebendigen Kern in allen Erscheinungsformen des Lebens zu fühlen, und gestattet uns, zu einer erweiterten Selbstwahrnehmung zu kommen, in uns bisher unbekannte Ressourcen zu entdecken und für uns zu nutzen. Doch sie ist nichts, was wir erzwingen könnten. Sie entsteht von selbst, auch im tantrischen Raum, in dem der Empfänger der Massage eingeladen ist, seinen Selbstschutz loszulassen. Der rituelle Ablauf der Massage und die hilfreichen Haltungen und inneren Einstellungen des Masseurs ermöglichen dem Empfänger, sein Maß an Öffnung in jedem Augenblick selbst zu bestimmen. So erfährt er, dass er sich in jeder Situation dafür entscheiden kann, seine Sinne zu öffnen oder zu verschließen, und nimmt bewusst, achtsam und liebevoll Stück für Stück der Angst ihre überaus wichtige Aufgabe ab, ihn vor weiteren Verletzungen zu schützen. Die Tantra-Massage lädt ihn ein, sich für sich selbst und damit auch für seine eigene Lebendigkeit zu öffnen. Diese neu gewonnene Offenheit kann ihn auf eine wohltuende, erfrischende Weise spürbar beleben – nicht nur körperlich, sondern auch seelisch.

Geborgenheit

Geborgenheit ist da zu finden, wo wir auf Resonanz stoßen, wo wir uns gehalten, gesehen und verstanden fühlen. Unmittelbar spüren wir Geborgenheit, denn unser Herz öffnet sich. Sie stärkt und nährt uns, schützt uns. Sie wärmt und regeneriert unsere Kräfte.

Manchen Menschen fällt es jedoch schwer, sich geborgen zu fühlen. Sie haben in ihrer Kindheit oder in ihrem späteren Leben keine oder nur sehr wenig bedingungslose Zuwendung erfahren. Oft war Geborgenheit verbunden mit Abhängigkeit. Eine verständliche Reaktion darauf kann es sein, fortan Quellen der Geborgenheit und damit Nähe zu vermeiden. In der Tantra-Sitzung erlebt der Empfangende, dass er es wert ist, dass sich jemand Zeit für ihn nimmt, dass der Massierende ganz für ihn da ist, dass er selbst keine Leistung erbringen muss, nichts tun, nicht auf eine bestimmte Weise sein muss – dass er vielmehr das genießen kann, was sich in seinem Körper gerade zeigt. Das schafft ein Gefühl der Geborgenheit, das einen Menschen tief berühren und damit verändern kann. Urvertrauen wächst im kleinen Kind durch Geborgenheit. Fühlen wir uns getragen, erst von Eltern oder/und nahen Bezugspersonen, später von der Existenz, dem Universum an sich, erfahren wir uns als „im Leben geborgen“. In der Tantra-Massage führt uns heran an die „Nachnährung“[1], die wir uns letztlich selbst geben können, was Geborgenheit anbelangt.

Tantra-Massage hilft, die Verbindungen zu unseren eigenen Quellen der Geborgenheit zu öffnen. Aus der inneren Geborgenheit heraus ist es möglich, uns auch in der Außenwelt zu Hause zu fühlen. Die Geborgenheit, die wir bei anderen suchen mögen, liegt in uns selbst, und sie erlaubt es uns, uns unseren Sinneswahrnehmungen hinzugeben, ohne uns in ihnen zu verlieren.

Sinnlichkeit

Leben wir sinnlich, lassen wir uns bewusst ein auf unsere eigenen Sinneswahrnehmungen: Wir geben ihnen Raum und nehmen sie bewusst an. Wir vertrauen ihnen auch dann, wenn sie mit unseren und den Vorstellungen anderer nicht übereinstimmen. Lassen wir uns bewusst ein auf unsere eigenen Sinneswahrnehmungen, so nehmen wir sie auch dann ernst, wenn sie unserem bisherigen Denken widersprechen. Wir lassen uns nicht von Lehrern, Experten, Eltern vorgeben, was wir wahrnehmen sollen – wir nehmen selbst wahr. Wir unterscheiden dann zwischen eigener Wahrnehmung und Gelerntem. Jetzt können uns unsere Sinneswahrnehmungen auf die Spur zum Kern unseres Selbst und unseres eigenen Lebenssinnes führen. Die Tantra-Massage schenkt uns ein Übungsfeld für diesen Sinnesweg. Wir können uns fragen: „Wie fühlt sich die Hand des Massierenden in meiner ganz eigenen Wahrnehmung an? Was empfinde ich wirklich, wenn ich dem anderen in die Augen sehe? Wie riecht das Massage-Öl für mich?“

Der Wert von Sinnlichkeit wird in unserem Kulturkreis stark unterschätzt. Laden wir Sinnlichkeit in unser Leben ein, kann sie unser Dasein heilsam, warm und kraftvoll durchstrahlen. Sinnlichkeit nährt uns, wenn wir sie bewusst und maßvoll auf eine liebevolle Art genießen, die uns guttut. In Wollust, Sucht und Völlerei allerdings betäuben wir uns. Dabei bleibt uns unser innerer Reichtum verborgen. Nur im bewussten Kontakt mit unserem Innenleben, unseren inneren Impulsen und Wahrnehmungen beschenkt uns unsere Sinnlichkeit mit den lustfunkelnden Schätzen unseres eigenen Reichtums. Dann erfrischt sie uns und gibt uns das Gefühl, wirklich lebendig zu sein. So integrieren wir einen wichtigen Teil unseres Lebens, statt ihn auszuklammern, und wir dürfen sein – mit allen Sinnen, mit all unserer Sinnlichkeit. Gönnen wir uns unsere ganze Fülle, gibt es im Wahrnehmen dessen, was ist, keine Bewertungen mehr. Alles darf sein. Mit dieser inneren Haltung vertiefen unsere Sinneswahrnehmungen unser Empfinden für uns selbst und für die Welt.

Wir haben die Wahl, unsere Sinnlichkeit so einzusetzen, dass wir uns selbst besser kennenlernen, oder so, dass wir uns von uns selbst entfremden. Eine konsumorientierte Gesellschaft hat ein Interesse daran, dass wir uns selbst fremd bleiben, was schmerzhaft ist. Konsum kann diesen Schmerz kurzzeitig betäuben. Und mit dem Konsumbedürfnis der Menschen kann man gut Geld verdienen. Wir leben in einem Umfeld, das Selbsterkenntnis und Selbsterweiterung durch eine Sinnlichkeit, die wirklich verbunden ist mit unserem Innenleben, nicht fördert. Außerdem kann Schmerzvermeidung uns daran hindern, uns selbst näherzukommen. Denn Sinneseindrücke sind der Kanal, durch den wir auch Schmerz empfinden. Verschließen wir diesen Kanal, spüren wir unseren Schmerz zwar nicht, aber für diese Linderung opfern wir einen Teil unserer Lebendigkeit.

Es gibt noch einen weiteren Grund, warum wir uns unseren Sinneseindrücken gegenüber verschließen: Wir fühlen uns überfordert. Wir wollen uns schützen vor einem Zuviel an Reizen. Und so können wir also auf verschiedenen Wegen die Chance verpassen, unsere Sinnlichkeit für unser inneres Wachstum und unser Glücksempfinden zu nutzen. Dann sind wir immer wieder von einer Quelle der sinnlichen Freude, die unseren Alltag um viele Farben und Nuancen bereichern könnte, abgeschnitten. Wir verlieren Lebenslust und Freude. Der Kontakt zu unseren inneren Impulsen, die Verbindung zu unserem lebendigen Innenleben, geht nach und nach verloren. Wir verarmen innerlich ein Stück weit und verlieren außerdem unsere Wertschätzung für die kleinen Dinge des Lebens.

Daher ist es mit zunehmendem Reizangebot wichtiger, bewusst zu wählen, welche Reize uns nähren und *wie* wir sie nutzen können. Wir können uns dafür entscheiden, mit Sinnesreizen auf eine Weise umzugehen, die uns guttut. In der Tantra-Massage erfahren wir, dass wir selbst – und nicht andere Menschen oder Dinge – die Quelle unseres Vergnügens sind. Eben diese Eigenverantwortlichkeit bedeutet: „Ich entscheide mich dafür, wann ich mich meinen Sinnesempfindungen hingebe – und wann ich das nicht tue."

Die Tantra-Massage unterstützt den Empfangenden darin, die Intensität von Sinnesempfindungen unmittelbar wahrzunehmen und zu steuern. Tantra-Massage bedeutet auch Reizreduktion, denn beide Massage-Partner konzentrieren sich voll und ganz auf die Massage und die durch sie geweckten Sinnesempfindungen. Bei geschlossenen Augen wirken Klänge, Düfte und Berührungen als Einladung zur Entspannung. Der Empfangende darf seine Sinnlichkeit einfach genießen. Er muss nichts zurückgeben. Er lernt, die Erfüllung nicht mehr im Sinnesreiz selbst zu suchen, sondern in der Art und Weise zu erfahren, *wie* er schaut, hört, riecht, schmeckt und die Berührung empfindet. So ist Tantra-Massage eine hervorragende Möglichkeit, jene Verbindung zu stärken, die unserem Leben Sinn, Tiefe und Fülle zu schenken vermag: die Verbindung von Sinnesreizen mit der bewussten Wahrnehmung des Reichtums und unseres reichen Innenlebens.

Kreativität

Der Masseur stellt sich innerhalb des Rituals als Kanal für nährende Energien zur Verfügung. So geschieht die mühelose Übertragung einer universellen Energie, die durch den Masseur fließt. Sinnliche und liebevolle Berührungen, wie sie der Empfangende noch nie bewusst erlebt hat, können ihm völlig neue Erfahrungsräume eröffnen, sodass sich seine Selbst-Wahrnehmung erweitert. So kann sich die Massage als eine Initialzündung für jede Form von kreativer Handlung erweisen, indem sie dazu anregt, etwas Konstruktives zu erschaffen. So mag die empfangende Person sich nach einer Tantra-Massage ermuntert fühlen, ein lange Zeit aufgeschobenes Lebensthema anzupacken, neue Projekte umzusetzen, ein Gedicht zu schreiben, ein Bild zu malen oder sogar ein Lied zu komponieren.

Körperliche Selbstbestimmung

Viele Menschen, die in unsere Kurse kommen, möchten „ihre Sexualität verbessern". Doch was meinen sie damit? In erster Linie beziehen sie sich auf die Art und Weise, wie sie sich als Mann beziehungsweise als Frau wahrnehmen. Sexuelle Souveränität ist eine Einstellung, keine Performance. Sie beginnt damit, dass wir uns in unserem Mannsein beziehungsweise Frausein wahrnehmen und annehmen, wie es sich uns momentan zeigt, mehr noch: dass wir die Geschlechtlichkeit und ihren tieferen Sinn bejahen. Worin liegt der biologische tiefere Sinn von Geschlechtlichkeit?

Unserer Sexualität haben wir zu verdanken, dass wir unverwechselbar sind. Alle Pflanzen, viele Einzeller und manche Tiere vermehren sich ungeschlechtlich, durch Zellteilung entstehen genetisch identische Nachkommen. Erst die geschlechtliche Fortpflanzung ermöglichte eine Durchmischung des Erbmaterials und damit die Einzigartigkeit, die Individualität der Lebewesen. Diese Geschlechtlichkeit ist somit aus genetischer Sicht keine „Sünde" und wir dürfen sie voll und ganz bejahen.

Sind wir in Kontakt mit unserer eigenen Sexualität, wünschen wir uns ein erfülltes Liebesleben mit einem zu uns passenden Sexualpartner (beziehungsweise sexuellen „Spielgefährten"). Hierbei kommen vier Themen ins Spiel:

- *Selbstannahme*: Annahme meiner selbst, wie immer ich bin, mein Körper ist, wie mein Körper auf Reize reagiert – oder nicht reagiert;
- *Einzigartigkeit*: Annahme der Einzigartigkeit des eigenen geschlechtlichen Daseins und damit Abkehr von Symbiose, unter der heute viele Beziehungen leiden;
- *Energiekompetenz*: Wahrnehmung der offensichtlichen und subtilen Energieflüsse im Körper und die Bereitschaft und Fähigkeit, durch diese Energie zu kommunizieren;
- *Wahl*: Entscheidung für die Liebesbegegnung mit einem ebenfalls einzigartigen, sexuell kompatiblen Partner. Voraussetzung dafür ist, dass ich mich selbst annehme, mir meiner sexuellen Einzigartigkeit bewusst bin. Möglicherweise verstehe ich mich mit einem Menschen auf der seelisch-geistigen Ebene gut, für die sexuelle Ebene ist aber ein anderer Partner besser geeignet. Sollte dem so sein, brauche ich den Mut, mir das einzugestehen.

In symbiotischen Beziehungen verzichten die Beteiligten auf ihre sexuelle Einzigartigkeit – aus Angst, physisch, emotional oder geistig nicht zu überleben, wenn sie sich als eigenständige Personen zeigen und ausdrücken. Sie versuchen, die Erwartungen und Wünsche des Partners zu erahnen und sich an ihnen zu orientieren, und unterdrücken eigene Wünsche und Bedürfnisse, die vielleicht nicht erwünscht sind. Den anderen mit seinen Wünschen zu spüren *und* mit unseren eigenen Wahrnehmungen in

Verbindung zu sein ermöglicht es hingegen, gemeinsam zu tanzen: Aus der Begegnung zweier freier, authentischer Partner entsteht etwas Drittes, Neues, Einmaliges.

Die Tantra-Massage bringt die empfangende Person in eine entspannte Balance mit dem Wissen um die Einheit allen Seins und die Freude daran, sich und den anderen zu entdecken, sich zu entfalten und zu wachsen. Sie fühlt sich in ihrer Einzigartigkeit angenommen, was sie darin unterstützt, symbiotische Muster zu erkennen und sich leicht und spielerisch aus ihnen herauszulösen. Durch die Befreiung und Lösung von Konditionierungen, die wir in diesem Rahmen erfahren, erscheint unsere Sexualität in einem neuen Licht. Viele Menschen berichten nach einer Tantra-Massage, dass sich sowohl ihre „Marktchancen" (als Singles) verbessert als auch ihre Erlebniswelt innerhalb einer bestehenden Partnerschaft deutlich erweitert haben. Eine systemische Aufstellung kann die Loslösung aus der Symbiose weiter unterstützen.

Freiheit

Wir alle schätzen Freiheit: Freiheit tut gut, schenkt uns Entwicklungs- und Entfaltungsmöglichkeiten, belebt. ... Wir alle lieben es, uns frei zu fühlen, unbeschwert von Belastungen und einengenden Begrenzungen: einfach tief durchzuatmen und die Schönheit des Lebens zu spüren. Warum fühlen wir uns aber oft gar nicht so frei? Gibt es etwas, was uns immer wieder daran hindert, uns frei zu fühlen? Und falls ja: Was ist das? Wie können wir damit so umgehen, dass es uns nicht mehr einengt? Oft erkennen wir unsere eigenen Begrenzungen (in Form von Überzeugungen und Empfindungen) und die Chance zur Befreiung auf Verstandesebene nicht – erst die Nähe zu uns selbst, die wir auch in einer Tantra-Massage erleben, lässt uns die unsichtbaren Ketten, die uns binden, spüren. Jetzt können wir lernen, sie abzustreifen und (wieder) Freiheit zu erfahren.

Wer eine Tantra-Massage bekommt, ist eingeladen, sich frei zu fühlen. Er hat keine Verpflichtungen, muss nichts tun, darf einfach geschehen lassen. Jetzt kann seine Aufmerksamkeit auf seiner Wahrnehmung ruhen und Antworten auf die oben gestellten Fragen können auftauchen. Das tantrische Ritual erinnert den Empfangenden an diesen Raum in ihm selbst. Je tiefer die innere Freiheit des Gebenden reicht, umso leichter kann diese auch in seinem Massage-Partner angeregt werden. So berichten einige Menschen, die bereits in den Genuss einer Tantra-Massage gekommen sind, dass sie über die Entspannung hinausgehend das Leben ganz neu entdecken – vielleicht weil das tantrische Ritual uns wieder daran erinnert, den kleinen Dingen des Lebens und auch den zarten Reizen Wertschätzung und Aufmerksamkeit zu schenken und so Glück zu empfinden.

Glück

Glück ist oft eine Frage der Interpretation dessen, was wir wahrnehmen: Ist das Glas halb voll oder halb leer? Im Tantra gehen wir davon aus, dass es an uns liegt, ob wir unser Leben als ein glückliches oder ein unglückliches empfinden. Wir setzen sowohl diese Freiheit voraus als auch die Wahlmöglichkeit, und Tantra lehrt uns, sie mehr und mehr zu nutzen. Bewusster wahrzunehmen gibt uns die Möglichkeit, zu erfahren, dass wir die Wirklichkeit ständig interpretieren, zum Beispiel als „Glück" oder „Unglück". Tantra-Massage schenkt uns den Raum und die Ruhe, zu erleben, dass wir tatsächlich die Wahl haben, wie wir Geschehen(d)es interpretieren. Wir werden durch sie freier darin, Erlebtes positiv zu sehen, selbst wenn das Geschehene dafür zunächst keinen Anlass zu bieten scheint.

Stille

Manch einer mag sich fragen, ob wir heutzutage überhaupt noch Zeit für Tantra und sinnlichen Genuss haben. Doch Effektivität bedeutet nicht automatisch ein hohes Arbeitstempo. Angst und Stress lassen uns nicht nur unsere vitalen Ressourcen vergeuden, sie verstellen auch unseren Blick für die (oft genial) einfachen Lösungen und Unterstützungen im Leben und lassen uns das Wesentliche aus den Augen verlieren.

Wollen wir kreativ und kraftvoll leben und einen Burn-out vermeiden, brauchen wir den Kontakt zu dem stillen „Urgrund des Seins". Das tantrische Ritual bietet einen Raum jenseits des Alltagslebens an. Während der Tantra-Massage betreten die beiden Beteiligten einen gemeinsamen Raum abseits der Hektik des Alltags, indem *Entschleunigung* geschieht. So wirkt dieses Ritual oft auch heilsam bei Schlafstörungen. Sie kann uns das Tor zur Tiefe der Stille öffnen, die uns im Alltag meist verloren geht. Manchmal wird die Stille (und Glückseligkeit) dort noch tiefer und nachhaltiger erlebt als in einer Meditation, denn mit ihr geht ein „Frieden jenseits aller Worte", manchmal auch eine tiefe Versöhnung mit dem Leben (und mit sich selbst) einher.

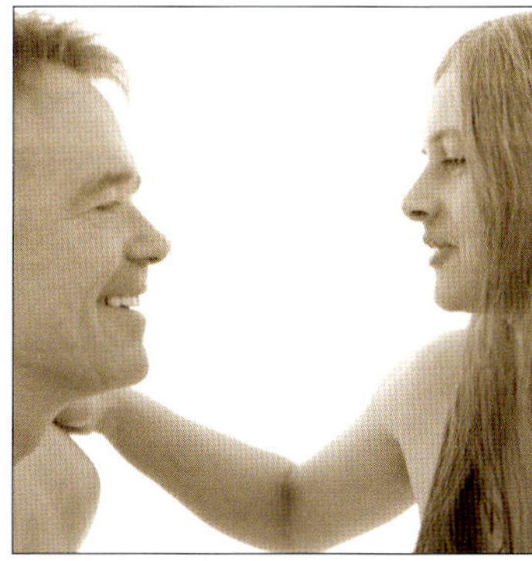

Hilfreiche innere Haltungen und Einstellungen

Während der Wert guter Tantra-Massage-Techniken bereits bekannt ist, wird unseres Erachtens sowohl in der Literatur als auch in Seminaren die optimale innere Haltung, in der die Massage-Partner einander begegnen, wenig angesprochen. Deshalb möchten wir in diesem Kapitel sowohl für den Masseur als auch für den empfangenden Partner grundlegende Richtlinien für eine innere Haltung während der Tantra-Massage formulieren, die die besondere Qualität einer erfüllenden Massage lebendig werden lässt. Die Tantra-Massage setzt energetische und emotionale Prozesse in Gang und wir gelangen möglicherweise in neue Erfahrungsbereiche. Hier kann unsere Haltung und Einstellung hilfreich sein, damit die Tantra-Massage ihre tiefe Wirkung voll entfaltet.

Es gibt allerdings auch eine *äußere* Haltung in der Tantra-Massage. Diese bezieht sich auf die Position deines Körpers während der Massage. Bemerke als Masseur jede eigene Anspannung frühzeitig. Vermeide unbequeme und angespannte Haltungen und bringe deinen ganzen Körper immer wieder in Entspannung. Zentriere dich in dem Kraftzentrum in deinem Unterbauch (Hara-Zentrum), etwa zwei Fingerbreit unterhalb deines Bauchnabels. Atme dort hinein und lasse die Berührungen von dort kommen und die Energien frei durch dich hindurchfließen. Nimm immer wieder wertfrei deine Körperhaltung wahr und korrigiere sie nach Bedarf. Zu einer hilfreichen *inneren* Haltung für *beide* Massage-Partner gehören:

Dankbarkeit

Im Rahmen einer Tantra-Massage kann sich große Dankbarkeit für die Schönheit der Schöpfung zeigen. Als Masseur kannst du dankbar sein, dass du dich als Kanal für Energien zur Verfügung stellen darfst. Wenn du möchtest, kannst du deine Dankbarkeit vor der Tantra-Massage durch die an späterer Stelle beschriebenen *Niederwerfungen* ausdrücken (siehe in Kapitel 2 unter „Die sieben Juwelen – sich als Tantra-Masseur in einen guten Zustand bringen“, dort Seite 82 ff.).

Als Empfänger kannst du Dankbarkeit empfinden dafür, dass du diese tantrische Erfahrung machen kannst. Dankbarkeit erleichtert es, dich für die bestmögliche Qualität der Tantra-Massage zu öffnen und die segensreiche Wirkung nach der Massage zu vertiefen.

Übertragung

Während der Tantra-Massage wird Energie übertragen. Als Masseur weißt du um das Phänomen und kannst dich vor der eigentlichen Begegnung mit deinem Massage-Partner auf die zentralen Qualitäten des folgenden tantrischen Rituals einschwingen. Sorge dafür, dass du in einen Zustand kommst, in dem du diese besonderen Qualitäten weitergeben kannst. Mache dir die Tatsache bewusst, dass du mit der Berührung deine eigene innere Haltung an den Empfangenden überträgst. Natürlich spielen dein äußeres Verhalten, deine Umgangsformen, deine innere Gefasstheit, deine emotionale Befindlichkeit, deine Reinlichkeit, die Umstände der Tantra-Massage und der Zustand des Raumes ebenfalls eine Rolle. Am stärksten wirkt jedoch dein Bewusstseinszustand: Wenn du regelmäßig meditierst, deinen „inneren Raum“ kennst, emotionales Feingefühl hast und spirituell ausgerichtet bist, wird sich das vorteilhaft auf die Tantra-Massage auswirken. Doch vergiss nicht: Du bist lediglich Kanal, nicht Ursprung der von dir übertragenen Energien. Mache dir außerdem bewusst, dass auch der Empfangende Energien vermittelt, die gesehen werden wollen. Unter anderem hilft das Vorgespräch, zu erfassen, in welcher Stimmung der Empfänger ist.

Als empfangender Part bist du eingeladen, Kräfte und Wohlgefühl, die sich während des Massage-Rituals zeigen, aufzunehmen. Solltest du in irgendeiner Form Vorbehalte haben, sprich sie in dem kurzen Vorgespräch offen an. Diese Offenheit erleichtert es dir, dich anschließend ganz auf das Massage-Ritual einzulassen.

Zuwendung

Aufmerksame und liebevolle Zuwendung ist heilsam und nährend. Wenn wir Zuwendung bekommen, wird uns bewusst, dass wir einem anderen wichtig, dass wir seiner Zuwendung wert sind und noch viel grundlegender: dass wir existieren – und das trifft insbesondere bei körperlicher Zuwendung zu.

Während du eine Tantra-Massage gibst, steht der Empfangende im Zentrum deiner Aufmerksamkeit. Du zeigst ihm deine Wertschätzung und lässt ihn spüren, dass du ihm jetzt deine ungeteilte Aufmerksamkeit schenkst. Du konzentrierst dich auf die Massage, und auch wenn du Ablenkungen bemerkst, wendest du dich immer wieder dem empfangenden Partner zu.

Als Empfänger bist du eingeladen, dich ganz dir selbst und deinen Empfindungen und Reaktionen zuzuwenden, deine ganze Aufmerksamkeit dir selbst zu schenken. Das wurde uns in der Kindheit leider oftmals aberzogen. Erforsche dich also tiefer, spüre dich, gib deinen Empfindungen Raum und vertraue ihnen.

Achtsamkeit

Tantra-Massage hebt sich durch ihre achtsamen und bewussten Berührungen von unserem Alltag ab. Sicher berühren wir auch im Alltag immer wieder achtsam und bewusst. Das Ritual der Tantra-Massage jedoch schafft einen Raum, in dem wir unsere volle Achtsamkeit – möglichst bei jeder Berührung – kontinuierlich aufrechterhalten, und das über einen längeren Zeitraum. Wenn wir uns darum bemühen, tun wir bereits etwas Wesentliches dafür, dass die Magie einer Tantra-Massage spürbar werden kann. Neben bewusster Berührung achtet der Masseur auf die Absichtslosigkeit seiner Berührungen, die allerdings nach einer relativ festgelegten Abfolge geschehen. ... Doch der Massierende bleibt mit seiner vollen Aufmerksamkeit bei der achtsamen Berührung selbst, denn es gibt keine festgelegte beabsichtigte Wirkung. Die Wirkung stellt sich eben gerade dann ein, wenn wir uns nicht auf sie konzentrieren. Der gebende Part ist also nicht achtsam, *um* etwas Bestimmtes *zu* bewirken, sondern allein um der Achtsamkeit willen, deren Wirkung sich von allein entfaltet. Als sehr bereichernd erleben wir immer wieder einen weiteren Aspekt der Achtsamkeit: Als Masseur bist du dir bewusst, dass die empfangende Person ein Teil der Schöpfung ist, und du begegnest ihr in dem Bewusstsein, dass du mit ihr auch ein Geheimnis berührst – das Geheimnis, das die Schöpfung für uns Menschen letztlich immer bleiben wird. Du nimmst nicht nur Kontakt zu ihrem Körper auf, sondern auch zu etwas, das viel größer ist als das. In diesem Bewusstsein näherst du dich dem Empfangenden achtsam. Sei dir außerdem bewusst, dass wir alle in unserem Leben durch Unachtsamkeit verletzt worden sind. Deine Achtsamkeit unterstützt dich auch darin, mit der spirituellen Dimension des Rituals in Kontakt zu bleiben.

Als Empfangender bist du eingeladen, achtsam wahrzunehmen, was du während der Massage empfindest. Deine eigene Achtsamkeit wird genährt und unterstützt durch die Achtsamkeit, mit der der Masseur dich berührt.

Respekt

Die Grenzen, die wir während des gesamten Rituals der Massage respektieren, schützen den Empfangenden. Diese Grenzen heben das tantrische Ritual einerseits vom Alltag, andererseits auch vom freien Spiel der Energien unter Liebenden ab. So sollen im Rahmen des Massage-Rituals *keine* sexuellen Handlungen (kein Geschlechtsverkehr etc.) stattfinden. (Eine Ausnahme ist, wenn die Massage-Partner auch privat ein Liebespaar sind und sexuelle Handlung ausdrücklich vereinbart haben.)

Die Grenzen des Rituals dienen dazu, die Energie, die geweckt wird, zu halten. Sie soll sich nicht unkontrolliert entladen. Die Grenzen dürfen jedoch die fließenden Energien nicht ersticken, sondern wollen sie vielmehr leiten und die Intensität der Tantra-Massage vertiefen.

Zusätzlich respektiert der Massierende natürlich auch die Grenzen, die der Empfangende im Vorgespräch benannt hat.

Integrität

Wenn das Handeln und die Wertvorstellungen des Massierenden in Einklang sind, handelt er integer. Während der Massage stehen die Bedürfnisse des Empfangenden und der rituelle Ablauf der Massage im Vordergrund. Als integrer Masseur nehme ich meine Bedürfnisse während des Rituals wahr, wende mich ihnen aber erst nach Abschluss der Massage zu. Ich sehe damit meine Bedürfnisse, wertschätze sie, nehme sie durch meine Selbstverpflichtung ernst und kann mich wieder ganz auf den Empfangenden einlassen.

Durch die Tantra-Massage können sexuelle Energien im Empfänger und im Gebenden geweckt werden. Verschließe dich als Massierender dem Strom dieser Energien nicht, verdränge deine Lust nicht, aber setze diese Energie absichtslos und zum Wohl des Empfängers ein – nicht zu deiner eigenen Befriedigung. Du gibst deine eigene Lust nicht etwa als Botschaft weiter, die auf Antwort hofft, sondern als Intensität und gesteigerte Präsenz. Als integer handelnder Masseur hältst du die abgesprochenen Grenzen ein und achtest darauf, eine eventuelle sexuelle Erregung als intensive Energieübertragung, Kraft und Sinnlichkeit in deine Hände hineinfließen zu lassen, frei von irgendeinem persönlichen Erfüllungswunsch. Denn: Deine Lust und Freude stehen im Rahmen des rituellen Ablaufes ganz im Dienst des anderen. Auch wenn der empfangende Partner nun in seiner Erregung zu einer sexuellen Handlung bereit sein sollte, hältst du dich an die im Vorgespräch vereinbarten Grenzen.

Als Massage-Empfänger bist du dir selbst gegenüber so ehrlich und offen wie möglich und hältst dich ebenfalls an die Grenzen, die das Ritual vorgibt, so versuchst du nicht, entgegen der Vereinbarung im Vorgespräch, den Masseur während der Tantra-Massage zu verführen.

Nacktheit zulassen

„Bewundere deinen Gefährten nackt.
Mit dieser authentischen Praxis wirst du vollkommene Befreiung erlangen."
Chakrasamvara-Tantra

Im klar definierten, geschützten Raum des Rituals begegnet ihr euch körperlich und zum Teil auch seelisch nackt. Es ist ein großer Vertrauensbeweis, dass der Empfangende bereit ist, sich dir als Masseur nackt zu zeigen: Begegne ihm mit Wertschätzung. Der Mut, sich mit seinem nackten Körper – mit all seinen Eigenheiten und Unvollkommenheiten – zu offenbaren, mag dich möglicherweise auch Demut und Respekt empfinden lassen. Falls dir seine Nacktheit gefällt, darfst du sie mit Freude wahrnehmen. Sollte dem nicht so sein, kannst du auch das einfach zur Kenntnis nehmen und den Empfangenden dennoch liebevoll und bewusst berühren.

Wenn du eine Tantra-Massage bekommst, kann deine Nacktheit bei dir Schamgefühle auslösen. Diese Scham kann deinen Körper betreffen oder einfach nur die Tatsache, dass du unbekleidet bist. Sei dir ihrer einfach gewahr, gib ihr Raum. Nimm eventuell auftauchende Selbst-Bewertungen über deinen Körper ebenfalls wahr. Du kannst dem Masseur deinen Körper „zumuten" und die Erfahrungen, die du bei der Massage machst, durchaus genießen.

Gegenwärtig-Sein

„Tu, was du tust, wenn du es tust" – das vergessen wir gerade in der heutigen Zeit häufig: Wir sind in Gedanken bei dem, was später sein wird. Gegenwärtig bist du, wenn du ganz im Hier und Jetzt bist und wenn du den eigenen Körper spürst: Du nimmst wahr, wie es dir gerade geht und wie du dich fühlst. Präsent bist du dir deines Atems bewusst und gehst ganz in der Begegnung mit dem Massage-Partner auf. Doch wenn du an etwas anderes denkst, statt mit deiner Aufmerksamkeit im Hier und Jetzt zu sein, nimm auch das bewusst wahr. Sei offen dafür, wieder in den Augenblick zurückzukommen. Während der Massage tue das, was du gerade tust, möglichst so bewusst, als sei es das Einzige auf der Welt, was du gerade zu erledigen hast. Du wirst sehen: Die Energie folgt der Aufmerksamkeit. Sei im Augenblick und nimm ihn und dich darin an, dann hast du schon einen Schritt gemacht hin zum *Genuss*. Genuss, gepaart mit Bewusstheit, wird so zu einer der höchsten Formen, um den Augenblick zu würdigen. Genieße also die Massage, dich, den Partner und deine Tätigkeit. Als Masseur ist deine Resonanz ein Maßstab für deine Präsenz. Wenn du gegenwärtig bist, spürst du die Energien, die durch dich hindurchfließen. Du wirst von den Berührungen, die du gibst, getragen. Je bewusster du im Hier und Jetzt mit dem Empfangenden bist, desto mehr wird auch er gegenwärtig sein und deine Berührungen im Jetzt annehmen und genießen. Öffne dich dafür, dass die Qualität des Augenblicks in die Berührung mit einfließen kann. Eine liebevolle Selbstkommunikation wie

„Ich höre und ich achte dich" kann dich immer wieder an deine Gegenwärtigkeit erinnern.

Auch als Empfangender kannst du Gegenwärtigkeit üben. Nimm deine momentanen Empfindungen wahr. Die Berührungen des Massierenden lenken die Aufmerksamkeit immer wieder auf dein Körperempfinden. Wenn der Verstand abschweifen sollte, nimmst du das wertfrei wahr und führst die Aufmerksamkeit wieder zu deinen aktuellen Körperempfindungen zurück. Lasse die Vorstellung los, andere Empfindungen haben zu müssen. Es gibt für dich nichts zu tun: Lasse dich von der Welle der Energien tragen, vertraue dich dem Ritual an und bleibe präsent. Auftauchende Erinnerungen und damit verbundene Emotionen, innere Bilder oder Filme nimmst du einfach wahr und kehrst wieder zu deinen gegenwärtigen Wahrnehmungen zurück.

Demut

Nicht alle Wohltaten der Massage kannst du selbst herstellen: Ohne dein Zutun geschieht manches. Hilfreich ist es, wenn du dir bewusst bist, dass es Kräfte gibt, die über dein Ich hinausreichen. Für sie kannst du Übermittler sein. Eine solche Demut kann dir deine Hingabe des Ego mit all seinen Begrenzungen an das Ritual erleichtern. Du kannst dann erkennen, dass du ein Kanal bist für die Energien, die gerade fließen möchten. Du musst nicht topfit und bestens gelaunt sein, um eine Tantra-Massage geben zu können. Denn nicht alle Energien für die Tantra-Massage musst du selbst aufbringen. Habe *Mut zur Demut*, erkenne, dass dein Ich keine Kontrolle darüber haben muss, wie gut die Massage wird, und lasse es zur Seite treten.

Demut bedeutet für dich als Empfänger, dass du annimmst, was immer in dir während der Massage auftaucht. Sei ein Entdecker: Nimm wahr, was sich zeigen mag, und würdige es nach Möglichkeit.

Meditation

Meditation ist eine Kraftquelle. Stress, Alltagsbelastungen, Probleme, emotionale Irritationen, innere Konflikte und insbesondere Traumata können den Zugang zu diesem natürlichen Zustand blockieren. Durch unsere Achtsamkeit und Gegenwärtigkeit bietet uns die Tantra-Massage jedoch immer wieder die Chance, meditative Räume zu betreten.

Als Masseur öffnest du dich der Meditation, die du im tantrischen Ritual und den vorbereitenden Übungen (siehe in Kapitel 2 unter „Die sieben Juwelen – sich als Tantra-Masseur in einen guten Zustand bringen“, Seite 82 ff.) einlädst. Es geht, wie bereits mehrfach erwähnt, nicht um aktives Tun, sondern darum, dich aktiv und zugleich entspannt „zur Verfügung zu stellen“. Viele Masseure fühlen sich nach der Sitzung, als hätten sie selbst eine Massage bekommen.

Als Empfänger magst du ganz von selbst in meditative Zustände gleiten, die Frieden schenken und tiefe Nährung. Gib dich deinen Sinnesreizen einfach hin und spüre, was in dir lebendig ist. Der Masseur wird dich mit immer neuen Berührungsqualitäten im Jetzt halten. Unterstützend ist es, wenn beide Beteiligten vor Beginn der Massage meditieren. Hier hat sich beispielsweise die Summ-Meditation (Nadabrahma-Meditation, siehe in Kapitel 3 unter „Bevor die Massage beginnt“, dort Seite 113 f.) als besonders hilfreich erwiesen.

Selbstbewusstsein

„Selbstbewusstsein“ im eigentlichen Sinn bedeutet: *sich seiner selbst bewusst sein* ... Das heißt, wahrzunehmen, wie es einem gerade geht. Wer sich seiner Angst oder Unsicherheit bewusst ist, ist im eigentlichen Sinne selbstbewusster als ein Mensch, der Angst oder Unsicherheit zwar in sich trägt, sie aber leugnet oder verdrängt. Solltest du gerade nicht wissen, wie es dir geht, dann ist das Bekenntnis der eigenen Unwissenheit ebenfalls ein Ausdruck von – in dem Falle undifferenziertem – Selbstbewusstsein. Die Tantra-Massage ist für beide Partner eine Einladung, sich ihrer selbst und damit all dessen, was in ihnen lebendig ist, bewusst zu sein.

Körperbewusstsein

Seid euch beide eures eigenen Körpers und eurer Empfindungen bewusst. Spüre als Masseur während der Massage deine eigene Körperposition immer wieder bewusst. Diese Übung hilft dir dabei, dich und dein Bewusstsein in deinem Körper zu verankern. Das tut einfach gut, verhindert, dass du nur im Kopf bist oder dich von deinen Gefühlen vereinnahmen lässt, und lädt deine Präsenz immer wieder ein, dich mit erfrischender Energie zu versorgen. Du kannst deinen Körper auch als ein eigenes Körperwesen (im Gegensatz zu deinem Geistwesen) verstehen, mit dem es sich lohnt, in liebevoller Kooperation zu leben. Als Gebender im Rahmen einer Tantra-Massage überträgst du Energien von Körper zu Körper, und so ist es hilfreich, während der Massage immer wieder wahrzunehmen, wie es deinem Körper geht. Alle körperlichen Empfindungen, die angenehmen wie die unangenehmen, dürfen da sein.

Als empfangende Person spürst du den Sinnesreizen und all deinen Empfindungen nach, die durch die Massage ausgelöst werden.

In Tantra-Gruppen verwenden wir zur Steigerung des Körper- und Selbstbewusstseins gern folgende Übung:

Der Masseur fragt den Empfangenden: „Was geschieht gerade in dir?“ Der Massage-Empfänger spürt in sich hinein und antwortet. Der Masseur bedankt sich und fragt erneut: „Was geschieht gerade in dir?“ Dies wird eine festgelegte Zeit (zum Beispiel 10 Minuten lang) wiederholt.

Bei Paaren, die miteinander vertraut sind, stellen sich beide Partner diese Frage abwechselnd.

Intuition

„Intuition ist dann gegeben,
wenn Körper, Geist und Seele in Einklang sind.“
Franz Ruppert

Öffnest du dich als Masseur und bist auf das Geschehen eingestimmt, können sich Augenblicke ergeben, in denen du intuitiv das Richtige tust: Deine Finger gleiten genau zu der Körperstelle, die gerade am dringendsten nach Berührung verlangt. Du arbeitest intuitiv mit der richtigen Intensität, der passenden Berührungsqualität, dem stimmigen Rhythmus und erlebst dich selbst als „im Fluss“.

Nachdem du massiert wurdest, mag dein Energiesystem im Fluss sein, bisher unbekannte Einsichten, Erkenntnisse, Öffnungen können auftauchen. Wenn du möchtest, kannst du dem Masseur vor der Massage mitteilen, in welchem Lebensbereich du dir Inspiration wünschst, und dich dann den intuitiven Strömungen, die du während der Tantra-Massage erhältst, hingeben.

Absichtslosigkeit

Als Masseur kannst du Kanal sein für den Reichtum der Schöpfung. Dieses Kunststück kannst du vollbringen, indem du Absichtslosigkeit in dein Tun mit einfließen lässt. Dein äußeres Handeln beschränkt sich auf die Griffabfolge, die dir den Rahmen für die Massage bietet. Die Aufeinanderfolge der einzelnen Streichungen und Griffe ist quasi das Flussbett, in dem sich die Fülle verströmen kann, die du *nicht* selbst erzeugen musst. Die verschiedenen Streichungen und Griffe haben ganz bestimmte Ziele: Sie regen beispielsweise die Energie an oder verteilen sie. Sei frei von dem Gedanken, den Empfänger durch deine Berührung zufriedenstellen zu müssen. Lasse Raum für die Qualitäten und Segnungen der Tantra-Massage, die aus einer großen Quelle kommen. Lasse Platz für die Qualitäten, die du als Mensch in dir trägst, wie Aufmerksamkeit, Mitgefühl und so weiter. In diesem Raum können wir Mensch-Sein als das Geschenk erfahren, das es schon immer gewesen ist. Erkenne, dass etwas Größeres durch dich fließen kann, was du vielleicht nicht bist, aber aus dem heraus du handeln kannst. „Es" (die Tantra-Massage) geschieht lediglich durch dich!

Als Empfänger nimmst du deine Erwartungen an die Tantra-Massage wahr, sprichst sie aus und lässt sie wieder los. So kannst du dich auch für Erfahrungen öffnen, die möglicherweise jenseits deiner Vorstellungen liegen.

Fülle

Wir alle tragen eine Fülle an Wohlsein, Wohlgefühl und Lust in uns – selbst dann, wenn uns diese im Augenblick nicht zugänglich zu sein scheint. Als Masseur schöpfst du aus der Fülle deiner Erfahrungen und Empfindungen und gibst diese an den Empfangenden weiter. Hierzu zählen alle positiven Berührungserfahrungen, die du von Kindheit an gemacht hast – sie alle bereichern deine Möglichkeiten, einen anderen Menschen Berührung erleben zu lassen. Als Empfangender kann sich für dich im Rahmen einer Tantra-Massage die Türe zu einem Raum sinnlicher, spiritueller und materieller Fülle öffnen.

Dienen

Tantra versteht sich als Dienst an der Göttlichkeit, die sich uns im Rahmen eines tantrischen Rituals offenbaren kann. Als Masseur bist du für die Zeit der Massage derjenige, der sich den Bedürfnissen des Partners unterstellt. Diese Bedürfnisse – nicht aber seine Vorstellungen und Forderungen – stehen im Zentrum des Geschehens. Du stellst dein Ego zurück und lässt die nährenden tantrischen Energien fließen. Du kannst das Glück erfahren, einem anderen Menschen die Erfahrung zu ermöglichen, bedient zu werden, sich fallen zu lassen, sich um nichts kümmern zu müssen und einfach nur zu genießen. Wann immer du dein Dienen als Last empfindest, ist dies möglicherweise ein Zeichen dafür, dass es dir gerade an Wahrnehmung und Authentizität mangelt. Vielleicht versuchst du gerade, einem Bild zu entsprechen oder eine ausgesprochene Forderung des Empfangenden zu erfüllen, die mit dem eigentlichen Ritual nichts zu tun hat. Oder du zwängst dich gerade in ein Korsett aus Angst, kritisiert zu werden? Hast du Angst, etwas falsch zu machen? ... Nimm wahr, wie es *dir* mit dem anderen geht, und löse dich von dieser Belastung.

Wenn du massiert wirst, bedeutet „Dienen", dass du deiner eigenen Empfindung Raum gibst. Sei bereit, dich einzulassen, halte deine innere Bühne bereit für die Erfahrung deiner eigenen Sinnlichkeit und Spiritualität.

Hingabe

Im Rahmen des tantrischen Rituals ist Hingabe ein Weg, um mit dem Göttlichen – dem Verbindenden, das aller Existenz zugrunde liegt – in Kontakt zu kommen. Dies beinhaltet, dass ihr euch Kräften öffnet, die größer sind als ihr selbst, und dem Göttlichen, das jedem von uns innewohnt. Das tantrische Ritual bietet vor dem Beginn der eigentlichen Massage Übungen an, die euch die eigene innere Göttlichkeit bewusst machen können (siehe in Kapitel 3 unter „Bevor die Massage beginnt", Seite 110 ff.). Im Namasté, der Verneigung beider Partner zu Beginn und zum Ende jeder Sitzung, verleiht ihr eurer Achtung vor dem Göttlichen im anderen Ausdruck (Siehe in Kapitel 3 unter „Die Tantra-Massage – Schritt für Schritt", dort Seite 126 ff.).

Als Masseur gibst du dich der Struktur des Rituals und deinen Wahrnehmungen hin. Du fragst dich beispielsweise: „Welcher Griff ist jetzt an der Reihe?"; „Wie fühlt sich die Haut der empfangenden Person an?"; „Wie fühlt sich mein Körper an, während ich massiere?" ... all dessen bist du dir gewahr. Im Kontakt mit dem „Göttlichen" bist du ein Kanal für Kräfte, die der Massage zusätzliche Intensität verleihen und heilende Wirkung schenken können.

Als Empfänger gibst du dich den Berührungen des Masseurs und den (Lust-) Empfindungen, die dadurch ausgelöst werden, hin. In völliger Losgelassenheit und Hingabe kann sich dir der Raum eröffnen, in dem du in deinem tiefsten Wesenskern das Verbunden-Sein mit dem Göttlichen erfährst.

Vertrauen

Je mehr du dem Ritual, dem anderen und der Berührung vertraust, desto mehr Hingabe und Erfüllung kannst du während der Tantra-Massage erfahren. Umgekehrt stärkt die Hingabe an die Massage das Vertrauen in die eigene Körperlichkeit und ins Leben. Ein gutes Vorgespräch (Zwiegespräch oder einfühlsames Zuhören [siehe weiter unten, Seite 54 f.]; siehe auch in Kapitel 3 unter „Bevor die Massage beginnt", dort unter „Das Vorgespräch", Seite 110 ff.) lässt beide Beteiligten dem nachfolgenden Ritual vertrauen.

Gibst du eine Tantra-Massage, so ist es hilfreich, wenn du ein Mindestmaß an Sicherheit und Vertrauen bereits erfahren und/oder erarbeitet hast. Es ist wichtig, dass du deiner eigenen Wahrnehmungsfähigkeit, dem inneren Beobachter, deiner Kenntnis des Ritual-Ablaufs, deiner Kompetenz, den Reaktionen deines Körpers und des Körpers des Empfängers, dem, was sich nun zeigen möchte, und deiner Fähigkeit vertraust, mit eventuellen als störend erfahrenen Empfindungen umzugehen. Dass du weißt: Wenn Angst, Bewertung oder Unsicherheit auftaucht, bist du in der Lage, damit umzugehen (siehe die Übungen in Kapitel 2 unter „Die sieben Juwelen – sich als Tantra-Masseur in einen guten Zustand bringen", Seite 82 ff.). Versichere dem Empfänger, dass alles, was auftaucht, da sein darf, so lädst du ihn ein, zu vertrauen und sich auf die Massage einzulassen.

Dass du als empfangende Person dich in die Hände des Masseurs begibst, ist ein Zeichen deines Vertrauens.

Selbstakzeptanz

Ein großer Zen-Meister wurde einmal gefragt, wie er zur Angst stehe.
Er überlegte kurz und antwortete dann: „Ich bin mit ihr einverstanden!"

Selbstakzeptanz bedeutet: Wir akzeptieren uns selbst genau so, wie wir für uns selbst gerade auftauchen. Manchmal fühlen wir uns nicht gut, es gibt Dinge, die uns bei einer Tantra-Massage am Partner nicht behagen oder wir haben schlichtweg Angst. Vielleicht spüren wir einen Widerstand, unseren Partner zu berühren oder uns berühren zu lassen.

Als Masseur hilft dir Selbstakzeptanz, dich dem Massieren hinzugeben, denn sie wird dir Kraft und Unterstützung geben. Akzeptiere dich so, wie du deinem Partner jetzt gegenübertrittst (und nimm ihn so an, wie er dir gegenübertritt). Hast du Vorbehalte gegen dein Gegenüber, ist es hilfreich, diese nicht zu verdrängen, sondern wahrzunehmen und da sein zu lassen. Nimm deine Wertungen wahr, nimm sie an und wende dich dem Ritual zu. Wenn die Vorbehalte ins Massage-Ritual mitkommen wollen, dürfen sie das. Sage Ja zu deinen Wertungen und Ja zum Ritual, fahre fort und lasse dich von der Kraft des Rituals tragen.

Als empfangender Part bist du eingeladen, deine Empfindungen, eventuelle Blockaden, Minderwertigkeitsgefühle, Frustrationen über die Tantra-Massage oder dein Erleben, aber auch deine Lust und Freude zu fühlen und zu teilen, dich selbst zu akzeptieren mit den Reaktionen, die dein Körper und deine Psyche haben und das Massage-Ritual jederzeit (äußerlich oder innerlich) abzubrechen oder dich ihm ganz hinzugeben.

Transparenz

Transparenz bedeutet „Durchlässigkeit" (für das dahinter Liegende, das Wesentliche). Viele Menschen verstecken sich hinter Masken, hinter Mauern von Empfindungslosigkeit. Ein Blick dahinter zeigt meist viel Empfindsamkeit, vielleicht unangenehme Berührungen, die sie erfahren haben, unverheilte Wunden. Wenn wir einander auf einer tieferen Ebene behutsam berühren, können alte Schmerzen und Abwehrreaktionen, vielleicht sogar verdrängte Traumata auftauchen. Je tiefer wir einander berühren, desto größer mag unsere Angst sein, verletzt zu werden, und desto größer kann unsere Abwehrreaktion sein. Spannungen, Steifheit, Unbeholfenheit, Unsicherheit, Ungelenkigkeit, Blockierungen und Verklemmt-Sein sind Ausdrucksformen erstarrter Angst, die sich bereits vor der eigentlichen Massage zeigen können. Akzeptiere deine Angst. Dein Ja zu deiner Angst sollte mindestens genau so groß sein wie die Angst selbst.

Bei der Tantra-Massage können auf beiden Seiten unbewusste Glaubenssätze auftauchen, wie beispielsweise „Ich bin nicht gut genug“; „Der andere mag mich nicht“; „Ich mag meinen Partner nicht/mich selbst gerade nicht“; „Ich traue es mir nicht zu, zu massieren/mich einer Massage zu öffnen“ ... Transparenz sieht vor, dass ihr all diese Empfindungen und begrenzenden Überzeugungen ehrt (und gegebenenfalls auch mitteilt), aber nicht an ihnen festhaltet. Lasst sie los. Fühlt immer wieder neu, was *jetzt* auftaucht. Öffnet euch immer tieferen Schichten. Das sichere Ritual der Tantra-Massage lädt euch dazu ein, Masken nach und nach fallen zu lassen.

Im Vorgespräch kannst du als Gebender den Empfangenden einladen, seine Angst, seine Unsicherheit und seine ihn blockierenden Empfindungen mitzuteilen. Während du zuhörst, bleibst du in liebevollem Kontakt mit ihm und mit deiner eigenen Empfindung. Wenn Unbeholfenheit, Unsicherheit – oder was auch immer – bei dir selbst auftaucht, verdränge es nicht, sei mit dem, was ist, während du mit dem Ritual fortfährst.

Die Einladung an dich als Empfänger liegt darin, wertfrei zu beobachten, ob sich eventuell auftauchende unangenehme Empfindungen während der Massage verändern. Wenn du möchtest, kommuniziere sie und entspanne dich mit ihnen. Erlaubt euch, durchlässig zu werden für etwas Größeres, das hinter eventuellen Masken verborgen ist, für das Wesentliche, das uns alle verbindet.

Einfühlsames Zuhören

Wenn du im Vorgespräch einfühlsam bist und möglichst wertfrei akzeptierst, was du hörst, kann sich dein Massage-Partner entspannen und seine möglicherweise bestehenden Vorbehalte leichter loslassen. Üblicherweise bist du als Masseur derjenige, der einfühlsam zuhört. Wenn die Tantra-Massage im Rahmen einer *privaten* Beziehung oder Übungsgruppe erfolgt, ist es jedoch möglich (falls dies der Rahmen hergibt), dass auch du selbst deine Angst, Unsicherheit, unangenehmen Empfindungen oder Vorbehalte mitteilst. Hierbei solltest du deine Empfindungen so darstellen, wie sie sind. Die Einladung an den Partner liegt in dem Fall darin, einfühlsam zuzuhören.

Wenn du eine Massage empfangen wirst, wird im Vorgespräch und während der Sitzung Raum für dich sein, deine Empfindungen mitzuteilen, und der Gebende wird deine Offenheit ehren und dir wertfrei und vorurteilsfrei zuhören. Beginne jedoch erst, dich mitzuteilen, wenn du mit deinem Anliegen (und mit deinem Herzen) verbunden bist.

Wahrnehmen

Wahrnehmen heißt, etwas als gegeben anzusehen. Wahrnehmen ist das Gegenteil von Verdrängen. Du kannst dich während des Rituals fragen: „Was nehme ich von mir wahr?"; „Wie nehme ich meinen Massage-Partner wahr?" Alles in dir soll und darf jetzt da sein. Wenn dein Körper nicht entspannt ist, nimm das wahr, wenn du verkrampft bist, nimm das wahr … und nimm dich mit allem, was ist, an.

Als Masseur öffnest du dich deiner Wahrnehmung und vertraust ihr bewusst, weil du weißt, dass sie dir wertvolle Hinweise für die Gestaltung der Massage geben kann, und als Empfänger bist du offen dafür, wahrzunehmen, was immer du während der Sitzung erlebst. Je angenehmer und günstiger die Begleitumstände sind und je offener der Massierende für die Qualität von Wahrnehmung ist, umso leichter kann diese Offenheit in dir als empfangender Person geweckt werden.

Über Grenzen hinausgehen

Tantra-Massage gibt uns die Möglichkeit, zu lernen, über unsere bisherigen Grenzen hinauszugehen. Beide Massage-Partner können während der Massage erfahren, dass ihre bisherigen Wertungen möglicherweise nicht die ganze Wirklichkeit in ihrer Fülle und ihrem Reichtum umfassen. Der Masseur ist im Besonderen dazu aufgefordert, möglichst vorbehaltlos zu sein. Denn das erleichtert es ihm, die Erfahrung zu machen, dass bei einem anderen Menschen jenseits seiner bisherigen Wertungen – wie etwa „zu dick", „zu dünn", „nicht hübsch", „zu groß" oder „zu klein" – wertvolle Qualitäten liegen können. Diese hätte er möglicherweise nicht wahrnehmen können, wenn er sich nicht über seine Wertung hinausgewagt hätte. Indem er seine Urteile wahr- und annimmt und dennoch weitergeht, erreicht er den Raum jenseits seiner ihm bisher bekannten Urteile. Wenn ich als Masseur also zum Beispiel mein Urteil „zu dünn" wahrnehme, kann ich dieses Urteil so sein lassen und mich dennoch dem Massage-Partner gegenüber weiter in aufmerksamer und liebevoller Zuwendung üben.

Meine aufmerksame Zuwendung bleibt allerdings nur dann wirklich offen und liebevoll, wenn ich meine Wertung beobachte und mich nicht mit ihr identifiziere. Wenn ich als gebender Part in dieser Situation nicht „zumache“, sondern offen bleibe – sowohl gegenüber meiner Wertung als auch dem Empfangenden gegenüber –, kann sich für mich der Raum öffnen, der hinter der Bewertung liegt. Dort können für mich Qualitäten und Erfahrungen erlebbar werden, die mir bisher durch meine Identifikation mit meinen Wertungen, an denen ich festhielt, nicht zugänglich waren. Ich kann den Teil der Wirklichkeit erfassen, der sich hinter meiner Wertung versteckt: etwas Neues, das mich möglicherweise sehr zu bereichern und zu beglücken vermag.

Hilfreich für den Masseur kann beim Überschreiten solcher einengender Grenzen die Haltung des „Anfängergeistes“ sein. So wird diese Haltung des unvoreingenommenen Gegenwärtig-Seins im Zen-Buddhismus genannt.

Die Reaktionen deines Körpers auf die Berührungen des Masseurs können bei dir als Empfangendem Phänomene wie Zittern, die Erfahrung des Strömens von Energie in bestimmen Körperbereichen, Ergriffenheit oder auch einfach nur Wohlbehagen hervorrufen. Das tantrische Ritual gibt dir einen Rahmen, der dir hilft zu vertrauen und dir den notwendigen Schutz bietet, sodass diese Gefühle, Reaktionen und Erweiterungen der eigenen Wahrnehmung sich zeigen dürfen. Durch deine Hingabe mag sich das Tor zu neuen Erfahrungsbereichen öffnen, die weit über das alltägliche Bewusstsein hinaus in einen Raum von Transzendenz und Heilung reichen können.

Kapitel 2

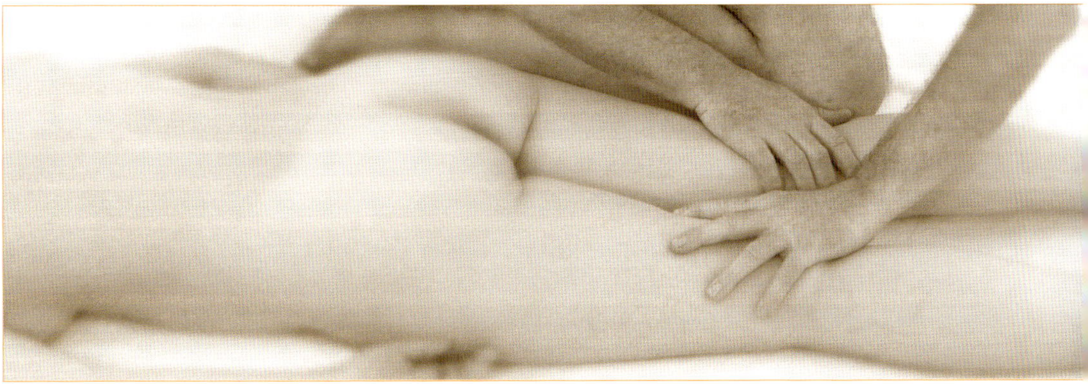

Energetische und spirituelle Grundlagen

*„Man berührt den Himmel,
wenn man einen Menschenleib betastet."*

Novalis

Unser ganzes Universum, auch unser Körper, besteht aus Energie.
Energie möchte strömen. Energie möchte fließen. Die Tantra-Massage lebt vom Energiefluss.

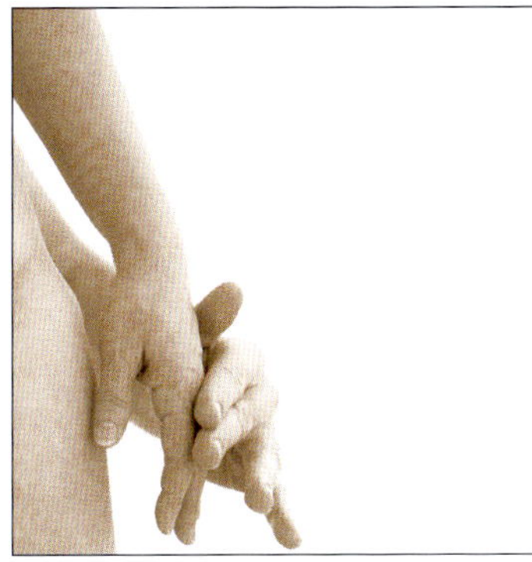

Die Energiesysteme des Menschen

Es gibt bezüglich unseres Körper-Energiesystems verschiedene Ebenen, die auch unterschiedlich angesprochen werden möchten. Sie können in fünf Gruppen zusammengefasst werden:

Yin und Yang: Diese energetische Grundstruktur ist bei jedem Menschen vorzufinden, egal welchen Geschlechts er ist. Das Energiesystem unseres Körpers ist bipolar aufgebaut. Das zeigt sich auch darin, dass es Körperbereiche gibt, die besonders weiblich (yin; rezeptiv) sind, und andere, die besonders männlich (yang; kraftvoll) sind. So ist unsere Körpervorderseite, insbesondere unser berührungsempfindlicher Bauch eindeutig *yin* und unser kraftvoller, uns schützender Rücken eindeutig *yang*. Yang-Stellen möchten anders, meistens kraftvoller, berührt werden als Yin-Stellen. Zudem fließen ständig Yin- und Yang-Energieströme durch unseren Körper, wobei die Yin-Energie von unten nach oben und die Yang-Energie in umgekehrter Richtung fließt. Viele der Griffe und Streichungen bei der Tantra-Massage unterstützen den Yin-Yang-Ausgleich, was wiederum das körperliche Gleichgewicht und damit das Wohlbefinden stärkt.

Der Atem: Er ist ein Energieträger und zugleich kann man mit dem Atem Energien lenken. Indem wir bewusst atmen, betreten wir erweiterte Räume der Wahrnehmung. Bei der

Tantra-Massage wird die empfangende Person immer wieder aufgefordert, tief zu atmen. Und der Masseur achtet ebenfalls darauf, mit seinem Atem in Kontakt zu sein. Mit dem Atem können wir auch unsere *Kundalini*-Energie beeinflussen.

Die Kundalini-Energie: Im Körper wird überschüssige Energie, die nicht für das Funktionieren des Organismus gebraucht wird, durch eine ruhende, aufgerollte Schlange an der Basis der Wirbelsäule symbolisiert, und zwar im Zentrum des Wurzelchakras[2]. *Kundalini* wird durch die aktive, dynamische Energie des *Prana* in Bewegung gesetzt. Prana ist den elektromagnetischen Energiemolekülen vergleichbar, die uns umgeben und die auf dem Weg der Atmung in uns eindringen. Prana, die durch das Atmen gespeicherte Energie, fängt wie ein elektrischer Strom im Körper zu zirkulieren an und bedient sich dabei zahlreicher feinstofflicher Kanäle. Bei der Tantra-Massage können Energien in der Wirbelsäule der empfangenden Person aufsteigen, Spannungen können sich entladen und feinen Energieströmen Platz machen. Manche Empfänger machen auch eine Licht- oder Ekstase-Erfahrung, die beide mit dem Aufsteigen der Kundalini-Energie zu tun haben.

Die sexuelle Energie: Diese Energieform ist von der jeweiligen Sinneserregung abhängig. Dies bedeutet: Wenn die Sinne erregt oder angeregt sind, verändert sich die sexuelle Energie, sie steigt beispielsweise im Körper auf, verändert ihre Beschaffenheit und so weiter – vergleichbar dem Wasser, das gekocht wird und als Dampf aufsteigt. Sie kann stärker oder weniger stark sein. Bei der Tantra-Massage achten wir darauf, Erregung und Energie-Ausgleich in *Balance* zu halten, denn es geht nicht darum, ein Höchstmaß an sinnlicher Erregung zu erzielen. Die aufgebaute Energie wird immer wieder großflächig über den Körper verteilt, was eine Nährung des gesamten Körpersystems mit der in den Genitalien gespeicherten sexuellen Energie (bei den Chinesen *Ching* genannt) bewirkt.

Die Aura: Jeden Menschen umgibt ein empfindungsfähiges, unsichtbares Energiefeld. Ein Masseur, der weiß, dass er nicht nur den Körper, sondern auch die Aura eines Menschen berühren kann, geht behutsamer, achtsamer und bewusster mit ihm um.

Die Aura ist das einzige der fünf Energiesysteme, das in den beiden Büchern *Yoni-Massage* und *Lingam-Massage* nicht detailliert beschrieben ist. Und so wollen wir ihr hier den ihr gebührenden Raum geben.

Die Aura

Wenn wir uns dem Körper des Massage-Partners nähern, betreten wir zuerst ein sehr kostbares, empfindsames Gewebe: die Aura. In der griechischen Mythologie ist *Aura* der Name der „Göttin der Morgenbrise", wörtlich übersetzt bedeutet dieses Wort „Hauch". Nach moderner Auffassung bezeichnet die Aura ein elektromagnetisches Feld, das den ganzen Körper als feinstoffliche Hülle umgibt. Bei Heiligen und Erleuchteten wird sie oft golden leuchtend dargestellt (siehe Heiligenschein auf Gemälden), doch alle Menschen, ja sogar Tiere und Pflanzen haben eine lichtkranzartige Aura, die man mit ein wenig Sensitivität fühlen, ja sogar sehen kann und die mittels Kirlian-Fotografie für jeden sichtbar gemacht wird. Ihre Klarheit, Intensität und Farbe hängen mit dem jeweiligen Bewusstseinszustand des Trägers ab. Unsere feinstoffliche Hülle wirkt wie ein Schutzschild, an dem negative Einflüsse abprallen und das positive Einflüsse hindurchlässt. Sie schützt Körper und Seele vor Fremdenergien, und je energiegeladener und klarer sie ist, desto stärker ist der Schutz. Eine intakte Aura strahlt heilende Energien, Liebe und Frieden aus und ist zugleich undurchdringbar für zerstörerische Kräfte, wie Angst, Hass und Gier.

Da der Masseur um die Aura weiß, diese vielleicht sogar fühlen kann, wird er sich dem Empfänger achtsam und behutsam nähern. Er ist sich dessen bewusst, dass er ihn nicht erst berührt, wenn seine Finger in Kontakt mit seiner Haut kommen.

Die Aura sehen

Wenn du als Masseur die Aura sehen kannst, unterstützt dich das in deiner Präsenz während einer Tantra-Massage, denn dir ist klar, dass du am Körper und zugleich an einem sehr feinen Gewebe arbeitest. Die Aura sehen zu lernen ist nicht besonders schwierig. Hier einige Übungen, die dir das Aurasehen erleichtern:

- Fixiere deinen Blick einige Minuten lang auf einen knallroten Gegenstand, den du vor eine weiße Wand hältst. Ziehe den Gegenstand dann weg und starre weiter auf die Wand. In der Regel siehst du nun den Gegenstand in seinen Umrissen in der Komplementärfarbe, in dem Fall in Grün.

- Sieh mit einem weichen, weiten Blick, ohne zu blinzeln, in die Flamme einer Kerze. Nach einer Zeit wirst du um die Kerzenflamme herum einen Energieschein wahrnehmen.
- Sieh mit weichem, weiten Blick in einem Spiegel dich selbst an. Dein Gesicht wird sich verändern, lass es geschehen und lasse deinen Atem weiter fließen und du wirst möglicherweise nach einer gewissen Zeit um deinen Kopf herum deine Aura sehen.
- Bitte einen anderen Menschen, sich vor eine weiße Wand zu stellen, und zwar so, dass er keinen Schatten auf die Wand wirft. Nun gehe ein paar Schritte zurück und sieh mit einem weichen, weiten Blick auf ihn, aber nicht direkt, sondern so, als wäre er durchsichtig und du würdest durch ihn hindurchschauen. Bediene dich eher des peripheren Sehens.[3] Dies ist der weite, nicht fokussierte Blick. Lasse deinen Atem frei fließen und versuche, nicht zu blinzeln. Fixiere entweder das Gesicht der Person, am besten einen Punkt in der Mitte der Stirn zwischen und etwas über den Augenbrauen, oder den Umriss seines Oberkörpers oder ganzen Körpers.

Die Aura fühlen

Dein Unbewusstes nimmt die Aura eines Menschen ständig wahr, auch wenn es dir nicht bewusst ist. In der Gegenwart mancher Personen fühlst du dich beispielsweise wohl, mit anderen eher unwohl, denn eure Energiefelder reagieren aufeinander. Bevor du dich nun auf den Weg machst, um die Aura zu erfühlen, zentriere dich in dir selbst, indem du dich auf deine eigene Mitte (wo immer du diese wahrnimmst) konzentrierst, und aktiviere die Energie in deinen Händen, indem du:

- die Hände einige Minuten lang mit lockeren Handgelenken ausschüttelst, als hättest du nasse Hände und würdest das Wasser abschütteln, oder
- die Hände so lange aneinanderreibst, bis diese warm und energetisiert sind, oder
- die Hände mit warmem Wasser wäschst und dann mit dem Daumen einer Hand in die Mitte der Handfläche der anderen drückst, wodurch du die Energiezentren in deinen Händen aktivierst.

- Bewege dann beide Handflächen langsam aufeinander zu, bis du einen leichten Widerstand zwischen ihnen wahrnimmst. Das wird in einem Abstand von etwa 20 bis 30 Zentimetern sein. Schließe die Augen, um deine Wahrnehmung zu vertiefen. Dieser Widerstand fühlt sich so an, als ob du zwei Magneten mit dem gleichen Pol aufeinander zu bewegtest. Stelle dir vor, dass sich zwischen deinen Händen ein Energieball befinde. Nimm ihn deutlich wahr, und spiele dann mit ihm, indem du den Abstand zwischen den Händen veränderst, die Hände leicht von dir weg oder zu dir hin bewegst oder um den Ball kreisen lässt. Beobachte, ob du den Abstand vergrößern kannst, ohne dass das Gefühl des Widerstands verloren geht.
- Wiederhole die Aktivierungs-Übung mit einem Partner: Haltet eure Handflächen einander zugekehrt, sodass sich deine rechte langsam seiner linken und deine linke seiner rechten Hand nähert. Spürt die Energie zwischen euren Handflächen und spielt nun gemeinsam mit ihr. Bleibt dabei in Kontakt mit eurem Gefühl und konzentriert euch auf die Hand-Chakren, die sich in der Mitte der Handfläche befinden.

Die Aura aufladen

Um Veränderung in der Aura, die sich rhythmisch mit deiner Atmung ausdehnt und wieder schrumpft, erspüren zu lernen, aktivierst du deine Handflächen, wie oben beschrieben, und hältst sie wieder so, dass du die Energie zwischen deinen Händen spürst. Atme nun langsam und tief ein und aus, während du weiterhin deine Aura und eventuelle Veränderungen wahrnimmst: Verändert sich der Druck zwischen deinen Händen? Wann nimmt er zu, wann ab? Atme ein paar Mal sehr flach: Wird deine Aura dadurch stärker oder schwächer? Atme jetzt nur durch den Mund und danach wieder nur durch die Nase: Gibt es einen Unterschied? Vielleicht spürst du, dass die Atmung einen entscheidenden Einfluss auf die Stärke deines Energiefeldes hat, vielleicht auch nicht. Wichtig ist es, dass du ein Gefühl für deine Aura bekommst.

Wiederhole diese Übung jetzt mit einem Partner: Ihr sitzt einander gegenüber und haltet eure Handflächen im Abstand von etwa 20 Zentimetern einander zugekehrt. Atmet gemeinsam langsam und tief, während ihr euch auf die Empfindungen zwischen euren Händen konzentriert. Nehmt wahr, wie sie sich mit der Atmung verändern.

Die Aura streicheln

- Aktiviere die Energie in deinen Händen ein weiteres Mal. Führe deine linke Hand behutsam auf deinen rechten nackten Unterarm zu. Stelle dir vor, in deiner Handfläche befänden sich zahlreiche Sensoren, die in der Lage sind, feinstoffliche Energien wahrzunehmen. Wann nimmst du einen sanften Widerstand wahr? Meistens geschieht das in einer Entfernung von 20 bis 30 Zentimetern. Es ist, als würde deine Hand jetzt wie auf einer Wolkenschicht schweben. Spiele mit dem Abstand, indem du die linke Hand näher an den Unterarm heranführst und sie dann wieder leicht entfernst.
- Gleite mit deiner Linken langsam die Aura deines rechten Unterarmes hinauf in Richtung Ellenbogen und dann wieder zurück. Stelle dir vor, dass du gerade die Aura deines Unterarmes streichelst. Wie fühlt sich das für deinen Unterarm an? Und wie für deine Hand? Nimmst du Unterschiede wahr, je nachdem wo sich deine Hand befindet? Möglicherweise kannst du kleine Stellen wahrnehmen, an denen die Aura weniger spürbar ist, sogenannte Auralöcher. Lasse deine Hand über ihnen kreisen, und stelle dir vor, dass du diese energetischen Löcher dabei auffüllst.
- Übe nun das Aurastreicheln am Unterarm mit einem Partner!

Die Aura scannen

Im Stehen

Bitte einen Übungspartner, vor dir zu stehen oder zu sitzen. Begib dich in eine aufrechte, ruhige Position und lasse beide Handflächen zu deinem Partner wandern, bis du in einem Abstand von ungefähr 20 Zentimetern wieder auf einen leichten Widerstand stößt. Schließe zur Unterstützung deiner Wahrnehmung die Augen, und spüre, wie die Aura mit dem Atem deines Partners pulsiert. Fahre dann mit deinen Händen über seine Aura. Spürst du Veränderungen? Wenn dein Partner eine Verletzung hat, kannst du diese möglicherweise auch in seiner Aura wahrnehmen. Fahre mit deinen Händen liebevoll auf seiner Aura entlang. Stelle dir dabei vor, dass du sie dabei glättest und heilst. Du kannst zur Unterstützung auch einen Aura-Soma-Pomander (ein kleines Fläschchen mit einer farbigen duftenden Flüssigkeit, die die Aura der jeweiligen Farb- und Duftschwingung angleichen und den feinstofflichen Bereich des Menschen stärken soll) verwenden. Mit der Zeit wird es dir immer leichter fallen, die Aura zu erfühlen.

Im Liegen

Bitte deinen Übungspartner, sich auf den Rücken zu legen und lass deine Hände wieder mit geschlossenen Augen auf dem Energiefeld deines Partners entlang gleiten. Achte darauf, gleichmäßig zu atmen. Wenn du magst, stelle dir dabei vor, die Energie der Aura gleichmäßig über dem Körper zu verteilen. Bitte deinen Partner, dir mitzuteilen, was er spürt.

Die Aura ausstreichen

Vor dem Beginn des eigentlichen Rituals hat es sich bewährt, dem Massage-Empfänger die Aura auszustreichen. Hierbei beginne am Kopf und fahre sanft und langsam, in senkrechten Strichen die Aura herunter. Dies eignet sich übrigens auch als hervorragendes Einstimmungsritual, wenn mehrere Masseure die gleiche Person massieren, wie bei der vier- oder sechshändigen Massage. (Besonders schön ist es für den Empfangenden, wenn die Hände stets in gleicher Höhe über die Aura streichen.)

Die Vier-Schichten-Berührung

- Lasse deine Hand sanft über die Aura deines Unterarmes beziehungsweise des Unterarmes deines Partners gleiten, und stelle dir dabei vor, dass du sie streichelst.
- Lasse deine Hand nun ein wenig sinken und konzentriere dich auf die Körperwärme. Gleite nun noch langsamer über das Energiefeld des Unterarms.
- Lasse deine Hand jetzt so weit sinken, dass du die Spitzen der Härchen auf dem Arm gerade spürst, aber nicht die Haut selbst. Deine Bewegungen sollen langsam und zärtlich sein.
- Streiche nun mit einer kräftigen Berührung über die Haut. Drücke deine Finger in die Haut hinein, bis du die Knochen und Muskeln spürst. Gleite mit knetenden Bewegungen langsam den Unterarm entlang. Streiche danach noch einmal satt über die Haut.

- Jetzt berührst du wieder nur zart die feinen Härchen. Konzentriere dich anschließend auf die Körperwärme, während du über ihre Spitzen dahingleitest. Und halte zuletzt einen guten Abstand zum Unterarm ein, während du die Aura des Unterarmes sanft streichelst.

Während der Tantra-Sitzung berührst du als Masseur die Haut meist direkt. Du kannst jedoch den Druck beziehungsweise die Auflagefläche deiner Hände, wie in dieser Übung gelernt, verändern. Deine Aura-Bewusstheit wird dich darin unterstützen, einfühlsam zu massieren.

„Alle tantrischen Rituale sind Handlungen im übertragenen Sinne, sind Symbolhandlungen, die Weg und Ziel des Menschen als kosmische Wesen verdeutlichen sollen."

Helmut Uhlig, *Tantra-Magie*

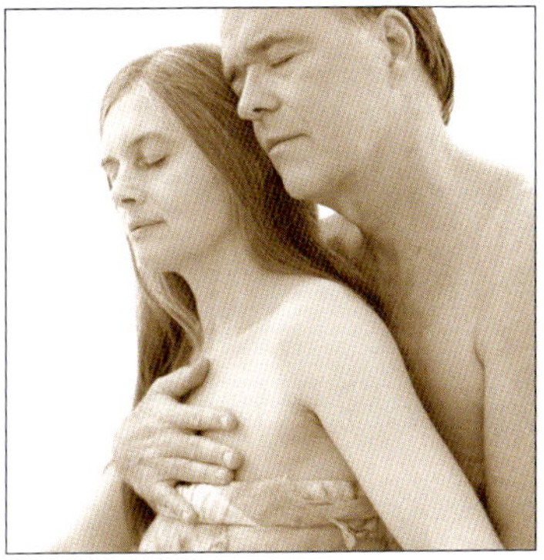

Das tantrische Ritual – Wegbereiter des Ewigen in uns

Rituale sind nach vorgegebenen Regeln ablaufende, formelle, oft festliche Handlungen mit hohem Symbolgehalt. Sie werden meist von festgelegten Gesten und bestimmten Wortformeln begleitet und können religiöser oder weltlicher Natur sein. Wir finden sie nicht nur in Gottesdiensten, bei Begrüßungen, Hochzeiten, Begräbnissen, Aufnahmefeiern und so weiter, sie sind in unserem Alltag allgegenwärtig, ohne dass wir uns ihrer bewusst wären. Rituale – wie beispielsweise das Abendessen, das morgendliche Zeitunglesen mit einer Tasse Kaffee oder das allabendliche Nachrichten-Ansehen – ziehen sich durch unser ganzes Leben. Eine schöne Übung kann es sein, im Alltag einmal bewusst auf solche „Zeremonien" zu achten.

Rituale haben in unserem Leben verschiedene Funktionen: Im Alltag erleichtern sie uns den Umgang mit der Welt, das Treffen von Entscheidungen und die Kommunikation miteinander. Vorgefertigte Handlungsabläufe und altbekannte Symbole vermitteln uns Halt und Orientierung, sie strukturieren unser Leben. Manche Rituale erschaffen auch einen besonderen Raum. Hierzu bedienen sie vorgegebene Strukturen und Abläufe , um einer Handlung sichtbare und nachvollziehbare Bedeutung zu geben und über deren profane Alltagsbedeutung hinaus symbolisch auf größere Bedeutungs- oder Sinnzusammenhänge zu verweisen. In solchen Ritualen, die vom Alltagsgeschehen abgehoben sind und die wir in der Gemeinschaft vollziehen, werden Geborgenheit, Nähe und Einheit erfahrbar, sie haben einen einbindenden Charakter und fördern den Gruppenzusammenhalt.

Im rituellen Raum kann – unterstützt durch Zeremonien – Magie spürbar werden und Verwandlung geschehen. Ein Ritual kann außerdem der Raum sein, in dem wir unabhängig sind von unserer augenblicklichen persönlichen Befindlichkeit, was für das tantrische Ritual von großer Bedeutung ist. Rituale sollten allerdings nicht dazu dienen, unsere momentane Befindlichkeit zu verdrängen. Die Kraft des Rituals der Tantra-Massage liegt darin, dass du als Masseur dein persönliches Befinden für die Dauer der Sitzung in den Hintergrund stellst.

Für ein Ritual ist ein reservierter, festgelegter Zeitraum genauso wichtig wie eine angemessene, geschützte Atmosphäre und der Rahmen in Form einer Eröffnungs- und einer Abschlussgeste. Was das tantrische Ritual anbelangt, so ist die Massage selbst eine ritualisierte Form der sinnlichen Berührung. Der Empfangende kann sich sicher sein: Der Masseur respektiert die von ihm gesetzten Grenzen. Das tantrische Ritual und die vorgegebene Aufeinanderfolge von Übungen, Streichungen und Griffen ebnen den Weg zu Entspannung, tief gehenden inneren Erfahrungen und spirituellen Erlebnissen. Die durch die Tantra-Massage erzeugte Energie verströmt sich nicht ungerichtet, sie wird vielmehr gelenkt, um tiefe tantrische Erfahrungen zu ermöglichen.

Die Tantra-Massage trägt dich durch Erfahrungen der körperlichen und geistigen Entspannung und Regeneration. Sie verhilft dir zu einer Depolarisierung und Neuausrichtung der Gehirnhälften, was dich in einen harmonisch-gelösten Zustand versetzt. Deine Sinne werden behutsam zur Wahrnehmung aufgerufen, es fließt Sinnlichkeit durch deine Zellen. So wird die Tantra-Massage deine sexuelle Energie in Bewegung bringen und ausbreiten im ganzen Körper, sodass sie auch anderen Bereichen zur Verfügung steht, wie deiner Gesundheit, Kondition, Kreativität oder geistigen Wachheit.

Diese Form der Massage dient nicht in erster Linie dazu, stärkere sexuelle Erfahrungen zu ermöglichen. Diese sind ein angenehmer Nebeneffekt. In letzter Konsequenz bereitet diese Form der Massage die beiden beteiligten

Personen darauf vor, sich leibhaftig als die Verkörperung des höchsten göttlichen Prinzips – als Shiva (Gott) oder Shakti (Göttin) – zu erfahren. Diese Erfahrung ist nichts, was man erzwingen kann. Es ist eher eine Gnade, die einem geschieht, die wir durch die tantrische Praxis jedoch begünstigen können. Ist diese Erfahrung einmal gemacht, genügt oftmals die Erinnerung an sie, um sich in der Begegnung immer wieder als Shiva und Shakti zu erfahren. Auch im Buddhismus wird die Vereinigung von höchstem männlichen und höchstem weiblichen Prinzip bezeugt und verehrt. Die vielleicht anschaulichste Darstellung der Glückseligkeit dieses Zustandes findet sich in der Darstellung des *Buddha Vajrasattva* mit seiner Gefährtin.

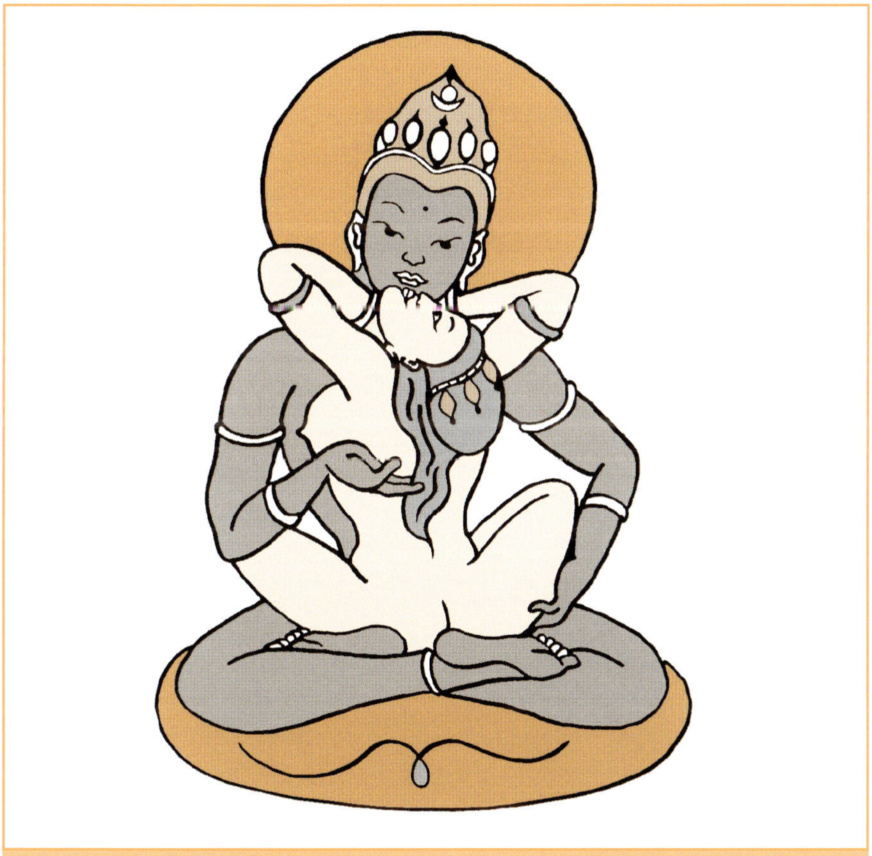

Buddha Vajrasattva mit seiner Gefährtin

Klaus Jürgens Erfahrung: Ich war tief beglückt, als ich das erste Mal das „Erscheinen Shivas" durch mich im Laufe einer tantrischen Vereinigung erlebte, und habe Aspekte dieser Erfahrung in einem Buch in Gedichten niedergeschrieben. Als sich diese Erfahrung immer wieder zeigte, wurde mir bewusst, dass wir tatsächlich ein Vehikel für die höchsten Gottheiten sein können und dass Tantra einen sehr direkten und einladenden Weg zu dieser Erfahrung anbietet. Somit hat die Tantra-Massage mehr mit Meditation und Invokation gemein als mit der herkömmlichen Form von Sexualität. Durch eine zu starke Ausrichtung auf schnellen Lustgewinn betrügen wir uns um diese Dimension. Doch das Hervortreten von Shiva/Shakti durch uns ist nur eine der Erfahrungsmöglichkeiten des Tantra.

Neben seiner abgrenzenden, strukturierenden, Halt gebenden Wirkung können wir das tantrische Ritual als Wegbereiter für das Ewige in uns betrachten. Manche Menschen machen beseligende Lichterfahrungen im Laufe einer Tantra-Massage, andere erleben ein tiefes Wohlgefühl und einen Frieden mit der Existenz. Wie die Gestirne ihre Bahn ziehen, so erlaubt das tantrische Ritual uns, über die persönliche Ebene hinauszugehen. Indem du dich – ganz gleich ob in der Position des Masseurs oder des Empfangenden – dem tantrischen Ritual öffnest, wächst du in etwas ewig Gültiges hinein.

Die Präsenz des Masseurs beeinflusst die Qualität der Massage entscheidend. Er kennt den Ablauf, hält ihn ein und nimmt Bedürfnisse und Reaktionen des Empfängers wahr. Derjenige, der die Massage empfängt, kann sich von der körperlichen Berührung und der Zuwendung des Masseurs nähren. In gewisser Hinsicht ist ein Ritual „unpersönlich" – darin liegt seine große Chance: Hier können grundlegende Bedürfnisse erfüllt werden, ohne dass man dafür eine persönliche Verbindung eingehen muss. Auch kann das tantrische Ritual wie eine religiöse Handlung mit einem fremden Menschen praktiziert werden, während man gleichzeitig verheiratet ist oder in fester Partnerschaft lebt.

Das tantrische Ritual in der Paarbeziehung

Immer mehr Paare entdecken die erotische Massage als meditative Möglichkeit, einander zu entspannen, Lust zu bereiten und Regeneration zu schenken. Die Tantra-Massage kann nämlich die Verbindung Liebender vertiefen. Wenn die Partner sich auch auf einer persönlichen Ebene begegnen möchten, ist es sinnvoll, zuerst das tantrische Ritual abzuschließen und danach in Ruhe zu prüfen, ob man danach die Grenze hin zum Persönlichen überschreiten möchte. Sind Paare im Ritual geübt, können Experimente mit Mischformen aus Ritual und Improvisation reizvoll sein.

Gerade für Paare kann der rituelle Raum ein Tor zu tiefen, neuen und bereichernden Erfahrungen öffnen, da durch ihn Bereiche angesprochen werden, die jenseits des bisherigen gemeinsamen Erlebens (zum Beispiel der herkömmlichen Sexualität) liegen. In Krisen oder angespannten partnerschaftlichen Situationen macht er gemeinsame friedvolle und nährende Erfahrungen jenseits der persönlichen Ebene und damit jenseits aktueller gemeinsamer Konflikte möglich. Die Tantra-Massage schenkt außerdem Kraft und Inspiration für ganz unerwartete Lösungen, auch in Konfliktsituationen, da sie an den ewigen, unzerstörbaren Begegnungsraum anknüpft. Die heilsame Wirkung einer solchen Massage wird oftmals noch lange über ihr Ende hinaus als körperlich, emotional und sinnlich spürbare Wirklichkeit wahrgenommen. So strahlt der tantrische Raum in unseren Alltag hinein, wo er unser Leben schmückt, inspiriert und veredelt. Gebt euch wiederholt gegenseitig eine Tantra-Massage, so gestaltet ihr einen Raum für immer wieder neue, beglückende und unerwartete Erfahrungen.

Tipp: Die tantrische Massage braucht auch für bestehende Paare einen festen Termin. Idealerweise vereinbaren Frau und Mann regelmäßig einen „tantrischen Abend“ und wechseln hierbei immer wieder die Rollen. An einem Abend findet die erotische Massage für den Mann statt, es geht es nur um ihn und die Frau gibt ihr Bestes, ihn zu verehren und ihm zu dienen. Und am nächsten Abend geht es nur um die Frau und der Mann verehrt, dient und stellt sich als Kanal für eine beidseitig erfüllende erotische Massage zur Verfügung. Wir machen die Erfahrung, dass sich das Unterbewusstsein automatisch auf den Termin einstellt. Deshalb empfehlen wir, nicht mit dem Massieren zu warten, bis man Lust hat (das kann lange dauern), sondern feste Termine, zum Beispiel einmal die Woche, zu vereinbaren. Alles andere wird sich im Laufe der Massage ergeben.

Es gibt Dinge, die wir wissen und Dinge, von denen wir wissen, dass wir sie nicht wissen. Und dann gibt es Dinge, von denen wir gar nicht wissen, dass wir sie nicht wissen. Wüssten wir sie, wäre unsere Gesellschaft eine andere. Einige davon lassen sich direkt im Rahmen einer Tantra-Massage erfahren.

Wenn die Frau den Mann massiert – Tipps von der Warte des Mannes aus

Leistungsdenken und sexuelle Blockaden

In meiner *(Klaus Jürgens)* Paar-Coaching-Praxis erlebe ich es immer wieder, dass Männer, die sich in langjährigen Partnerschaften befinden, die Sexualität als eine Pflichtübung beziehungsweise als zu erbringenden Leistungsbeweis empfinden. Oftmals suchen diese Männer dann ihr Selbstbewusstsein an ihrer Erektion festzumachen, was – gerade im Rahmen einer Tantra-Massage – zu völlig unnötigen Verkrampfungen führt.

Wenn du als Mann Empfangender bist, geht es ausschließlich und allein um dich. Das bedeutet, dass du während der Massage nicht die Aufgabe hast, deine Partnerin glücklich zu machen und auch keine Erektion vorweisen musst. Eine Erektion darf bei der Tantra-Massage vorkommen, ist aber nicht erforderlich. Deine Partnerin ist ausschließlich in der bedingungslos gebenden Position. Dies ermöglicht dir als Massage-Empfänger, dich selbst zu genießen und mit deinem eigenen Begehren (oder auch Nicht-Begehren) in bewussten Kontakt zu kommen.

Wenn du als Empfänger steif wie ein Brett daliegst, nur eine Rückenmassage wünschst oder dir bestimmte Berührungen unangenehm sind, ist auch dies völlig in Ordnung und verdient allen Respekt. Als Empfänger einer erotischen Massage bist du eingeladen, dich zu entspannen und auf das einzulassen, was du erlebst, ohne irgendetwas forcieren zu wollen.

Es gibt zwei Themen, bei denen es sich lohnt hinzuschauen, gerade wenn du noch wenig Erfahrung mit dem Empfangen einer Tantra-Massage hast:

Die eine Gefahr ist, sich während der Tantra-Massage erotische Bilder im Kopf zu machen oder sich gedanklich anzuheizen. Der Versuch, sich mittels Fantasien und Bildern zu stimulieren, führt dich weg von dem unmittelbaren Erleben deiner Massage. Wenn wir uns bewusst machen, dass es bei der Tantra-Massage nicht darum geht, eine Erektion oder einen Orgasmus zu bekommen, dann können wir uns von unseren Bildern und unserem Denken abwenden und bringen den Mut auf, im Augenblick zu bleiben.

Die zweite Gefahr liegt darin, dissoziiert zu bleiben. Dann beobachten wir zwar irgendwelche Empfindungen, sind aber nicht „in" der Erfahrung. Wir stehen quasi neben uns. Um einen optimalen Nutzen von der erotischen Massage zu haben, sollten wir lernen, in unseren Körper und die an ihn angrenzenden Bereiche hineinzufühlen, also *von innen her* zu fühlen. Hierzu dienen die verschiedenen vorbereitenden Übungen, die auch für dich als Massage-Empfänger unterstützend sein können.

Anregungen für die Frau als Massierende

Meide jede Form der Bewertung wegen des Aussehens von seinem Lingam, seiner Größe („oh ist der niedlich") oder wegen einer vorhandenen oder ausbleibenden Erektion, weil dies den Mann tief kränken kann. Wenn du einen „pflichtbewussten" Mann vor dir hast, mache ihm klar, dass er während der erotischen Massage nichts erreichen muss, dass es nicht darum geht, sie glücklich zu machen, sondern dass er einfach spüren darf, wie es seiner Lust geht.

Anregungen für den Mann als Massierenden

Wenn du als Mann eine Massage gibst und dabei eine Erektion bekommen solltest, nimm dies wertfrei zur Kenntnis, gehe in dich, sei dir deiner Wahrnehmungen gewahr und fahre mit dem Ritual fort. Stimme dich ein auf die Zartheit und Weichheit der Frau. Sei dir deiner männlichen Qualitäten bewusst, deiner Klarheit und deiner Festigkeit, die dich unterstützen, Raum zu erschaffen, in dem die Frau ihre Qualitäten zum Ausdruck bringen kann.

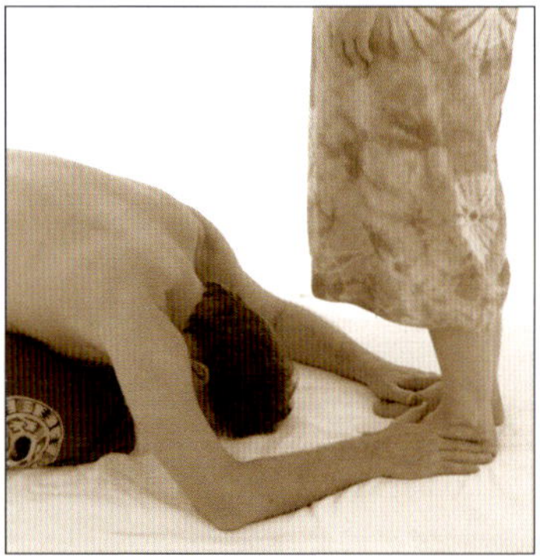

*„Schmückt die Wände des Liebesgemachs.
Legt weiche Kissen auf das Bett und besprenkelt die Laken mit Blumen und Düften.
Verbrennt süßes Räucherwerk.
Dann lasst den Mann und die Frau den Thron der Liebe besteigen."*

Ananda Ranga

Praktische Vorbereitungen – im Außen einen tantrischen Raum erschaffen

Jede Tantra-Massage sollte in einer ruhigen, warmen und vor allem sinnlichen Atmosphäre durchgeführt werden. Der Massage-Raum spiegelt und unterstützt die Qualität der gemeinsamen Zeit und bietet eine nahezu „magische" Atmosphäre, die es euch gestattet, Alltagsthemen hinter euch zu lassen und den *inneren* tantrischen Raum zu betreten.

Als Tantra-Masseur kreierst du den tantrischen Raum letztendlich durch deine innere Haltung. Diese erschaffst du spätestens bei der Vorbereitung des Raums. Nimm dir ausreichend Zeit dafür und lasse eine wohltuende Atmosphäre entstehen. Versuche schon jetzt, in eine meditative Grundstimmung zu kommen, und tue, was zu tun ist, in dem Bewusstsein, dass du damit die Qualitäten in das Zimmer hineinbringst, die die spätere tantrische Sitzung unterstützen: Die Freude und die Liebe, mit der du den Raum gestaltest, strahlen aus ihm auf dich und den Empfänger zurück und unterstützen das tantrische Ritual. Ein liebevoll hergerichtetes Zimmer vermittelt dem empfangenden Part den entscheidenden positiven ersten Eindruck: „Hier bin ich willkommen. Hier ist Platz für mich. Hier ist Raum für Entspannung, Stille, Achtsamkeit, bewusstes Sein." Mit relativ wenig Aufwand und Hilfsmitteln kannst du nahezu jeden Ort in einen Tantra-Tempel verwandeln. Wichtig ist dabei nicht die „Perfektion", sondern deine kreative Freude, Bewusstheit und Fantasie.

Falls du kein separates Behandlungszimmer besitzt: Wähle den Raum, in dem die Tantra-Massage stattfinden soll, ganz bewusst aus. Es sollte ein ruhiger Platz sein, die Sonne sollte ihn nicht allzu hell erleuchten. Wenn der Empfänger das Zimmer betritt, sollte er spüren, dass hier angenehme Erfahrungen auf ihn warten. Lege schon jetzt ruhige, sinnliche, entspannungsfördernde Musik auf. Vielleicht hilft es dir, das Zimmer mit den Augen eines Kindes zu betrachten, das noch in einer „magischen" Welt lebt, und intuitiv zu erspüren, was es noch braucht für eine wundervolle „Wohlfühl-Atmosphäre". Schaffe ein harmonisches Klima, das Ruhe, Ausgeglichenheit und Meditation fördert. Im Folgenden findest du eine Liste mit Dingen, die du dabei berücksichtigen solltest, und viele praktische Tipps:

- Nimm dir mindestens (!) eine Stunde Zeit zum Herrichten des Raumes. Gegebenenfalls lege Musik auf, die bereits beim Herrichten deine tantrische Gestimmtheit unterstützt (siehe Musikempfehlungen unter „Klaus Jürgens Tipps" auf Seite 77 f.).
- Reinige den Massage-Raum vorab gründlich.
- Stelle Klingel und Telefon aus (und gegebenenfalls den Anrufbeantworter ein). Während der Tantra-Massage sollte euch nichts und niemand stören können. Diese Zeit ist ganz und gar für das tantrische Ritual reserviert.
- Entferne überflüssigen Zierrat. Schaffe störende Kleinmöbel zur Seite, sodass du dich frei rund um das Massage-Lager bewegen kannst. Stelle Gegenstände und Möbelstücke, die du für die Massage nicht benötigst, in einen Nebenraum.
- Ein Tantra-Altar kann die sinnliche Atmosphäre verstärken. Auf ihm können Kerzen oder auch ein Andachtsbild, wie etwa von Shiva und Shakti oder von einem Buddha, stehen. Der Altar ist quasi eine Einladung an dein eigenes und das gemeinsame höhere, sinnliche Selbst.
- Ritualobjekte wie Muscheln, längliche Steine in phallischer Form *(Shivalingam)*, Glocken und Bergkristalle sind Symbole für unsere Liebesorgane.

- Weitere Accessoires können sein: eine Skulptur (etwa eines Liebespaares, ein geschnitzter Penis oder Ähnliches), ein Gemälde, ein Zerstäuber mit duftendem Wasser, ein Fell, Federn, eine Federboa, Stein- oder Stoffherzen und Musikinstrumente wie Glöckchen, Zimbeln, Flöten, Rasseln, Klangschalen.
- Stelle Blumen in einer Vase vor deinen Tantra-Altar oder verteile ihre Blüten(blätter) kunstvoll auf dem Boden. Hierfür eignen sich Rosen, Lilien, Orchideen, Farne, Gräser und so weiter.
- Stelle eine Uhr mit großem Zifferblatt so auf, dass du sie während der Massage gut lesen kannst.
- *Wärme/Heizstrahler:* Wärme ist wichtig bei der Massage – sowohl Herzenswärme als auch äußere Wärme. Sorge für eine angenehme Zimmertemperatur. Bedenke, dass ihr beide etwa zwei Stunden unbekleidet in diesem Zimmer verbringen werdet. Der Raum sollte mindestens 22 °C, eher mehr haben, denn: Wer friert, kann sich weder entspannen noch eine gute Massage geben. Als praktische Zusatzheizung eignet sich ein (geräuschloser) Heizstrahler.
- *Beleuchtung/Atmosphäre:* Für die Tantra-Sitzung brauchst du nicht viel Licht, da es mehr ums Spüren geht. Außerdem ist vielen Menschen grelles Licht unangenehm. Dunkle zu helle Lampen mit einem Tuch in einem Gelb-, Orange- oder Rotton ab, und setze Salzkristalllampen, farbige Strahler, Kerzen und (zahlreiche) Teelichter ein, um eine angenehme Atmosphäre zu erzeugen. Die von sanftem Licht erzeugten Schatten bringen Weichheit und eine Atmosphäre des Geheimnisvollen in den Raum. Falls es sich um deine eigenen Räume handelt, lohnt es sich, einen Dimmer anzuschaffen.
- Achte bei heißem Wetter darauf, dass du nicht in der prallen Sonne massierst. Vorhänge und (Strand-)Tücher in warmen Farben schützen vor grellem Tageslicht und verdecken störende Gegenstände, die nicht aus dem Zimmer entfernt werden können. Bedecke insbesondere Flächen, die die Sinne ablenken könnten, wie Bücherregale, mit einem Tuch.
- Teppiche, Decken und Felle in warmen Farben unterstützen die angenehme Stimmung des Raumes.
- *Das Massage-Lager:* Auf einer Matratze, einem Futon, einer Yoga-Matte oder einer Massage-Liege schaffst du eine weiche Oberfläche. Eine Massage-Liege (möglichst höhenverstellbar) macht es an-

genehm für dich zu massieren. Diese ist insbesondere für sehr groß gewachsene Masseure oder solche mit Gelenkproblemen hilfreich. Allerdings sind bestimmte Elemente aus dem Ritual dieses Buches auf einer Massageliege nicht durchführbar. Falls du ein Bett oder eine Liege verwendest: Prüfe, ob die Höhe für dich passt und ob du für dich einen Stuhl oder Hocker in geeigneter Höhe brauchst. Lege ein frisches Laken auf die Massage-Fläche und darauf noch ein großes Badehandtuch. Verwende nur Unterlagen, die du problemlos heiß waschen kannst. Drapiere gegebenenfalls Tücher rund um das Massage-Lager, damit kein Öl aufs Parkett oder den Teppich tropfen kann. Ein Latexlaken unter dem Bettlaken stellt sicher, dass auch kein Massage-Öl auf die Matratze oder den Teppich gelangt.

- Nackenhörnchen: Für die Rückenmassage hat sich ein Kissen mit Loch in der Mitte (alternativ ein Nackenhörnchen beziehungsweise Nasenhörnchen) bewährt. Dieses erlaubt dem Massage-Empfänger, den Kopf gerade zu halten, während er auf dem Bauch liegt, und ist insbesondere während der Nackenmassage hilfreich.
- Sitzkissen sind hilfreich und unterstützend für die Zeit vor, während – insbesondere wenn du auf dem Boden massierst – und nach der Massage. Falls du Knie- oder Fußgelenkprobleme hast, sorge für ein kleines Kissen, das du dir unter die Füße beziehungsweise Knie schieben kannst, wenn du im Kniesitz massierst.
- Stelle in der Nähe des Massage-Lagers Papiertaschentücher oder Ähnliches für Ölflecken (und Tränen) bereit.
- *Bekleidung:* Ein Kimono (Seidenbademantel) oder ein *Lunghi* (Hüfttuch) ist die ideale Bekleidung für den Beginn des Massage-Rituals. Sorge dafür, dass du je einen frisch gewaschenen Lunghi oder Kimono für deinen Partner und dich bereithältst.
- *Musik:* Eine leise abgespielte, sanfte Hintergrundmusik unterstützt die Massage. Die Musik sollte langsam, fließend und sinnlich sein.

Klaus Jürgens Tipps: Besonders bewährt haben sich in meiner Praxis folgende CDs: *el-HADRA* von Klaus Wiese, *Kamasutra Experience* von Al Gromer Khan, *Light at Heart* von Bindu, *Tantra* von Anugama, *Body Healing* von Shastro und Nanda Re, *The Opening* von Raphael & Kutira, *Songs from a Secret Garden* von Secret Garden, *Pure Love And Light* von Stuart Jones, *Musical Massage: Balance* von David Darling, *Best Music for Sex: The Naked Self* von Troy, *Breathing Love* von Peruquois und Praful, *Seidenklang* von Thomas Eichenbrenner. Im Internet findest du über deine Suchmaschine mit den Stichwörtern „Massage", „Kamasutra" und „Tantra-Musik" zahlreiche weitere CDs.

- *Räucherwerk:* Düfte stimulieren unsere Gefühlswelt und können Seele und Geist mit Sinnlichkeit erfüllen. Räuchermittel der Duftnote Aloe, Kampfer, Moschus, Sandelholz oder Weihrauch schaffen nicht nur eine sinnliche Atmosphäre, sondern dienen auch als Opfergaben für deinen Tantra-Altar. Lüfte den Raum zuerst und entzünde dann die Räucherkohle, die auf einer mit Sand gefüllten Schale liegt, gib eine Messerspitze Räuchermischung darauf, fächele den Rauch in das Zimmer hinein und schließe dann (gemeinsam mit deinem Massage-Partner) die Augen, um den Duft zu genießen.

  Variante: Palo Santo (Räucherholz) oder (japanische) Räucherstäbchen, etwa „Love" von *Shoyeido* passen auch gut.
  Achtung: Nicht jeder mag Räucherungen, am besten fragst du den Partner vorab und weichst gegebenenfalls auf ätherische Öle in einer Duftlampe aus.

- Federboas, Samt- oder Seidenhandschuhe, Felle oder Fellhandschuhe, Pfauen- und Streichelfedern … unterstützen deine Massage.
- Eine Schüssel mit heißem Wasser, ein Stövchen und ein Waschlappen sind sinnvoll, wenn du eine Waschung – etwa zu Beginn der Sitzung – einbauen möchtest.
- *Für den Durst:* Stelle einen mit Wasser gefüllten Krug, in den du Rosenquarz- oder Orangenkalzit-Steine geben kannst, und Gläser bereit.
- *Leckereien:* Mango, Papaya, Granatapfel, Ananas, Lychee und andere Früchte – im Ganzen oder als kleine Stückchen – symbolisieren die Fruchtbarkeit der Natur und können nach dem Ritual genossen werden. Oliven, Weintrauben, auch als Spießchen mit Käse, Nüssen und anderen Leckereien laden dazu ein, das Jetzt zu feiern.

Aroma-Essenzen – Düfte für die Sinnlichkeit

Düfte sprechen das Unbewusste am stärksten an, und so kannst du, wie bereits erwähnt, auch ein Duftöl in eine Duftlampe geben, um den Geruchssinn anzuregen. Träufele einige Tropfen einer Aroma-Essenz in die mit Wasser gefüllte Schale der Duftlampe oder stelle eine Schale mit Wasser auf die Heizung und träufele die Essenz dort hinein. Die folgenden Essenzen kannst du für den Duft im Raum verwenden oder deinem Massage-Öl beigeben, falls dieses unparfümiert ist:

- Lavendel, Orange (stimmungsaufhellend) und Patschuli wirken entspannend.
- Pfefferminz, Rosmarin und Pfeffer (wärmend, stimulierend, potenzfördernd) wirken anregend.
- Melisse, Zedernholz, Lemongras öffnen Herz und Geist.
- Sandelholz (verbindet Wurzel- und Kronenzentrum), Ylang-Ylang (orientalisch-süß, besonders für Männer betörend), Vanille, Rose (zarter, sinnlicher Duft, der romantisch, öffnend und befreiend auf die Energiezentren wirkt) und Jasmin (Hemmungen abbauend) fördern die sinnliche Atmosphäre.
- Sandelholz, Vanille (küsst die Seele und stimuliert sanft, insbesondere Frauen), Pfeffer und Myrrhe wirken auf das Sexualchakra.
- Nelke, Rosmarin und Patschuli wirken auf das Wurzelchakra.

Das richtige Massage-Öl auswählen

Ein gutes Massage-Öl macht die Haut gleitfähig (wichtig für die Streichungen und Griffe bei der Massage), pflegt und nährt sie, reinigt und entgiftet und regt die Sinne an. Es lässt die Hände sanft und weich über den Körper gleiten und macht die Haut geschmeidig. Achte auf die gute Qualität des Öls; verwende am besten kalt gepresste Pflanzenöle, etwa folgende:

- *Avocadoöl* enthält Vitamin A, D und E. Es ist nährstoffreich, zieht schnell ein, hilft gegen spröde und trockene Haut und wirkt Falten entgegen.
- *Johanniskrautöl* (meist mit Olivenöl als Trägeröl) dient nicht nur der Wundheilung, sondern wirkt auch gegen depressive Verstimmungen.

- *Jojobaöl* enthält viele Vitamine und Mineralien, ist entzündungshemmend, wird gut von der Haut aufgenommen und verleiht ihr ein angenehmes Gefühl der Frische. Außerdem ist es lang haltbar.
- *Kokosöl* ist reich an natürlichen, wohltuenden Inhaltsstoffen und hat einen betörenden Kokosgeruch, der an Sonne, Strand und Meer erinnert. Bei Temperaturen unter 26 °C wird es fest, in der Sonne, im Wasserbad oder auf der Heizung wieder flüssig. Das Kokosfett ähnelt unserem natürlichen Hautfett. Es schützt die Haut nachhaltig vor Austrocknung und ist lange haltbar. Da es (im Gegensatz zu Sesamöl) kühlt, eignet es sich besonders zur Massage im Sommer und zur Beruhigung für „hitzige" Menschen. Achte beim Kauf auf unraffiniertes, natives Öl – es lässt sich sogar im Intimbereich als Gleitmittel verwenden.
- *Mandelöl* ist fein und sanft, bietet sehr gute Gleiteigenschaften, da es nur langsam von der Haut aufgenommen wird, und dringt im Gegensatz zu anderen Pflanzenölen relativ tief in die Haut ein. Es enthält viele wichtige Mineralstoffe wie Kalium, Kalzium, Phosphor, Kupfer und Zink sowie Vitamine. Es ist auch für den Intimbereich geeignet, hält sich allerdings, einmal angebrochen, nicht besonders lang.
- *Olivenöl* entspricht in seiner Fettsäurezusammensetzung nahezu der unseres Unterhautfettgewebes. Das in ihm enthaltene natürliche Vitamin E fördert die Elastizität und Belastbarkeit der Haut. Allerdings zieht es nur sehr langsam ein.
- *Sesamöl*, bekannt aus dem Ayurveda, ist reich an essenziellen Fettsäuren und Lecithin. Es dringt gut in die Haut ein, vermag durch seinen Gehalt an Phytosterolen und Linolsäure die Lipidschichten der Hornschicht zu regenerieren, regt den Blutkreislauf an und hilft gegen Darmträgheit. Es wärmt (und ist daher besonders gut geeignet für die Massage im Winter), spendet Kraft und stärkt die Nerven. Achte darauf, auf keinen Fall geröstetes Sesamöl zu verwenden, wie es in der Küche eingesetzt wird, sondern nur kalt gepresste Qualität aus organischem Anbau, am besten „gereiftes Sesamöl", wie es der Ayurveda-Fachhandel anbietet.
- *Sonnenblumenöl* enthält viel Vitamin E, hat stark entgiftende und entschlackende Wirkung sowie hohe Anteile an ungesättigten Fettsäuren und Lecithin.

- *Traubenkernöl* ist leichter, weniger fetthaltig, dafür reich an Antioxidantien, Linolsäure und wichtigen Nährstoffen und Enzymen, die die Haut schützen und dazu beitragen, dass die Zellwände gesund bleiben.
- *Informierte Öle* enthalten die Essenzen von Edelsteinen, Aromaessenzen und Ähnlichem. Hier gibt es Öle für spezielle Energiezentren (Chakras) oder Körperbereiche. Interessant ist auch die Verwendung von einem speziellen Yang-Öl für die Körperrückseite und einem speziellen Yin-Öl für die Körpervorderseite.
- Massage-Öl in der gewünschten Qualität und mit dem bevorzugten Duft in guter Qualität gibt es im Internet beispielsweise unter *www.bestmassage.de*. Viele der dort erhältlichen naturreinen Öle eignen sich übrigens auch für den Intimbereich. Hier erhältst du auch einen Flaschenhalter, den du dir, wenn du magst, um den Bauch binden kannst.
- Empfehlenswert ist auch ein Babyflaschenwärmer mit Temperatureinstellung, um das Massage-Öl zu erwärmen und warm zu halten, denn: Ein warmes Öl fühlt sich auf der Haut einfach angenehmer an.

Variante: Du kannst das Massage-Öl auch in eine Duftlampe geben – allerdings musst du diese zwischendurch ausmachen, sonst besteht die Gefahr, dass es zu heiß wird – oder auf die Heizung stellen.

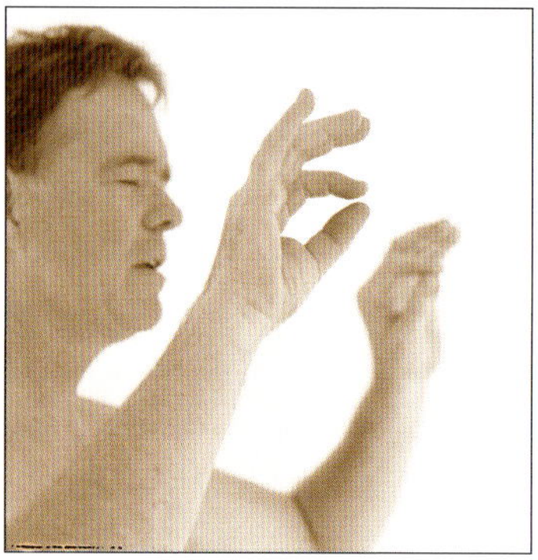

Die sieben Juwelen – sich als Tantra-Masseur in einen guten Zustand bringen

Wir haben bereits mehrfach darauf hingewiesen, wie hilfreich es ist, vor Beginn der Sitzung in einen möglichst guten inneren Zustand zu gelangen. Um als Masseur in einen Zustand zu gelangen, in dem die besonderen Qualitäten der Tantra-Massage lebendig werden können, wollen wir nachfolgend sieben Juwelen vorstellen:

1. Präsenz – „Ich bin ganz im Hier und Jetzt."
2. Entspannung – „Ich bin entspannt."
3. Körpergefühl – „Ich nehme wahr, was in meinem Körper vor sich geht."
4. Sinnesöffnung – „Ich öffne meine Sinne."
5. Emotionales Gewahr-Sein – „Ich bin mir meiner Emotionen und Empfindungen gewahr."
6. Berührung des Geistes (Spirit) – „Ich bin in Kontakt mit meiner Essenz."
7. Die eigene Energie wecken – „Ich lasse meine Energien fließen."

1. Präsenz

Präsenz beziehungsweise „Tue, was du tust, wenn du es tust" bedeutet, dass du bei jedem Handgriff, jeder Bewegung, so es dir gerade möglich ist, im „Hier und Jetzt" bist. Nimm dir die Zeit! Auch deine Art, dich im Raum zu bewegen, prägt seine Atmosphäre. Durch die bewusste Vorbereitung des Massage-Platzes stärkst du gleichzeitig auch die Verbindung zu dir selbst. Nutze deine vorbereitende Körperpflege, um deine Präsenz zu unterstützen, unabhängig davon, ob du Masseur oder Empfangender bist. Spüre beim Duschen ganz bewusst, wie das Wasser über deine Haut rinnt. Genieße seine

Temperatur, den Wasserdruck, die Konsistenz und den Duft der Seife oder des Duschgels. Nimm beim Abtrocknen wahr, wie das Abrubbeln mit dem Handtuch die Durchblutung anregt. Fühle den Stoff des Handtuches. Kürze außerdem deine Nägel und putze dir die Zähne. So reinigst du dich äußerlich und deine Präsenz dabei unterstützt deine innere Harmonie.

Vor der Massage zieht ihr euch um: Jeder für sich tauscht – günstigerweise in getrennten Räumen – die Straßenkleidung gegen ein dünnes Strandtuch (einen Lunghi) oder einen Kimono aus. Sei auch hierbei achtsam: Spüre die Luft auf deiner Haut, den Temperaturunterschied und wie der Stoff deiner Kleidung von deinem Körper gleitet. Fühle deine ganze Sinnlichkeit. Wenn du als Masseur dir selbst vor Beginn der Tantra-Massage Aufmerksamkeit geschenkt hast, ist es für dich leichter, dich später der empfangenden Person aufmerksam zuzuwenden. Nähre dich also ein wenig selbst, bevor du die nährende Energie bei der Massage durch deinen Körper in deine Hände hineinfließen lässt.

Als Empfänger öffnest du dich nach der Aufmerksamkeit, die du dir selbst kurz vor der Sitzung bewusst geschenkt hast, nun für die Präsenz, mit der dir der Masseur begegnen wird. So kannst du die anstehende Tantra-Massage noch intensiver und genussvoller erleben.

2. Entspannung

Da eines der Ziele der Tantra-Massage darin liegt, dem Empfänger Entspannung zu schenken, ist es hilfreich, wenn du als Gebender vor Beginn der Massage entspannt bist. Es gibt viele Übungen, die deine Entspannung fördern. Nachfolgend stellen wir dir einige vor; suche dir deine persönliche Lieblingsübung aus:

Progressive Muskelentspannung[4]

Die folgende kurze Variante der Progressiven Muskelentspannung nach Jakobsen kannst du wunderbar zu ruhiger entspannender Musik üben:

- Lege dich rücklings auf den Boden. Erinnere dich daran, wie du dich fühlst und was du tust, wenn du dich morgens im Bett streckst. Recke und strecke dich jetzt. Lasse deinen Körper die Bewegungen ausführen, die er machen will. Wenn du dich bewegst, tue das „mit Spannung“, das heißt, so wie morgens im Bett. Spanne deine Muskeln an und dehne sie. Nimm diese Muskelspannung bei den Bewegungen wahr, die du nun auf dem Boden liegend machst. Die Bewegungen werden dadurch vielleicht etwas anstrengender. Übertreibe es nicht mit der Spannung, du solltest dich nicht verkrampfen. Spanne deine Muskeln einfach bei jeder Dehnung ein wenig mehr an, als es für die Bewegung nötig wäre.

- Komme nun, indem du dich weiter mit dieser Spannung bewegst, langsam vom Liegen zum Stehen. Du kannst dir auch vorstellen, du seist ein Body-Builder, der gerade posiert und bei dem man die einzelnen Muskeln deutlich sieht. Diese leichte Spannung dient dazu, deine Bewegungen langsamer werden zu lassen und sie dir ganz bewusst zu machen. Außerdem baust du durch die etwas erhöhte Muskelspannung Energie auf.
- Setze oder lege dich nun wieder hin, lasse alle Muskeln los und spüre, wie Entspannung durch deinen Körper fließt.

Die Yantra-Matte

Die Yantra-Matte eignet sich, um deinen Körper vor einer Tantra-Massage zu entstressen! Es handelt sich um eine Akupressur-Matte mit 8820 harten Kunststoffspitzen, die deine Akupressurpunkte entlang der Meridiane stimulieren und so den Energiefluss fördern. Lege dich mit bloßem Oberkörper oder im T-Shirt (je nachdem, wie empfindlich deine Haut ist) sachte auf die Matte ... Die ersten 3 Minuten mögen diese Spitzen ein wenig schmerzhaft sein. Lasse los und du wirst spüren, wie ein tiefes Gefühl von Entspannung und Entstressung einsetzt.

Feldenkrais

Die Feldenkrais-Methode ist hervorragend zur Entspannung geeignet. Die nachfolgenden Übungen wurden durch Moshé Feldenkrais inspiriert und haben sich in der Praxis als hilfreich erwiesen:

- Lege dich rücklings auf den Boden. Erlaube dem Boden, dein Halt zu sein. Fühle, wo dein Körper auf der Erde aufliegt und wo nicht.
- Folge deinem Atem und fühle dabei in deinen Körper hinein. Nimm wahr, welche Körperbereiche entspannt sind und wo dein Körper verspannt ist. Lenke nun deinen Ein-Atemstrom in die verspannten Körperteile hinein und erlaube, dass die Spannung mit dem Ausatmen aus dem Körper entweicht.
- Drehe nun in aller Ruhe den Kopf nach rechts … sei dabei so langsam, dass die Bewegung fast nicht sichtbar ist, aber ohne zu stocken. Bleibe mit deiner Aufmerksamkeit stets bei der Bewegung. Danach wendest du deinen Kopf ebenso gemächlich nach links.
- Du liegst auf dem Boden und deine Handflächen schauen nach unten. Nun drehst du deine rechte Hand langsam, bis die Handfläche nach oben schaut, und dann drehst du deine Hand wieder zurück. Anschließend ist die linke Hand an der Reihe.
- Lasse den rechten Fuß in aller Ruhe ganz nach außen sinken – und bringe ihn wieder zurück in die Ausgangsposition. Danach ist der linke Fuß an der Reihe.
- Bewege jetzt deinen Kopf, deine rechte Hand und deinen rechten Fuß gleichzeitig ganz langsam nach rechts und wieder zurück in die Ausgangsposition. Anschließend bewegst du deinen Kopf, deine linke Hand und deinen linken Fuß nach links und wieder zurück in die Ausgangsposition.
- Nun variiere die Richtungen: Kopf, linke Hand und linker Fuß dürfen sich ganz gemächlich in verschiedene Richtungen drehen – und wieder zurück in die Ausgangsposition kommen. Danach drehst du deinen Kopf, den rechten Fuß und die rechte Hand langsam in verschiedene Richtungen – und kommst wieder zurück in die Ausgangsposition. …

Es ist wichtig, dass du die Übungen ganz langsam durchführst. Es ist völlig okay, wenn du für eine einzige Drehbewegung 1 bis 5 Minuten brauchst. Die Bewegung sollte mit dem bloßen Auge kaum sichtbar sein. Zugleich sollte durchgehend die Aufmerksamkeit auf die jeweilige Bewegung gerichtet sein. Achte darauf, nicht zu verkrampfen. Wenn du spürst, dass es irgendwo ruckt oder stockt, halte an der Stelle inne und mache langsam und bewusst weiter. Nicht die Anzahl der Bewegungen, sondern die Langsamkeit machen den Effekt aus.

Wirkung: Durch Entschleunigung und Koordination verschiedener Körperteile wird eine tiefe Entspannung erreicht.
Tipp: Stelle dir für diese Übung einen Wecker auf etwa 15 Minuten. Das lässt dir genug Zeit, um die Übung so langsam – und damit so tief wirkend – wie möglich zu machen.

Bauch-Herz-Hand-Verbindung

Atme langsam und tief in den Solarplexus hinein. Anschließend atmest du in deinen Bauch, dann in deine Füße hinein. Stelle dir ein langes Seil vor, das dein Wurzelzentrum mit dem Mittelpunkt der Erde verbindet. Danach atmest du in dein Herz hinein und visualisierst dabei, dass es ganz weit wird. Mache dir nun die Verbindung von Bauch, Herz und Händen bewusst.

Klaus Jürgen: Goldfinger – Fingerübungen für Masseure

Unsere Hände sind *das* Werkzeug unseres Körpers, wenn wir etwas im Außen erschaffen wollen. Ohne sie gäbe es keine kleine Nachtmusik, keine Geburt der Venus, keine Statue des David, kein Pantheon … Unsere Hände wollen und können wir einsetzen, um Wundervolles zu bewirken. Und das gilt umso mehr, wenn es darum geht, den menschlichen Körper anzufassen. Doch viele Menschen tun dies ohne Feingefühl, empfinden vielleicht eine ungewohnte Steifheit in ihren Händen, wenn es darum geht, mit ihnen das vielleicht Schönste zu vollbringen, wozu sie in der Lage sind: zu berühren. Unsere Hände sind zu so unglaublich viel mehr fähig: Unsere Hände können eine große Palette an Berührungen zaubern.

Die nachfolgenden Übungen haben sich als äußerst nützlich erwiesen, um unsere Finger auf eine Tantra-Massage vorzubereiten:

- *Heiße Hände*: Reibe die Handflächen so lange aneinander, bis sie heiß sind. Halte sie dann im Abstand von etwa 20 Zentimetern einander zugewandt und spüre den Energieraum zwischen deinen Händen. (Siehe auch in diesem Kapitel die Übung „Die Aura fühlen", Seite 62 ff.)
  Du kannst deine Hände auch in Wasser legen, das mehr als körperwarm ist, und die Wärme und die Energie des Wassers aufnehmen. Erlebe, wie die Wärme des Wassers nicht nur in deine Hand, sondern auch vom Handgelenk in den Unterarm aufsteigt und sich in deinem ganzen Körper verteilt.
- *Die Finger öffnen*: Dies ist eine hervorragende Entspannungsübung, die du auch während einer Bahnfahrt, im Wartezimmer oder beim Sonnenbaden in der Natur machen kannst. Schließe eine Hand zur Faust und öffne den Daumen dieser Hand so langsam, dass die Bewegung fast nicht zu sehen ist. Sei entspannt, sodass die Bewegung nicht stockt. Beobachte dabei deinen Atem. Wenn der Daumen ausgestreckt ist (nach etwa 5 Minuten), kannst du den Zeigefinger ganz gemächlich strecken ... Öffne auf diese Weise Finger für Finger und schließe die Hand danach, mit dem kleinen Finger beginnend, wieder zur Faust.
- *Augen-Feldenkrais:* Diese Übung habe ich *(Klaus Jürgen)* selbst erst vor Kurzem entdeckt und in Ehrung von Moshé Feldenkrais so genannt. Hierfür vollziehst du mit den geschlossenen Augen einen – ganz langsamen – Kreis rechts herum und kostest dabei jeden Millimeter der Bewegung aus. Irgendwann wechselst du die Drehrichtung. Lasse dir für einen Augenkreis ca. 5 Minuten Zeit ... Fühle dabei in deine Finger hinein und nimm wahr, wie sie sich entspannen.
- *Die Finger einzeln heben*: Lege eine Handfläche flach auf den Tisch. Hebe nun langsam und bewusst den Daumen von der Oberfläche, so weit es geht. Kurz halten. Danach legst du ihn ebenso langsam wieder ab. Lasse dir dafür insgesamt mindestens 30 Sekunden Zeit. Sei dir deines Atems bewusst. Danach

machst du diese Übung mit deinem Zeigefinger, mit dem Mittelfinger, dem Ringfinger und dem kleinen Finger – nacheinander und sehr langsam.

Wirkung: Entspannt die Finger und den ganzen Körper. Zudem gibt es Massage-Griffe, bei denen du deine Finger einzeln bewegst.

- *Die Finger ausziehen*: Umfasse mit den Fingern der linken Hand die rechte Daumenwurzel, ziehe an dem Daumen und lasse deine linke Hand auf dem Daumen zur Spitze hin gleiten ... so, als wolltest du eine Hülle von dem Daumen abziehen. Umfasse den Daumen erneut, ziehe mit mäßigem Druck an ihm und zähle dabei langsam bis drei. Spüre in die Dehnung des Daumens hinein. Lasse den Daumen nun los und spüre nach: Möglicherweise fühlst du, dass dein Daumengelenk entspannt und zugleich energetisiert ist und wie eine feine Energie den Daumen durchströmt. Verfahre mit den übrigen Fingern der rechten Hand genauso. Danach wechselst du die Hand.

  Wirkung: Entspannt die Fingergelenke

- *Die Fingergelenke dehnen*: Lege deine rechte Hand ausgestreckt mit der Handfläche nach unten vor dir auf den Tisch. Ziehe mit den Fingern der linken Hand den rechten Daumen nach oben in Richtung Handgelenk. Halte die Dehnung etwa 10 Sekunden lang, während du in sie hineinspürst. Danach lässt du langsam los und spürst nach. Anschließend ziehst du den rechten Zeigefinger mit den Fingern der linken Hand nach oben. Du kannst dabei innerlich wieder bis zehn zählen, während du in die Dehnung hineinspürst. Lasse los und spüre wieder nach. Danach sind die übrigen Finger der rechten Hand – einer nach dem anderen – an der Reihe. Spüre, wenn du mit den Fingern der rechten Hand fertig bist, dem Energiefluss in deiner ganzen rechten Hand nach. Danach ist die linke Hand an der Reihe.

Wirkung: Durch die Dehnung werden die feinen Energiekanäle in der Hand angeregt, sodass die Energie gut fließen kann, und die Finger sind nun beweglicher. Zum Massieren brauchst du bewegliche Finger.

- *Den Tennisball zusammendrücken:* Nimm einen Tennisball oder einen Gummiball in Größe eines Tennisballs in die rechte Hand und drücke ihn so fest zusammen, wie du kannst. Wenn du magst, zähle dabei bis zehn. Danach öffnest du deine Hand sanft und spürst nach, wie die Energie deine Hand durchströmt ... nimm diese Energie wahr, bis sie ganz abgeklungen ist. Wiederhole diese Übung einige Male, bevor du die Hand wechselst.

  Wirkung: Den Tennisball zusammenzudrücken ist im Grunde genommen eine Übung, die die progressive Muskelentspannung speziell in deinen Fingern fördert.

- *Das Handtuch auswringen*: Nimm ein kleines Handtuch und wringe es aus, als wolltest du Wasser aus ihm herausdrücken. Verstärke den Druck, so gut du kannst. Wenn du magst, zähle dabei bis zehn. Danach lässt du los und wringst das Handtuch in die andere Richtung aus. Wiederhole diese Übung, so oft du magst, und spüre anschließend nach, wie Entspannung durch deine Hände fließt und insbesondere in die Handgelenke hineinströmt.

  Wirkung: Das Handtuch auszuwringen ist eine Übung zur progressiven Muskelentspannung in den Handgelenken. Diese Gelenke sind wichtig, weil sie dem Energiestrom vom Körper in die Finger zwischengeschaltet sind.

- *Die Hände ausschütteln*: Die Hände fallen im Stehen locker zu beiden Seiten des Körpers hinab, die Handflächen zeigen zum Körper hin. Lass deine Arme hängen und schüttele nun die Hände zu den Seiten aus. Drehe dann die Handgelenke, sodass die Handrücken nach vorn zeigen, und schüttele die Hände nach vorn aus. Danach schüttelst du die Hände abwechselnd zur Seite und nach vorn aus. Die Bewegung ist so, als wolltest du deine nassen Hände trocken schütteln. Wenn du magst, kannst du dazu schnelle Trommelmusik abspielen. Halte abschließend inne und fühle in deine Hände und insbesondere in deine Handgelenke hinein. Spüre das feine Strömen, das Finger und Arme verbindet.

  Wirkung: Diese Übung lockert die Handgelenke und fördert damit den Energiefluss zwischen Körper, Armen und Fingern.
  Tipp: Wenn du magst, kannst du das Schütteln im Laufe der Übung auf den ganzen Körper ausdehnen, sodass du auch mit dem Becken, den Knien und so weiter schüttelst und den entspannenden Effekt so verstärkst. Begleitend empfiehlt sich Trommelmusik, zum Beispiel das erste Stück aus der CD Kundalini-Meditation von Osho.

- *Ein Haar ertasten*: Nimm ein Haar, beispielsweise aus deiner Haarbürste oder deinem Kamm, lege es in ein Buch und blättere um, sodass ein Buchblatt darüberliegt. Streiche nun mit einem Finger über das unter dem Blatt liegende Haar und versuche es zu erspüren. Mit welchem Finger gelingt dir das am besten?

  Wirkung: Diese Übung hilft dir, die Sensibilität deiner Tastkörper in der Haut zu wecken, und das hilft dir beim Massieren, energetisch besonders wirksame Körperpunkte aufzuspüren.

- *Den Luftballon dehnen*: Nimm einen nicht zu prall aufgeblasenen Luftballon zwischen deine Hände und drücke mit den Fingerspitzen in ihn hinein, bis du spürst, dass er nicht mehr von selbst nachgibt. Nun beginnst du, ihn mit deinen Fingerspitzen zu dehnen. Lass wieder los und wiederhole diese Übung mehrmals; stelle dir dabei vor, dass du einen Muskel dehnst. Merke dir dieses Gefühl. Danach dehnst du auf diese Weise sanft einen deiner Unterarmmuskeln. Achte darauf, genau so fest zu drücken, dass eine gute Dehnung, aber keine Überdehnung entsteht. Erspüre diesen Punkt der maximalen Dehnung, bevor sie zu einer Überdehnung wird – es ist derselbe wie zuvor bei dem Luftballon.

Wirkung: Du machst dich hier sensibel dafür, wie sich die Grenze zwischen dehnen und überdehnen anfühlt, damit du sie beim Massieren der Muskulatur leicht spürst. Jeder Muskel liebt es, sanft gedehnt und dadurch entstresst zu werden, er möchte allerdings nicht überdehnt werden. Dies gilt insbesondere für Muskeln im Genitalbereich.

3. Körpergefühl

„Wenn du einem Menschen wirklich begegnen willst, begegne zuerst dir selbst! Wenn du jemanden wirklich lieben willst, beginne damit, dich selbst zu lieben. Wenn du dich mit einem Menschen wirklich tief vereinigen willst, vereinige dich zuerst mit dir selbst."

Kalachakra-Tantra

Indem du dich selbst berührst, kannst du deine Körperwahrnehmung deutlich verbessern. Für die nachfolgenden Übungen eignet sich eine ruhige, sanfte Hintergrundmusik, die dir hilft, in der Präsenz und in deiner Sinnlichkeit zu bleiben.

Die eigene Hand intuitiv durch Berührung erforschen

Die Hände haben ihre eigene Intelligenz, sie wissen, wie ein Griff oder eine Streichung durchgeführt werden muss, damit sie eine optimale Wirkung erzielt.

1. Erforsche im Sitzen mit einer Hand deine andere. Wie fühlt sich deine Hand an? Weich, warm und samtig?
2. Während du deine Hand weiter streichelst, stellst du dir vor, es wäre eine *fremde* Hand, die du da gerade berührst. Was würde sie dir über ihren Eigner erzählen? Ist er aristokratisch und zart oder jemand, der zupacken kann? Erforsche die Hand genau: Handballen, Fingerglieder, Handgelenk, Nägel, Haut, Behaarung, Adern ...
3. Gehe mit deiner Aufmerksamkeit zur erforschten Hand und stelle dir vor, dass es eine *fremde* Hand ist, die sie gerade berührt. Wie fühlt sich die Berührung aus der Sicht der empfangenden Hand an? Vielleicht ziehend, sanft und ausgleichend?

Wenn du magst, mache diese Übung nun mit der anderen Hand oder Körperteilen, die du gern bei dir erforschen magst.

Den eigenen Körper durch Berührung intuitiv erforschen

Setze oder lege dich bequem hin. Schließe die Augen. Fühle in deinen Körper hinein und erforsche ihn dort zuerst. Frage dich: „Wo fühlt sich mein Körper verspannt, steif, unbeweglich oder kalt an?"; „Wo fühlt sich mein Körper entspannt, wohlig, weich oder lebendig an?" und „Wenn es eine Stelle an meinem Körper gibt, die gern berührt werden möchte, welche wäre das?"

Lass eine Hand zu dieser Stelle deines Körpers gleiten und lege sie oder einen Finger darauf. Frage dich: „Wie fühlt es sich für die Körperstelle an, wenn sie berührt wird? Bekommt die Stelle jetzt, was sie braucht? Und falls nein: Was würde sie brauchen?" Gib dieser Körperstelle, wonach sie sich sehnt.

Gehe mit deiner Hand weiter auf „Entdeckungsreise" und erforsche andere Bereiche deines Körpers tastend, fühlend und streichend. Lass dich hierbei von der Hand „führen", denn: Sie weiß, wohin die Reise geht. Nimm jede Körperstelle wahr, indem du dich fragst: „Was entdeckt die Hand da? Wie fühlt sich das erforschte Gebiet an? Rau, weich, glatt, spröde, mit Falten, Härchen, Haaren?" Vielleicht steigen Bilder auf. Vielleicht entsteht vor deinem inneren Auge eine Wüste, eine Schneelandschaft oder ein Urwald, den du durchstreifst? Welche Landschaft würde deiner Forschungsreise am ehesten entsprechen? Lasse diese Bilder zu, beobachte sie.

Es kann sein, dass deine Hand an einer bestimmten Körperstelle verweilen will. Lasse es zu. Spürst du, wie Energie aus der Hand in deinen Körper hineinströmt und sich dort ausbreitet? ... Vielleicht weiß deine Hand auch einmal nicht weiter. Wenn dem so ist: Lasse dieses „Verwirrtsein" zu, und warte, ohne dich einzumischen, bis deine Hand dich wieder klar weiterführt. Nimm deine andere Hand nun mit auf die „Forschungsreise". Wenn du magst, spüre hin, ob du einen Raum zwischen deinen beiden Händen wahrnehmen kannst.

Besonders wirksam ist diese intuitiv-erforschende Selbstberührung, wenn sie von zwei Partnern gleichzeitig zur Einstimmung auf die folgende Massage oder das Liebespiel gemacht wird.

Tipps: Vielleicht magst du ja auch eine Augenbinde tragen. Dadurch verstärkst du die Konzentration auf die sinnliche Wahrnehmung. Oder du lässt dich einmal von deinem Partner zu dieser Übung anleiten – sprich in dem Fall die Empfindungen und Gefühle, die du bei dieser Übung hast, bewusst aus.

Den Partner durch Berührung intuitiv erforschen

Diese Übung ist besonders wirksam, wenn der Massierende oder beide Partner vorher die intuitiv-erforschende Selbstberührung durchgeführt haben.

Ihr sitzt einander bequem und mit geschlossenen Augen gegenüber, sodass ihr einander mit eurer Hand gut erreichen könnt. Einer von euch beginnt: Erspüre, ob es eine Körperstelle bei deinem Gegenüber gibt, die von deiner Hand berührt werden möchte, und lege diese oder einen Finger auf die betreffende Stelle. Von hier aus beginnt er seine Entdeckungsreise auf dem Körper des anderen, so, wie er seinen eigenen Körper vorhin erkundet hat, und: mit der gleichen Achtsamkeit, Vorsicht und Aufmerksamkeit. Danach wechselt ihr.

Tipp: Beide Partner können bei dieser Übung Augenbinden tragen.

4. Sinnesöffnung

Öffnet euch der inneren und der äußeren Welt und seid für Sinneswahrnehmungen empfänglich. Sinnesöffnung und Rückzug der Sinne sind Gegenbewegungen, die einander ergänzen. Gut ist es, wenn ihr in der Lage seid, beide Bewegungen zu vollziehen. Leider sind bei vielen Menschen die Sinneswahrnehmungen infolge von Überreizung (der Suche nach dem Kick) oder Stimulationsarmut (wie Routinearbeit oder stundenlanges Sitzen vor dem Computer) reduziert. Gerade für solche Menschen ist es äußerst erholsam, sich dem eigenen Empfinden zu öffnen.

Raumgestaltung, Kerzen, Düfte, Leckereien und so weiter erzeugen eine angenehme Atmosphäre, in dem sich die Sinne öffnen (siehe auch Kapitel 2 unter „Praktische Vorbereitungen – im Außen einen tantrischen Raum erschaffen", Seite 74 ff.). Als Gebender kannst du diese Öffnung unterstützen, indem du den Empfangenden vor Beginn der Massage Verschiedenes riechen, schmecken und ertasten lässt. Während du massierst, bleibst du selbst offen und präsent und kannst so auch unausgesprochene Bedürfnisse nach ganz bestimmten Berührungsqualitäten erfassen.

Als empfangende Person bist du eingeladen, deine Sinneswahrnehmung mit in die Massage hineinzunehmen. Frage dich: „Was rieche, fühle, taste ich gerade?"

5. Emotionales Gewahr-Sein

Emotionales Gewahr-Sein bedeutet, dass du dir deiner Emotionen gewahr bist. Dieses Gewahr-Sein bezieht die Eigen- und die Fremdwahrnehmung mit ein. Du nimmst also dich selbst und den anderen wahr, das ist bei der Tantra-Massage sehr hilfreich. Halte als Masseur möglichst die ganze Zeit über Kontakt zu deinem Inneren und als Teil von ihm auch zu deinen Emotionen und zu deinem augenblicklichen inneren Zustand.

Atme tief in deinen Bauch hinein und wieder aus. Frage dich dabei: „Wie geht es mir gerade? Welches Gefühl nehme ich in meinem Bauch wahr? Ist es Aufregung? Etwas anderes?" Wiederhole das Wort, das du gefunden hast, mehrmals und fühle dabei in deinen Körper hinein. Prüfe, ob dieses Wort optimal beschreibt, wie es dir geht, oder ob ein anderes Wort besser trifft. Nähere dich dem zu findenden Begriff, indem du umschreibst, was du fühlst: „Es ist wie ..." Du wirst wahrscheinlich erleben, wie sich dein Körper, wenn du das richtige Wort gefunden hast, entspannt. Falls dem nicht so ist, hast du das (Zauber-)Wort noch nicht gefunden ... Suche weiter. Vielleicht spürst du Aggression, Anspannung, Blockierung, Freude, Nervosität, Scham, Stress, Trauer, Unsicherheit, Unzulänglichkeit oder Wut.

Es ist *nicht* hilfreich, ein unangenehmes Gefühl zu verdrängen, da auf diese Weise innere Spannungen entstehen. Im Umgang mit Gefühlen hat es sich bewährt, dir deiner Emotion (wie etwa Nervosität) gewahr zu sein und sie anzunehmen. Unterstützend kannst du dir auch gut zuzureden: „Ich bin gerade nervös und akzeptiere mich mit meiner Nervosität voll und ganz."

Diese Selbstakzeptanz wird deinen Zustand positiv beeinflussen. Nachfolgend findest du drei Möglichkeiten, wie du mit deiner Befindlichkeit weiter umgehen kannst:

1. Im *Focusing* von Eugene Gendlin gibt es die Vorgehensweise „Dinge zu einem Etwas machen". Wenn du dir beispielsweise deiner Nervosität gewahr bist, formuliere für dich um. Statt „Ich *bin* nervös" sagst du zu dir: „*Da ist etwas* Nervöses in mir." Jetzt kannst du prüfen, ob es noch andere Befindlichkeiten gibt, auf die du deine Aufmerksamkeit richten kannst (siehe unten, unter 3.).
2. Lester Levenson empfiehlt die folgenden Fragen:
   - „Kann ich meine .... [Name der Emotion] wahrnehmen?
   - „Kann ich meine .... [Name der Emotion] willkommen heißen?
   - „Kann/Will ich meine .... [Name der Emotion] loslassen?
   - „Wann will ich meine .... [Name der Emotion] loslassen?"

   Bei dieser Vorgehensweise ist es nicht wichtig, dass du jedes Mal mit *Ja* antwortest, ein *Nein* ist genauso willkommen. Antworte ehrlich und dein emotionales System wird sich entspannen.
3. Die *Pendulation* (Englisch: *pendulation*) bedeutet „Pendeln, sich hin- und herbewegen", kommt aus der Trauma-Therapie und bezeichnet eine Technik, in der du mit deiner Aufmerksamkeit zwischen einem erwünschten und einem unerwünschten Zustand hin- und herwanderst. Fühlst du als Masseur dich vor der Sitzung unwohl, ist es hilfreich, unangenehme Empfindungen so gut als möglich zu korrigieren. Hier hilft dir die folgende Drei-Schritte-Technik. Frage dich:
   - „Kann ich wahrnehmen, was ist?" – Der erste Schritt liegt darin, sich aller Empfindungen gewahr zu sein. Dies beinhaltet, dass du deine Empfindungen akzeptierst, ja, sogar willkommen heißt.

- „Kann ich fühlen, was ist?" – Zu fühlen bedeutet, in Kontakt mit seinen echten Gefühlen zu sein, die du daran erkennst, dass nur du für dich sie fühlst. So magst du beispielsweise Angst fühlen und nicht jemand anderen dafür verantwortlich machen, indem du denkst: „Mein Massage-Partner macht mir Angst." Wahrzunehmen und zu fühlen hilft dir dabei, loszulassen.
- „Kann ich meine Aufmerksamkeit abziehen und auf etwas anderes richten?" – Sobald du das, was ist, wahrgenommen und gefühlt hast, ist dein Bewusstsein frei, eine neue Wahl zu treffen. Vielleicht möchtest du dich an dieser Stelle fragen: „Gibt es eine Körperstelle oder Erinnerung, die von einer eventuellen Einschränkung *nicht* betroffen ist?"

Die Aufmerksamkeit zu verlagern erweist sich immer dann als sinnvoll, wenn einer der beiden Massage-Partner in einer Empfindung feststeckt. Am Ende eines Pendulations-Prozesses steht die *Transformation.*

Beispiel: Als Vorbereitung auf deine Tantra-Sitzung frage dich (für dich allein), ob du offen und bereit dafür bist. *Falls ja*: Genieße es. *Falls nein:* Fühle in deinen Körper hinein, wo du deine negativen Empfindungen am stärksten spürst, finde deine sogenannte „Nein-Stelle". Nimm deine Nein-Stelle deutlich wahr und heiße sie willkommen. Finde nun eine Körperstelle, die von der negativen Empfindung nicht betroffen ist (deine sogenannte „Ja-Stelle"). Lenke deine Aufmerksamkeit liebevoll auf deine Ja-Stelle. Lächele in sie hinein. Lenke deine Aufmerksamkeit langsam von der Ja-Stelle in Richtung Nein-Stelle. Spüre dabei die positive Energie von Wertschätzung, Gelassenheit und so weiter und lasse diese auch in die Nein-Stelle hineinfließen. Pendele, wenn du magst, mehrmals zwischen Ja-Stelle und Nein-Stelle oder angenehmem und unangenehmem Gefühl hin und her. Dadurch verliert die Nein-Stelle ihre Macht über dich.

Diese Übung kannst du als Masseur auch mit dem Empfangenden machen, wenn er dir eine Blockade, Angst oder unangenehme Empfindung mitteilt. Bedanke dich bei ihm für seine Offenheit. Frage ihn nach seiner Nein- und nach seiner Ja-Stelle und lasse seine Aufmerksamkeit hin- und herwandern …

Dein emotionales Gewahr-Sein bezieht auch deinen Massage-Partner mit ein. Sei bereit, seine emotionale Befindlichkeit wahrzunehmen. Wenn er während der Tantra-Massage emotional sehr stark reagiert, sodass es nicht möglich ist, sofort mit dem Ritual fortzufahren, prüfe, was er braucht: Ist es Nähe? – Falls ja, nimm ihn einfach in die Arme und hilf ihm dabei, seine Gefühle fließen zu lassen. Braucht er Raum für sich selbst, so gib ihm diesen. Sei für den Empfangenden da, fange ihn auf ... und achte darauf, dich nicht emotional zu verstricken, dränge dich ihm nicht auf.

6. Berührung des Geistes (Spirit)

Eines der Ziele der Tantra-Massage ist die Berührung des Geistes in uns und in unserem Partner. Mit Geist ist hier nicht der denkende Verstand (Englisch: *mind*), sondern unsere Essenz, unser *Spirit* gemeint. Je mehr wir mit ihm in Kontakt sind, umso besser können wir diesen in der Sitzung auf den Empfangenden übertragen. Es gibt unterschiedliche Wege, um diesen Geist zu berühren. Die meisten haben im weitesten Sinn mit Meditation zu tun. Die folgenden Anregungen können dir helfen, deinen Geist zu berühren:

- *In die innere Mitte gehen*: Gehe in deine innere Mitte, wo immer du sie findest.
- *In den Urgrund des Seins eintauchen nach Andrew Cohan*: Sei still, sei aufmerksam, sei entspannt; lass alles so, wie es ist; habe keine Beziehung zu Gedanken (zum Beispiel 10 Minuten lang).
- *Selbsterinnerung*: Erinnere dich daran, wer du wirklich bist. Hierbei können dir Fragen helfen wie: „Wer bin ich?"; „Wer ist es, der diese Wahrnehmung hat?"
- *Tagesrückschau, rückwärts*: Lasse den Tag vom jetzigen Zeitpunkt beginnend rückwärts wie einen Film noch einmal vor deinem geistigen Auge ablaufen, bis du beim morgendlichen Erwachen angekommen bist. Das löst den Stress, der mit der abgelaufenen Tagesenergie verbunden war, innerlich auf.
- *Heilstrom*: Sitze im Pharaonensitz auf einem bequemen Stuhl: Die Füße stehen mit ein wenig Abstand nebeneinander, die Beine sind

parallel, die Hände liegen auf den Knien, die Handflächen zeigen nach oben. Stelle dir vor, dass ein Heilstrom dich (und später auch den Empfänger) durchströmt. Vielleicht verbindest du diese Vorbereitungsübung mit dem Satz: „Ich bitte den Heilstrom, zu fließen."

- *Loslassen/Annehmen*: Spüre, welche störenden Emotionen, welche ablenkenden Gedanken dich gerade bewegen. Sprich laut aus: „Ich lasse ... [Name der Emotion, des Gedankens oder des Glaubenssatzes, zum Beispiel Stress] los." Tu das so oft, bis es nichts mehr loszulassen gibt. Spüre dann nach, welche Ressource du für die anstehende Massage brauchst. Sprich auch diese laut aus, etwa mit den Worten: „Ich nehme ... [Name der Ressource, Emotion, des Gedankens oder des Glaubenssatzes, zum Beispiel Hingabe] in mich auf." Und nimm sie an.
- *Das Mantra „UTOH"*: Ein Mantra ist ein gesungener Ton oder eine Verbindung von Tönen oder Wörtern mit besonderer Kraft. Es wird auch als „kosmische Lautschwingung" bezeichnet und soll dazu dienen, sich auf eine auserwählte Gottheit einzustimmen. Das Mantra *UTOH* zentriert und ist ideal, um eine Verbindung zwischen Bauchfell und Hara-Zentrum (zwei Fingerbreit unterhalb des Bauchnabels) herzustellen. Atme ein und fülle die Lungen von unten nach oben, vom Bauch aus bis zur Brust. Singe beim Ausatmen den Ton „U" und lasse ihn im Bauchfell vibrieren. Nach der Hälfte des Ausatmens wechsele zu „TOH", was du kräftig ausstößt. „TOH" liegt zwei Töne tiefer als „U" und bringt das Hara-Zentrum zum Schwingen. Wiederhole das Mantra entweder 54-mal oder 10 Minuten lang.

Variante: Intoniere *UTOH* mit deinem Partner und finde den Ton, bei dem sich eure Stimmen zu einem Klang vereinen.

Vipassana-Meditation

Die Vipassana-Meditation, auch „Achtsamkeits"- oder „Einsichts-Meditation" genannt, hilft dir, in einen tiefen Zustand der reinen Wahrnehmung und Losgelöstheit zu gelangen. Siddhartha Gautama, der historische Buddha, soll sie wiederentdeckt und als universelles Heilmittel gelehrt haben.

Sitze mit aufgerichtetem Rücken und schließe deine Augen. Komme innerlich zur Ruhe. Spüre, wo dein Körper den Boden berührt. Nimm die Unterlage wahr, die dich sicher trägt. Spüre deinen Körper. Frage dich: „Wie sitze ich? Spüre ich meine Sitzbeinhöcker?" ... Nimm deinen Atem wahr. ... Verändere nichts, beobachte einfach nur. Folge mit deiner Aufmerksamkeit dem Atem. ... Beobachte, ob du das tun kannst, ohne an etwas zu denken. Und wenn du denkst, dann nimm auch das wertfrei wahr: „Da denkt etwas oder jemand." Vielleicht magst du auch zu dir selbst sagen: „Denken."

Erlaube, dass deine Gedanken langsam zur Ruhe kommen, während du weiter auf den Atem konzentriert bleibst. ... Kommen wieder Gedanken, so beobachte und sage dir: „Da kommen wieder Gedanken." ... Erlaube, dass auch diese Gedanken langsam zur Ruhe kommen. ... Und beobachte weiter deinen Atem. Folge ihm mit deiner Aufmerksamkeit. Nimm wahr, wie Aus- und Einatmen geschieht. Verfolge den Luftstrom auf seinem Weg von der Nase durch die Brust bis in den Unterbauch und von dort wieder hinauf zur Nase und durch die Nasenlöcher hinaus. ... Spüre, wie sich dein Brustkorb hebt und senkt, wie sich dein Unterbauch hebt und senkt. ... Vielleicht kommen beim Atmen Gefühle. Lass sie zu. Nimm sie wertfrei wahr. Vielleicht magst du zu dir selbst sagen: „Gefühle" oder „Fühlen". Bleibe bei deinem Atem.

Möglicherweise nimmst du Geräusche wahr. Erlaube dir wertfrei, dir dieser Geräusche gewahr zu sein. ... Falls sich beispielsweise die Türe öffnet und jemand den Raum betritt, nimm einfach wahr, dass das geschieht. Nimm die Geräusche wahr, wenn der Eintretende näher kommt. Höre seine Schritte. Höre, wie er sich setzt. ... Versuche einfach nur zu hören, ohne dabei etwas zu denken. ... Wenn du magst, sage zu dir selbst: „Klänge" oder auch „Hören", und bleibe bei deinem Atem. Bleibe bei dir und bei deiner Wahrnehmung, halte deine Augen geschlossen. Gelingt dir das nicht, dann nimm wahr: „Ich konnte nicht widerstehen, nachzusehen, wer da hereingekommen ist." Oder vielleicht magst du auch zu dir selbst sagen: „Sehen (wollen)." ... Beobachte deinen Atem weiter und erlaube, dass die Stille noch tiefer wird. ... Kannst du die *Stille hinter der Stille* spüren und den inneren Raum, der sich dadurch auftut?

Bleibe im Gewahr-Sein des inneren Raumes und der Stille. ... Öffne dann langsam, wirklich langsam, in deinem Tempo, deine Augen und komme wieder zurück ins Hier und Jetzt.

7. Die eigene Energie wecken

Die Sex-Herz-Verbindung

Lege die rechte Hand auf dein Sexual-Chakra (das Energiezentrum im Unterbauch, unterhalb des Bauchnabels) und die linke Hand auf dein Herz-Chakra (in der Mitte des Brustbeins) und

- stelle dir – mit jedem Einatmen – vor, dass du durch das Sexual-Chakra einatmest und den Atem durch die Körpermitte nach oben zum Herz-Chakra ziehst. Beim Ausatmen lässt du die Energie wieder hinabsinken zum Sexual-Chakra;
- spüre die Energie, die im Herzen ist, und stelle dir nun gleichzeitig eine Verbindung zwischen dem Herzen und deinen beiden Handflächen vor. Konzentriere dich zuerst abwechselnd, dann gleichzeitig auf das Herzzentrum und die beiden Handflächen. Es mag sein, dass du dabei deinen Puls in den Handflächen spürst.

  Wirkung: Damit erleichterst du, dass die universelle Energie durch dein Herz über die Handflächen zum Körper des Empfängers gelangt. **Variante:** Fühle die Energie gleichzeitig in Herz- und Sexual-Chakra *und* in den beiden Handflächen. Achte insbesondere auf den Kontakt zwischen den Händen und den beiden Zentren, auf denen sie aufliegen.

Hara-Atmung

Atme ein: Zuerst hebt sich dein Bauch, dann deine Brust und zum Schluss dein Brustkorb. Nimm wahr, wie dein Bauchfell sich beim Einatmen nach oben hin öffnet und dein Bauchraum sich ausdehnt. Beim Ausatmen leerst du zuerst die Lungen, dann die Brust und erst zum Schluss den Bauch. Fühle, wie sich das Bauchfell beim Ausatmen nach unten schließt und dabei Blase, Leber, Magen massiert. Achte darauf, ganz langsam auszuatmen, so als wolltest du dein Hara-Zentrum aushauchen. Deine Konzentration liegt dabei auf dem Hara-Zentrum (etwa zwei Fingerbreit unterhalb des Bauchnabels). Irgendwann spürst du, dass es nicht dein „Ich“ ist, das ins Hara-Zentrum hineinatmet, es ist vielmehr so: Dein Hara-Zentrum atmet dich. Stelle dir einen Wecker auf 5 bis 10 Minuten.

Niederwerfungen

Niederwerfungen, wie sie die Tibeter machen, wenn sie auf dem Pilgerpfad den heiligen Berg Kailash umkreisen, eignen sich aus zweierlei Gründen hervorragend zur Vorbereitung einer Tantra-Massage: Einerseits verbeugst du dich vor dem, was größer ist als dein „Ich“, und lässt dein Ego mit all seinen Bewertungen, Blockaden, Schwierigkeiten hinter dir. Du „opferst“ quasi all diese Dinge dem heiligen Raum, der sich in der Sitzung zeigen kann. Und zudem stärkt die Bewegungsreihenfolge bei den Niederwerfungen das Körpergefühl, bringt die Körper-Energien in Fluss und sorgt für eine hervorragende Erdung.

Gerade dann, wenn deine eigene Verfassung oder die Massage-Situation nicht optimal ist oder du Vorurteile gegen den Partner hast, erweisen sich Niederwerfungen als äußerst segensreich. Wirf dich vor der Göttlichkeit in jedem Menschen nieder. Wenn du das willst, gibst du mit jeder Niederwerfung ganz bewusst das ab, was dich gerade belastet:

- Lege beide Handflächen zusammen und berühre dann der Reihe nach zuerst deinen Scheitel, dann den Punkt zwischen den Augenbrauen, dann den Punkt in der Mitte des Brustbeins.
- Gehe auf die Knie, stütze dich mit den Händen auf dem Boden ab.
- Lege dich flach auf den Bauch, die Hände stützen dich jetzt in Schulterhöhe ab, die Stirn berührt den Boden.
- Führe die Handflächen auf dem Boden über deinem Kopf zusammen, die Arme sind dabei gestreckt.
- Stelle deine Ellbogen auf, sodass die Arme angewinkelt sind und die Handspitzen zur Decke zeigen. Die Stirn berührt noch immer den Boden.
- Während du dich mit den Händen in Schulterhöhe abstützt, hebst du dein Gesäß nach oben – deine Stirn bleibt auf dem Boden.
- Komme wieder in die Ausgangsstellung im Stehen zurück. Stütze dich hierzu noch einmal kurz mit den Händen in Fußhöhe ab.

Die zusammengelegten Hände sind Ausdruck der Ehrerbietung für das höchste Bewusstsein, das sich in unserer Krone (über dem Kopf), in unserer Sicht (vor der Stirn) und in unserem Gefühl (vor dem Herzen) manifestiert. Dieses reinigt alle Schleier der Wahrnehmung, die wir angesammelt haben. Das Niederknien auf den Boden, bei dem beide Hände und die Stirn den Boden berühren, symbolisiert unsere Bitte um Reinigung der fünf Hauptemotionen: Unwissenheit, Begierde, Hass, Stolz und Eifersucht. Wir bitten darum und stellen uns vor, dass die Emotionen Körper, Rede und Geist verlassen und in die Erde hineinfließen. Auf diese Weise können wir uns reinigen.

Varianten:

1. *Buddhistische Visualisation bei der Niederwerfung*: Stell dir bei den Niederwerfungen vor, dass sich rechts von uns dein Vater befindet, links deine Mutter und hinter dir die Wesen aller sechs Daseinsbereiche des Rades der Wiedergeburt. Vor dir sind alle Feinde und Wesen, mit denen du Schwierigkeiten hast oder die dich besonders ärgern, hierzu zählen auch deine „inneren Dämonen" wie Stress, Angst, Gier und so weiter. Etwas über deinem Kopf befindet sich der Zufluchtsbaum. In seinem Zentrum ist dein Meister beziehungsweise Buddha. Öffne dich für den Segen der Niederwerfung und du wirst ihn erhalten. In der Regel spürst du bereits nach wenigen Niederwerfungen, wie deine Energien frei zu fließen beginnen.
2. *Tantrische Niederwerfung*: Stell dir vor, dass dein Massage-Partner sich in seinem höchsten Selbst als Shiva oder Shakti befindet. Verbeuge dich vor der Göttlichkeit des Menschen, den du gleich berühren wirst, und bitte darum, dass dein Bewusstsein gereinigt und dein Körper auf die Massage vorbereitet wird.

Wiederhole die Niederwerfungen so oft, bis du spürst, dass die Energien in deinem Körper zu fließen beginnen. Manchmal braucht es eine einzige, manchmal auch fünfzig Niederwerfungen dafür. Die Niederwerfungen gehören für mich *(Klaus Jürgen)* zu den hilfreichsten Vorbereitungen für eine gute Tantra-Massage.

Klaus Jürgens Übungen zur Erdung

Die nachfolgenden Übungen stammen aus der Trauma-Arbeit. Sie dienen dazu, auch in angespannten oder herausfordernden Situationen Erdung und Zentrierung zu erlangen. Ich habe sie als sehr hilfreich empfunden, um mich auf eine Tantra-Massage vorzubereiten.

1. *Die schiefe Ebene:* Lege ein Brett oben auf ein dickes Buch, sodass eine schiefe Ebene entsteht, und stelle dich auf das Brett, deine Zehen zeigen nach oben, als wolltest du bergauf laufen. Gehe leicht in die Knie und beobachte, wie sich deine Wirbelsäule streckt und dein Atem tiefer wird. Bleibe einige Minuten so stehen. So werden deine Muskeln gedehnt und dein Organismus wird entstresst. Stelle dich nun wieder auf den Boden und frage dich: „Wie haben meine Füße Kontakt zum Boden? Sind meine Zehen wie Saugnäpfe auf dem Boden?" Spüre deine Verbundenheit mit der Erde und spüre nach: „Wie fühlen sich meine Knie an? Nehme ich Elastizität oder Steifheit in meinen Beinen wahr?"

   Variante: Um diese Übung zu vertiefen, kannst du ein *Balance Board* verwenden, wie es im Handel erhältlich ist.

2. *Grashalm im Wind:* Du stehst barfuß auf dem Boden, deine Füße stehen eher eng beieinander, dein Körper ist aufgerichtet und gerade. Beginne, von den Fußknöcheln ausgehend, behutsam nach rechts und links zu schwingen. Verlagere dein Gewicht, sodass du dich leicht hin- und herbewegst – sanft wie ein langer Grashalm im Wind. Dein ganzer Körper bleibt dabei in einer Linie. So kannst du deine Erdung besser spüren. Schwinge nun sanft nach vorn und zurück, und lege dabei deine Hände auf dein Hara-Zentrum, das zwei Fingerbreit unterhalb deines Bauchnabels liegt.
3. *Die Unterlage fühlen*: Setze dich mit aufrechtem Rücken auf einen Stuhl und nimm wahr, an welchen Stellen dein Körper die Unterlage berührt, wie der Stuhl deinen Körper unterstützt. Spüre nach: Wie sehr kannst du dich in den Stuhl hineinsinken lassen? Nimm deinen Atem wahr, deine Körperempfindungen, deine Gedanken und wie du dich fühlst.
4. *Pendulation – in schwache Stellen hineintönen*: Nimm den Boden oder den Stuhl wahr, auf dem du sitzt. Finde Unterstützung in ihm, denn er ist es, der dich trägt. Falls du dich angespannt oder gestresst fühlst, spüre in deinem Körper die Stelle auf, die sich

besonders schwach/irritiert anfühlt ... und nimm dann wieder die Unterstützung durch den Boden oder den Stuhl wahr. Pendele zwischen der schwachen Körperstelle und dem Gefühl des Unterstützt-Seins hin und her. Lasse den Klang *Wu* (sprich: wwwwuuuu-uuuuuu) oder das bereits erwähnte *UTOH* in dieser Stelle schwingen. Vollziehe die Pendulation (siehe auch weiter oben in diesem Kapitel, Seite 95 f.) ein paar Mal – beobachte, was sich verändert.

5. *Halten zum Entspannen:* Nachfolgend fünf verschiedene Haltekontakte, die dir helfen, zu dir zu kommen – probiere einmal aus, welche dir am besten gefällt.
   - Du sitzt wie ein König/eine Königin auf deinem Stuhl. Deine Hände liegen auf der Stuhllehne, die Finger umfassen die Vorderseite der Lehne ein wenig.
   - Lege eine Hand auf dein Herz, die andere auf deinen Bauch.
   - Lege eine Hand auf dein Herz und die andere auf die Stirn.
   - Lege deine rechte Hand in Brusthöhe auf deine linke Körperseite und deine linke Hand auf deinen rechten Oberarm (Seiten wechseln).
   - Lege deine rechte Hand in Brusthöhe auf deine linke Körperseite, deine linke Hand liegt auf der Lehne. (Seiten wechseln)
6. *Tierkontakt*: Solltest du ein Haustier haben – einen Hund, eine Katze oder ein Pferd –, kannst du dieses einsetzen, um deine Körperlichkeit zu vertiefen und deinen Körper zu entstressen. Lege deine Hände auf den Körper des Tieres. Spüre seinen Herzschlag, seine Atmung, seine Ruhe, sein Geerdet-Sein und lasse dich da hineinsinken.
7. *Gestaltwandlung*: Falls dir danach ist, stelle dir vor, dass du dich in dein Krafttier, ein Fabelwesen, vielleicht einen Satyr oder eine Nymphe, oder in Shiva oder Shakti verwandelst. Diese Form der Gestaltwandlung stammt ursprünglich aus dem Schamanismus und wird dort sehr geschätzt und gezielt eingesetzt. Sie kann deine Offenheit dafür, über dein Ich hinauszugehen, und damit dein Erleben bereichern.

Deine Rolle als erotischer Masseur

Wie ein Schauspieler sich auf seinen Bühnenauftritt vorbereitet, indem er all seine persönlichen Belange draußen lässt, ist es unterstützend, wenn du vor der Massage dein Alltags-Ich beziehungsweise deine gesellschaftliche Rolle bewusst wahrnimmst, loslässt und in die Rolle des erotischen Masseurs schlüpfst.

Falls du in einer persönlichen Identifikation festhängst, kann für dich die Stimmen-Dialog-Methode (unter ihrem ursprünglichen Namen als *Voice Dialogue*-Methode bekannt) unterstützend sein: Setze dich auf einen Stuhl. Frage dich: „Wie geht es mir gerade?" Mache dir bewusst, welcher Teil deiner Persönlichkeit im Augenblick dominant ist. Lasse diesen Teil aussprechen, wie es ihm mit der anstehenden Tantra-Massage geht. So mag der verklemmte Anteil etwa sagen: „Ich fühle mich unter Spannung", der sorgenvolle: „Ich habe finanzielle Sorgen und kann mich deshalb nicht entspannen", der Partner (falls du und der Empfänger auch privat ein Paar seid): „Ich fühle mich beeinflusst von unserer persönlichen Beziehung/alten Verletzungen/Vorlieben."

Lass dann einen anderen, von dir geliebten Teil deiner Persönlichkeit beziehungsweise den inneren Tantriker zu seiner augenblicklichen Befindlichkeit zu Wort kommen, indem du dich auf einen *anderen* Stuhl setzt und in ihn hineingehst. Vielleicht sagt der mitfühlende Teil: „Ich schmelze dahin vor Mitgefühl für den Massage-Partner", der sinnliche: „Ich nehme das Geschenk meines sinnlichen Empfindens bedingungslos an", der Tantriker: „Ich bin mir meiner tantrischen Kräfte und Fähigkeiten bewusst" oder das universelle Bewusstsein *(Big Mind)*: „Ich bin eins mit allem,

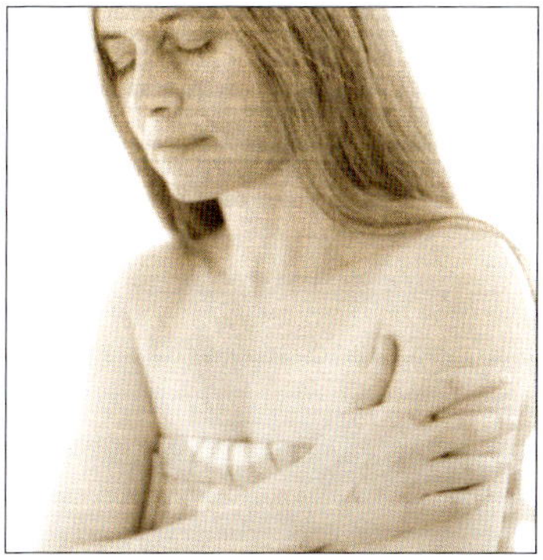

Noch ein paar letzte Worte vor der Tantra-Massage

was ist und sein wird, ich bin vollkommen einverstanden". Lass den jeweiligen Teil deiner selbst aus dir heraus sagen, was er zu sagen hat.

Erinnerungen an Tantra-Massagen, die du bereits erfolgreich gegeben hast, oder an Erfahrungen deiner sinnlichen Kompetenz können dich jetzt wundervoll unterstützen: Lasse dazu gehörende Bilder, Farben, Geräusche, Gerüche in dir aufsteigen und intensiv werden. Lege für diese Zwecke eine Liste deiner „Erfolge" als tantrischer Masseur an und trage sie griffbereit bei dir. Erfülle dich mit einem Gefühl der Dankbarkeit, während du dich an deine Ressourcen als erotischer Masseur erinnerst.

Paktische Tipps für dich als Masseur

- Bevor du startest, schließe noch einmal die Augen und spüre in dich hinein.
- Checke noch einmal die Basics: Ist der Raum geschützt (Telefon aus etc.)? Steht alles griffbereit? Ist es warm genug? Passt alles?
- Finde immer wieder deine Mitte, indem du konzentriert, tief und langsam ein- und ausatmest. Je mehr du in dir ruhst, umso besser wird die Massage.
- Bleibe mit deiner Aufmerksamkeit stets in der Gegenwart. Vermeide es, zu vergleichen oder daran zu denken, was gestern war oder morgen sein könnte.
- Deine Hände sind sensible Werkzeuge, setze sie als solche ein, indem du sie am Anfang der Massage sanft und mit leichtem Druck aufsetzt. Erforsche jeden Zentimeter der Haut des Empfängers und nimm dabei zugleich dich selbst wahr. Lasse deine Finger(spitzen) fühlen, tasten, gleiten. Spüre die Beschaffenheit der Haut: die Glattheit und die Unebenheiten der Oberfläche, Rauheit oder Zartheit der Haut. ... Verändere Tempo, Druck und Rhythmus. Halte den Körperkontakt, sodass die Bewegungen nahtlos ineinander übergehen, sich ergänzen und dabei Sinnlichkeit schenken können.
- Frage stets nach, wenn du die Reaktionen deines Partners nicht einschätzen kannst.
- Falls einer von euch – du oder der empfangende Part – nicht ganz gesund sein sollte, besteht die Gefahr der Ansteckung – verschiebt in dem Fall den Massage-Termin.

Praktische Tipps für dich als Massage-Empfänger

- Bei der Tantra-Massage geht es allein um dich. Deine Wünsche sind wichtiger als die Empfindungen des Masseurs. Achte jedoch bei der Formulierung von Wünschen und Bedürfnissen – etwa im Rahmen des Vorgesprächs – darauf, sie lediglich als Einladungen, nicht als Forderungen zu formulieren. Falls es Stellen gibt, an denen du nicht berührt werden möchtest oder solltest, lasse es den Masseur wissen. Er kann diese auch abdecken.
- Sei offen für die Entdeckung neuer Welten, die Erweiterung deines Horizontes. Dazu kann auch die Überschreitung von unbewussten oder bewussten inneren Grenzen zählen, falls du dich dafür entscheiden magst. Lasse jede Empfindung, jedes Gefühl, das während der Sitzung auftaucht, zu, tue nichts dafür und nichts dagegen, drücke es einfach aus.

Sich fallen lassen oder versinken zu können und natürlich die geschenkte Meditation, die durch die Achtsamkeit des Masseurs und die Hingabe des Empfängers entsteht, gehören zu den Segnungen der Tantra-Massage.

Kapitel 3

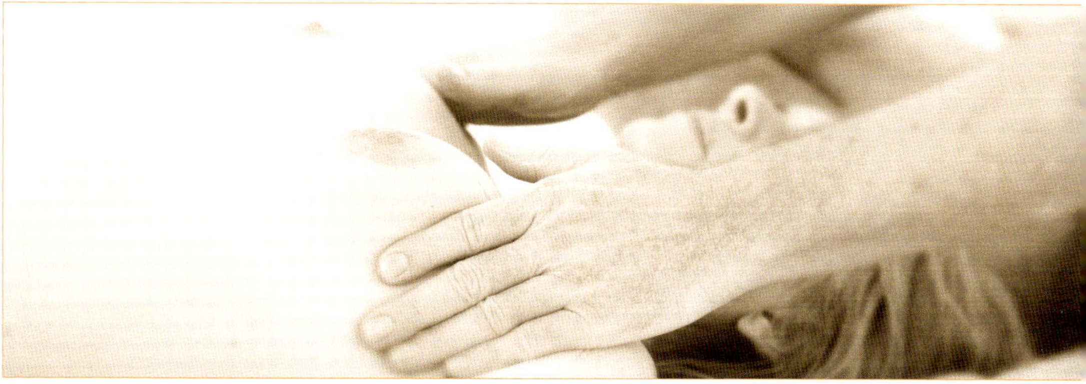

Die Tantra-Massage

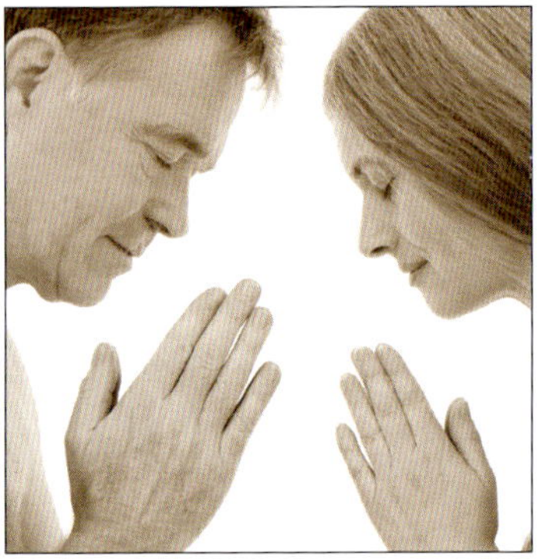

Bevor die Massage beginnt

Das Vorgespräch

Charakteristisch für die Tantra-Massage ist die große Bedeutung der *inneren* Verbindung zwischen gebendem und empfangendem Partner. Das Unterbewusstsein desjenigen, der die Massage empfängt, spürt ganz genau, ob der Massierende mit jeder Zelle seines Wesens bei der Sache ist. Und so hat der Massierende durch die Art und Weise, wie er den Kontakt hält, wesentlichen Einfluss auf die Qualität der Massage und das Erleben des Empfangenden.

Entscheidend für die Tiefenwirkung der Tantra-Massage ist der vertrauensvolle und deutlich spürbare Kontakt zu deinem Massage-Partner. Und so beginnt das Tantra-Ritual bereits *vor* der eigentlichen Massage mit einigen meditativen Elementen. In dieser Vorbereitungsphase schwingst du dich auf den Empfangenden ein und vermittelst ihm, dass du für die Dauer des Massage-Rituals ganz für ihn da und auf ihn konzentriert bist.

Wichtiger als die einzelnen Griffe und Striche beim Massieren ist, *wie* du berührst. Wenn du deine ganze Aufmerksamkeit und Zuwendung in die Massage legst, werden deine Hände den Empfangenden ganz von selbst „richtig" berühren. Idealerweise wird die Tantra-Massage als „Meditation zu zweit" durchgeführt, bei der Gefühle, Empfindungen, Energiezustände und so weiter wertfrei wahr- und angenommen werden.

Dazu setzt euch vor dem Beginn der Massage bekleidet zusammen und sprecht über das Abenteuer, das euch erwartet. Wenn ihr euch noch nicht kennt, sollte das Vorgespräch ausführlicher sein. Aber auch wenn ihr einander vertraut seid, sollte ihm hinreichend Raum gegeben werden.

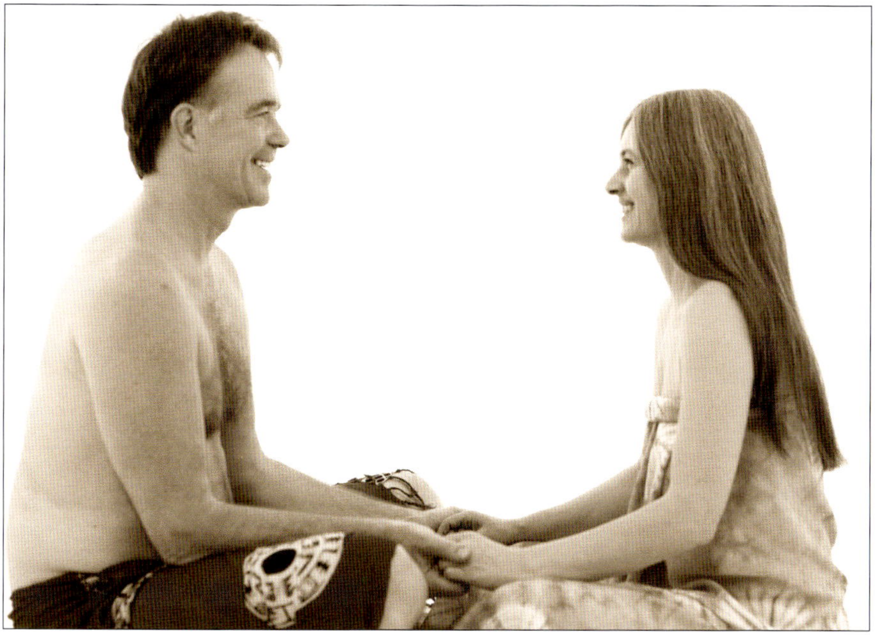

Als Masseur bist du in der Rolle des Dienenden. So liegt es an dir, nach den Bedürfnissen deines Partners zu fragen, etwa wie folgt:

- „Wie geht es dir?"
- „Was ist gerade in dir lebendig?"
- „Wie geht es dir im Hinblick auf die anstehende Tantra-Massage?"
- „Was möchtest du in den nächsten neunzig Minuten erleben?"
- „Gibt es ein Anliegen, etwas, was dich bedrückt und wofür du dir durch die Tantra-Massage Unterstützung wünschst?"
- „Nehmen wir einmal an, die Tantra-Massage würde etwas Wundervolles bewirken: Welches Gefühl würde dich am nächsten Tag wissen lassen, dass dieses Wundervolle tatsächlich geschehen ist?"
- „Gibt es ganz bestimmte Berührungen, die dir unangenehm sind?"

Klaus Jürgens Erfahrung: Ich habe erlebt, dass eine Empfängerin die „Schlafende Schildkröte" (siehe Seite 166) nicht mochte, während eine andere sie als besonders kräftigend empfand.

Falls es der Rahmen erlaubt, kannst du die folgenden oder ähnliche Fragen nutzen, um deinen Massage-Partner an seine inneren Ressourcen zu erinnern:

- „Womit bist du in deiner sinnlichen/sexuellen Situation zufrieden? Welche Veränderungen wünschst du dir?"
- „Hattest du schon einmal das Gefühl, ganz in der Selbstliebe zu sein? Wann war das?"
- „Wann hast du dich schon einmal ekstatisch oder sinnlich beglückt gefühlt?"
- „Wann hast du dich in deiner Sinnlichkeit/Sexualität/Weiblichkeit Männlichkeit/Orgasmusfähigkeit/Potenz bestätigt gefühlt?"
- „Wann hast eine sexuelle Verbindung gehabt, in der du erfüllte Sexualität, Liebe und Verbundenheit erfahren hast?"

Deine Rolle ist es, deinem Gegenüber offen und so weit als möglich wertfrei zuzuhören. Richte deine Aufmerksamkeit am besten nicht auf deine persönlichen Bewertungen und Meinungen, sondern auf seine Gefühle und Bedürfnisse. Filtere stets seine Gefühle und Bedürfnisse aus dem heraus, was er erzählt. Frage gegebenenfalls nach.

Wenn er beispielsweise sagt: „Ich lebe in einer Beziehung, in der mein Lebenspartner mich dauernd kritisiert!", kannst du fragen: „Das heißt, du bist frustriert, weil dein Bedürfnis nach Wertschätzung nicht erfüllt wird. ... Wünschst du dir Wertschätzung?" Antwortet dein Gegenüber nun mit „Ja", kannst du während der nachfolgenden Tantra-Massage darauf achten, seinem Körper besonders viel Wertschätzung zukommen zu lassen.

Manchmal äußert der Angesprochene auch Ängste bezüglich der bevorstehenden Tantra-Massage. In dem Fall wäre es nicht optimal, wenn du ihn oder seine Ängste bewerten würdest. Hilfreich ist es hier, zu antworten: „Ich respektiere deine Ängste. Gibt es etwas, was dich darin unterstützt, sie loszulassen? Wie kann ich dazu beitragen bzw. was müsste sichergestellt sein, damit es dir während der Tantra-Massage gut geht?"

Befindlichkeiten wahrnehmen

Sollte der Empfänger angespannt sein, so nimm seine Angespanntheit wenn möglich wertfrei wahr. Wichtig ist, dass du dich nicht „anstecken" lässt. Sei empathisch, belasse die Empfindungen und Emotionen deines Partners bei ihm und bleibe mit dir selbst verbunden.

Falls du selbst Ängste hast, spüre hin, ob die Situation dazu einlädt, diese mitzuteilen. In privatem Rahmen ist dies möglicherweise sinnvoll, weil ihr dann gemeinsam etwas tun könnt, um die Ängste loszulassen, etwa durch gemeinsame Visualisierung, Summen etc. In einem professionellen Rahmen wird von dir erwartet, dass du als Masseur für dich selbst sorgst. Dabei helfen dir die Übungen im vorangegangenen Kapitel unter „Die sieben Juwelen – sich als Tantra-Masseur in einen guten Zustand bringen" (siehe Seite 82 ff.). Wenn du dich auf die Tantra-Massage freust, lasse es den Empfangenden wissen.

Nachdem du dem Empfangenden im Vorgespräch die Möglichkeit gegeben hast, Vertrauen zu fassen, bitte ihn nun, sich umzuziehen.

Umziehen

Falls der Massage-Empfänger keinen eigenen Lunghi (Strandtuch) mitgebracht hat, gib ihm einen frischen, einen Kimono oder einen leichten Bademantel. Zeige ihm, wie er oder sie sich in den Lunghi einhüllen kann. Idealerweise stellst du zum Umkleiden einen separaten Raum zur Verfügung, sodass Umkleide- und Massage-Raum voneinander getrennt sind.

Ziehe dich in einem anderen Raum um als der Empfangende. Das Umziehen bietet euch die Möglichkeit, nicht nur eure Kleider abzulegen, ihr lasst auf diese Weise auch euren Alltag hinter euch. Ihr könnt das Umziehen nutzen, um euch zu sammeln und euch so auf die Tantra-Massage vorzubereiten. Außerdem legst du jetzt alle Utensilien, die du für die Massage brauchst – wie Federn, Fell, Tücher, Massageöl und einen Babyflaschenwärmer für das Massageöl – bereit, falls das nicht schon geschehen ist.

Nach einer angemessenen Zeit holst du den Massage-Partner ab und führst ihn in den Massage-Raum.

Die Nadabrahma-Meditation

Die Nadabrahma-Meditation[5] ist hervorragend geeignet zur Einstimmung auf eine Tantra-Massage, wenn genug Zeit dafür ist, wenn die Massage beispielsweise in einem privaten Rahmen innerhalb einer Paar-Beziehung stattfindet. Sie hilft, sich vor der Massage aufeinander einzuschwingen, und schafft einen besonderen Raum, in dem Intimität und Nähe möglich sind. Stelle vier brennende Kerzen auf die Eckpunkte eines großen Rechtecks. Du und dein Partner, ihr sitzt euch in diesem Rechteck gegenüber. Eure Hände berühren sich entweder parallel oder überkreuz.

Alternative: Statt der vier brennenden Kerzen könnt ihr auch ein etwa 2 mal 2 Meter großes Bettlaken verwenden. Setzt euch zum Meditieren darunter.

- *Erste Phase:* Summe 30 Minuten lang mit deinem Partner gemeinsam beim Ausatmen mit geschlossenen Augen, gerade so laut, dass andere euch noch hören können. Dadurch entsteht eine Vibration in deinem ganzen Körper. Du kannst dir deinen Körper als eine Röhre oder ein leeres Gefäß vorstellen, die/das ganz von den Schwingungen erfüllt ist. Wenn du magst, verändere deine Tonlage und bewege deinen Körper ganz leicht. Irgendwann geschieht das Summen von selbst und du wirst zum Zuhörer. Euer Atmen und euer Summen wird eins, und du und der Massage-Partner, ihr bildet gemeinsam ein einziges großes Energiefeld ... ein tiefes inneres Gleichgewicht, eine Harmonie zwischen Körper und Geist wird für euch beide spürbar.

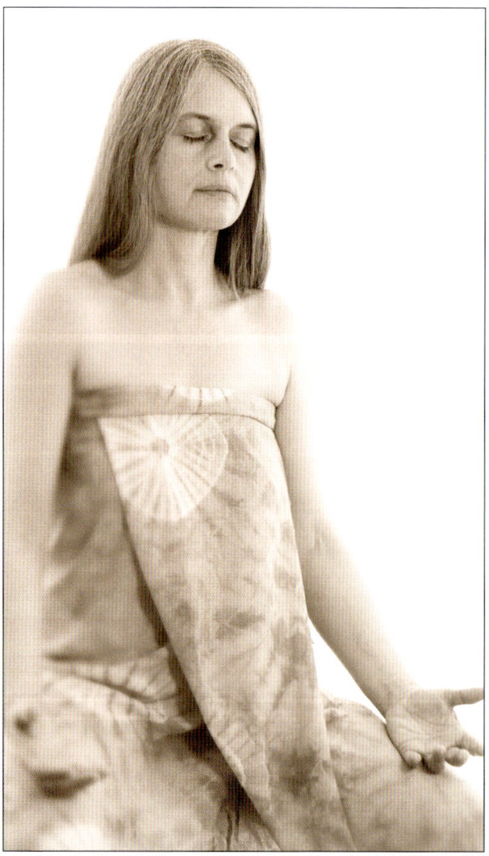

- *Zweite Phase:* Lasse deine Hände 7 Minuten mit den Handflächen nach oben, die Fingerspitzen zeigen nach vorn, von der Nabelgegend aus nach außen – die rechte Hand nach rechts und die linke nach links – vom Körper weg kreisen. Dafür löst ihr eure Hände voneinander. Diese Schwimmbewegung mit umgedrehten Handflächen sollte so langsam sein, dass du bisweilen meinst, deine Hände bewegten sich überhaupt nicht. Fühle, dass du dem Universum deine Energie schenkst.

- *Dritte Phase:* Nach 7 Minuten drehst du die Hände um – die Handflächen zeigen jetzt nach unten –, lässt beide Hände wieder kreisen, aber in die entgegengesetzte Richtung. Ausgangspunkt ist wieder die Nabelgegend. Fühle, wie du Energie aufnimmst. Wie schon in der ersten Phase kannst du auch jetzt zulassen, dass diese Bewegung mit Leichtigkeit geschieht.
- *Vierte Phase:* Legt euch 15 Minuten lang hin und spürt eure gemeinsame Energie.

„Du liebst mich“ – das Paar-Ritual

Manchmal haben wir in einer privaten Beziehung Widerstände gegen eine Tantra-Massage. Diese mögen vielleicht daher rühren, dass Verletzungen, Enttäuschungen oder auch einfach nur der Alltagstrott die Intimität belasten. Solche Widerstände lassen sich mit folgendem Ritual hervorragend auflösen und transformieren:

- Ihr sitzt einander gegenüber und intoniert so lange ein Mantra eigener Wahl – *UTOH, OM, Om Klim Kama* (Ich verehre die Göttin der Lust), *Om Namah Shivaja, Om Shakti* … –, bis ihr einen Ton gefunden habt, der eure beiden Stimmen in Einklang bringt.

  Alternative: Singt gemeinsam ein Liebesmantra eurer Wahl – wie etwa *Om Klim Kama, Om Kama Pujitayei Namaha* (Ich verehre die Göttin der Lust)[6] oder *Om Namah Shivaja* –, während eine entsprechende CD im Hintergrund läuft.

- Führt gemeinsam die Hara-Atmung durch und zentriert so eure Energien in eurem Lebenszentrum. Das Hara-Zentrum ist das physische und energetische Kraftzentrum des Menschen. Es liegt etwa 3 Fingerbreit unter dem Bauchnabel. Nehmt für die Hara-Atmung eine bequeme Haltung mit aufgerichtetem Rücken ein. Atmet tief durch die Nase in das Hara-Zentrum hinein und zählt dabei bis fünf. Haltet nun den Atem an und zählt wieder bis fünf, stellt euch vor, dass die Atemluft mit Lebensenergie gefüllt ist. Dann atmet ihr durch den Mund aus und zählt dabei wieder bis fünf ...

- Seht einander mit weichem, liebevollen Blick an und wiederholt dabei innerlich: „Du liebst mich."
- Wenn ihr spürt, dass ihr aufeinander eingestimmt seid, schließt ihr diese Übung mit einem Namasté ab. Hierfür legt ihr eure Handflächen aneinander und verbeugt euch voreinander.

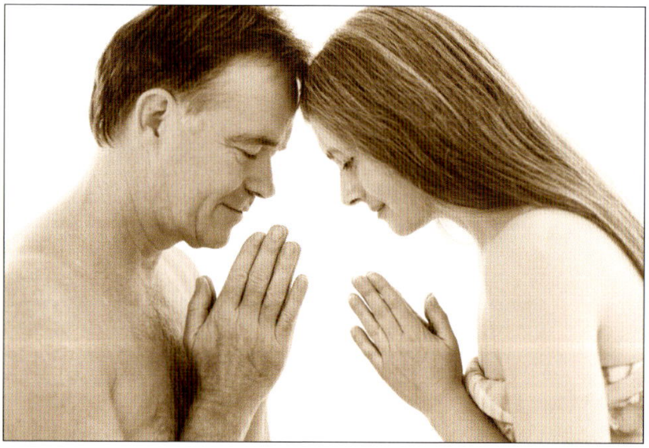

Klaus Jürgens Erfahrung: Als ich dieses Ritual zum ersten Mal ausführte, war ich irritiert. Ich hatte immer gelernt, dass man sich selbst lieben soll – aber sich zu suggerieren, dass der andere einen liebt, das kannte ich nicht. Die Ergebnisse des Rituals sind jedoch so verblüffend, dass sie mich eines Besseren belehrt haben. Seither denke ich immer wieder bei der Tantra-Massage oder beim Liebesspiel: „Mein Partner liebt mich", und genieße die starke Öffnung, die dadurch bei mir geschieht.

Hinweise für den gebenden Part

Durch Präsenz und Empathie führen

Das tantrische Ritual sieht vor, dass du als Masseur jetzt klar und sanft die Führung übernimmst. Dies kannst du selbst dann tun, wenn du Ängste oder Unsicherheit spürst oder diese ausgedrückt hast. Bitte um *innere Führung*, sodass deine Massage ein inneres Gebet und zugleich ein inneres Durch-dich-geschehen-Lassen ist. Mache dir noch einmal deine sieben Juwelen (siehe Seite 82 ff.) bewusst, vielleicht durch die nachfolgenden Affirmationen:

- Präsenz – „Ich bin ganz im Hier und Jetzt."
- Entspannung – „Ich bin entspannt."
- Körpergefühl – „Ich nehme wahr, was in meinem Körper vor sich geht."
- Die Sinne öffnen – „Ich öffne meine Sinne."
- Emotionales Gewahr-Sein – „Ich bin mir meiner Emotionen und Empfindungen gewahr."
- Den Geist berühren – „Ich bin in Kontakt mit meiner Essenz."
- Die eigene Energie wecken – „Ich lasse meine Energien fließen."

Solltest du das Empfinden haben, dass der empfangende Part die Situation kontrollieren möchte, kannst du ihm sagen: „Ich verspreche dir, mein Bestes zu geben, um dir eine gute Reise zu ermöglichen. Ich lade dich nun ein, loszulassen und dich der Massage anzuvertrauen." Außerdem kannst du ihn fragen, was er braucht, um noch tiefer loslassen zu können.

Gelegentlich kann es vorkommen, dass sich beim Empfangenden unangenehme Emotionen wie alte Kränkungen oder seelische Wunden melden, die bisher verdrängt wurden. Und manchmal mag es geschehen, dass diese alten Verletzungen auf dich als Gebenden projiziert werden und der Massage-Partner dich mit Worten angreift oder dir Vorwürfe macht. Nimm das nicht persönlich, sondern gehe auf seine Bedürfnisse und Gefühle kurz und liebevoll ein und setze dann das Ritual fort, während er seinen Empfindungen nachspürt und ihnen Ausdruck verleihen kann.

Falls erforderlich, kannst du den Empfangenden immer wieder ermuntern, tief zu atmen und sich auf seine Empfindungen zu konzentrieren. Jedes Zurückhalten, aber auch jedes künstliche Festhalten oder Dramatisieren wäre der Tantra-Massage abträglich.

Sorge während der Tantra-Massage gut für den Partner, aber auch gut für dich. Im Vordergrund stehen die Bedürfnisse der empfangenden Person. Stelle daher eigene Bedürfnisse zurück, verdränge sie aber nicht. Sollte sich zwischendurch dein inneres Kind mit all seiner Bedürftigkeit melden, so nimm es wertfrei zur Kenntnis. Versprich ihm, nach der Massage für es da zu sein, und fahre liebevoll und bewusst mit dem Ritual fort.

... und noch ein paar Worte zum Positionswechsel

Deine Positionswechsel gehören ebenfalls zum Massage-Ritual. Nutze sie, um deine Präsenz zu stützen! Indem du dir möglichst jeder Bewegung bewusst bist, die du während des Positionswechsels machst, stärkst du deine Gegenwärtigkeit.

Wenn du dich während der Positionswechsel genussvoll, getragen von deiner eigenen Körperwahrnehmung, bewegst, wird die empfangende Person das spüren. Musst du dabei einige Schritte um sie herum gehen, dann spüre den Kontakt deiner Fußsohlen mit dem Boden und genieße deine Bewegungen. Lasse dich nicht dazu verleiten, übertrieben vorsichtig zu sein. Sollte das einmal vorkommen, beobachte es wohlwollend. *Achtsamkeit* bedeutet nicht automatisch „Zaghaftigkeit“ oder „Unsicherheit“. Genieße die Augenblicke deiner Bewegung einfach ebenso wie andere Momente, und sei dir bewusst, dass auch deine Positionswechsel wertvoll sind. Denn auch durch sie vermittelt sich dem Empfangenden deine innere Haltung.

Hinweise für den empfangenden Part

Gehe eher spielerisch an die Massage heran. Es gibt nichts zu erreichen. Sei dir bewusst, dass du während der Tantra-Massage keinerlei Leistung zu erbringen hast. Es gibt für dich nichts zu tun, von dir wird nichts erwartet. Während der Massage hat jede deiner Emotionen Platz: sexuelle Erregung, Ektase, Trauer, Wut, tiefer innerer Frieden, Angst, Mut. Hier hast du den Raum, neue Erfahrungen zuzulassen. Du bist herzlich eingeladen, alle Vorstellungen darüber, was du empfinden „solltest“, loszulassen und dich dem zu öffnen, „was ist“.

Nutze die Möglichkeit, während der Massage immer wieder einmal tief ein- und auszuatmen. Atem ist Leben! Tief zu atmen intensiviert die

Wirkung der Massage und vertieft deine Erfahrung. Flach zu atmen kann ihre Wirkung dämpfen. Du kannst mit deinem Atem während der Massage also auch steuern, wie tief du empfindest. Das kann für dich nützlich sein, etwa wenn du Grenzen erreichst, die du (noch) nicht überschreiten möchtest. Beim tiefen Atmen kannst du dich fragen:

- „Welche Emotionen und Empfindungen werden durch die Massage geweckt?“
- „Wie fühlt sich der jeweilige Strich oder Griff auf deinem Körper an?“
- „Wie fühlt es sich für mich an, langsam/schnell, sanft/kräftig, zurückhaltend/ermunternd berührt zu werden?“
- „Welche Form der Berührung mag ich? An welcher Körperstelle? In welchem Stadium der Massage? Und was mag ich nicht so sehr?“
- „Inwieweit beeinflusst die Tiefe des Atems mein Empfinden?“

Mache dir bewusst, was in dir vor sich geht. Natürlich kannst du deine Empfindungen mit Tönen, Lauten oder sanften Bewegungen ausdrücken, wenn du magst. Wenn dir danach ist, kannst du sagen, welche Berührung für dich angenehm und welche unangenehm ist. Lasse dich aber nicht zu Regieanweisungen hinreißen, sondern überlasse es vorwiegend dem Feingefühl des Massierenden, deinen Regungen nachzuspüren. Eine zu starke Kontrolle würde dich um das *Wunder der Losgelöstheit* bringen.

Du bist beim Empfangen eingeladen, dich tiefem Vertrauen zu öffnen. Das Eingangsritual (siehe Seite 126 ff.) vor Beginn der eigentlichen Massage sorgt dafür, dass ihr euch aufeinander einschwingt und vertrauensvollen Kontakt zueinander findet. In diesem Raum des Vertrauens wird das Rechte geschehen. Lasse Zweifel los, beispielsweise ob du gerade für den Masseur attraktiv bist oder nicht. Konzentriere dich vor allem auf dein Empfinden während der Massage. Erlaube den Berührungen des gebenden Parts, dich ganz tief innen zu erreichen. Spüre deiner Sinnlichkeit nach.

Sollte dein Körper während der Tantra-Massage zucken oder zittern, bist du eingeladen, dich dahinein zu entspannen. Es kann sein, dass sich innere Spannungen lösen: Erlaube diesen unwillkürlichen Bewegungen, dich zu durchströmen. Sie werden von selbst wieder verebben. Ein besonderes Geschenk kannst du dir selbst machen, wenn du dir nach der Tantra-Massage ausreichend Zeit gönnst, deinen Wahrnehmungen nachzuspüren. Bietet der

Massage-Raum diese Möglichkeit nicht, dann gehe in die Natur oder an einen ruhigen Ort, bevor du dich wieder auf den Weg in deinen Alltag machst. Viel Vergnügen!

Eine Grenzübung – falls der Empfangende Angst vor Berührung hat

Für das Gelingen einer Tantra-Massage ist es hilfreich, wenn der empfangende Part sich dem Geschehen voll und ganz hingeben, sich ihm öffnen kann.

> ***Klaus Jürgens Erfahrung:*** Gelegentlich kommen Menschen in meine Beraterpraxis, die sich zwar einerseits körperlichen Kontakt wünschen, auf der anderen Seite aber schlechte Erfahrungen mit Berührungen gemacht haben. Oftmals wurden ihre Grenzen nicht beachtet. In dem Fall führe ich mit den Klienten im Stehen folgende Übung durch, die ich bei *Somatic Experience* nach Peter Levine[7] gelernt habe. Nachfolgend die Anweisungen:

- Mache dir deine Füße bewusst und den Kontakt deiner Füße mit dem Boden.
- Fühle dein Gewicht und wie die Unterlage dich trägt.
- Spüre in die Vorderseite deines Körpers hinein.
- Bitte den anderen, dir in etwa drei Metern Entfernung gegenüberzustehen, und dann, wenn du ihm ein Zeichen dafür gibst, näher zu kommen. Spüre dabei in die Vorderseite deines Körpers hinein.
- Sobald du eine Veränderung/Grenze wahrnimmst, bringe die Hände nach vorn, als wolltest du „Stopp!“ sagen, und drücke deine Grenze mit den Händen und mit deiner Stimme aus.
- Dein Gegenüber kann diese Grenze mit einem Schal auf dem Boden markieren ... Wiederhole diese Übung noch einmal.
- Nimm wahr, wie die Grenzen sich verändern, sie können näher oder weiter weg rücken, beides ist in Ordnung.

- Bitte den anderen nun, zu sagen: „Ich werde deine Grenzen respektieren", und die Übung ein weiteres Mal zu wiederholen. Erlebe, wie er auf dein Stopp-Zeichen reagiert. Lade ihn ein, näher zu kommen, und gib erneut ein Zeichen, wenn für dich eine Grenze erreicht ist.
- Sage laut und deutlich – aber erst, wenn du das Gefühl hast, dass dem auch so ist: „Meine Grenzen sind offen und geschützt. Ich bin jetzt bereit für eine Begegnung."

Diese Methode der behutsamen Annäherung eignet sich auch für Paare. Sie kann helfen zu lernen, die eigenen und die Grenzen anderer besser zu erkennen und zu respektieren. Dies vertieft nicht nur die Hingabe während der Massage, es wirkt sich auch auf das Zusammenleben aus.

Klaus Jürgens Erfahrung: Eine weitere Möglichkeit, die eigenen Grenzen zu stärken, ist das Abgrenzungsritual, wie es von meiner Partnerin Sabine Müller[8] in ihren Seminaren unterrichtet wird ...".

Der energetische Verlauf einer Tantra-Massage

Die Polarität männlicher und weiblicher Energie

Da die Grundenergie von Mann und Frau verschieden ist, unterscheidet sich der energetische Verlauf der Tantra-Massage bei Mann und Frau, auch wenn nahezu die gleichen Griffe und Streichungen durchgeführt werden. Grundsätzlich ist die Frau eher *ganzkörperorientiert*, während die Lustpunkte des Mannes *konzentrierter* liegen. Erfahrungsgemäß regt die Tantra-Massage bei einer Frau eher die „Offenheit" und bei einem Mann eher die männliche Kraft an.

Männliche und weibliche Energie jenseits der Polarität

Die Verschiedenartigkeit der männlichen und der weiblichen Grundenergie wird in der Tantra-Massage (wie im Tantra allgemein) genutzt, um in der authentischen Begegnung beider Energien einen Raum zu öffnen, der jenseits davon liegt – einen Raum universeller Verbundenheit und Einheit alles

Lebendigen. Hier liegt die wesentliche Qualität der Tantra-Massage: Männliche und weibliche Energieformen werden kraftvoll miteinander verbunden, sodass der empfangende Part eine ganz neue Qualität vollkommener und tiefer Verbundenheit erlebt – einer Verbundenheit jenseits der Grenzen der Ich-Struktur, die wiederum Erfahrungen ermöglicht, die außerhalb des bisher als „Ich" Erlebten liegen. Diese Erfahrungen führen in die spirituelle Dimension des Tantra, in den Raum, wo sich Mann und Frau als Shiva und Shakti begegnen und sich einander ergänzend zu einem Ganzen, Göttlichen vereinen können.

Polarität als Werkzeug

Um diesen Raum jenseits der Polarität zu öffnen, bedient sich die Tantra-Massage ganz bewusst der Polarität: Zuerst werden nacheinander die gegensätzlichen Pole in der Massage betont. Anschließend werden sie miteinander verbunden. Schon das *abwechselnde Anregen* unserer weiblichen und männlichen Pole fördert den Ausgleich und damit die Verbindung und Harmonisierung der männlichen und weiblichen Energien. Für die Verbindung der inneren Gegensätze werden zusätzlich *polverbindende Griffe* (Polarisieren I und II, Ausstreichen, Sex-Herz-Verbindung) eingesetzt. So wird die Tür zu einem Raum aufgestoßen, in dem tiefe Erfüllung und Erkenntnis erfahren werden können. Die empfangende Person wird in einen Erfahrungsraum des Einsseins jenseits der Polarität eingeladen – eine Einladung, die sie in ihrem alltäglichen Leben vielleicht nicht so deutlich wahrnehmen kann.

Das Massage-Ritual findet in einem geschützten Raum statt, in dem du den Wechsel zwischen den Polaritäten spielerisch vollziehst. Du wechselst ab zwischen:

1. *Kräftigen und zarten Berührungen:* Dieser Wechsel ist ein wesentliches Merkmal der Tantra-Massage. Er fließt mit der festgelegten Abfolge der Griffe durch den gesamten Massage-Ablauf.
2. *Energieaufbau und Energieverteilung:* Das Wechselspiel zwischen konzentrierenden und ausdehnenden Berührungen durchzieht die Massage ebenfalls. Gemeint sind die konzentrierte Energieanregung in einzelnen, begrenzten Körperregionen einerseits und die Ausdehnung und Verteilung der geweckten Energie über den ganzen Körper andererseits.

3. *Aktivität und Ruhe:* Während der stete Wechsel zwischen den ersten beiden Gegensatzpaaren durch die festgelegte Griffabfolge gefördert wird, bleibt es dir als Masseur überlassen, *wann und wie lange* du Ruhepausen in die Massage einfließen lässt. In den Ruhephasen lässt du eine Hand auf dem Herzzentrum des Empfangenden liegen und die andere auf seinem Sexualzentrum. Dabei atmest du ruhig und, wenn du möchtest, im Rhythmus des Empfängers. Der Wechsel zwischen Ruhe und Aktivität vertieft die Wirkung der gesamten Massage deutlich. In den Ruhephasen hat der Empfangende die Möglichkeit und den Raum, seine Empfindungen nachklingen und sich vertiefen zu lassen, ihnen nachzuspüren.
4. *Yin und Yang:* Der bewusste Wechsel zwischen der Heimat weiblicher Energieformen (Yin-Körperbereiche) und männlicher Energieformen (Yang-Körperbereiche) wird während der gesamten Tantra-Massage berücksichtigt. Die festgelegte Griffabfolge sorgt für die abwechselnde Massage der Yin- und Yang-Bereiche des Körpers und für den energetischen Ausgleich der eher weiblichen und eher männlichen Energieformen.

Die Energie verteilen und vertiefen

Viele Menschen kennen sinnliche Berührung vorwiegend in Zusammenhang mit *heavy petting*. Hier werden unsere Lustzentren meist schnell und direkt stimuliert. Dabei kommt der Rest des Körpers – und damit zahlreiche sensitive Bereiche und erogene Zonen – zu kurz. Die „Stars" unseres sexuellen Erlebens – Lingam und Yoni – erhalten alle Aufmerksamkeit, während dem Rest keine Aufmerksamkeit geschenkt wird. In der Tantra-Massage wird die Sinnlichkeit im *ganzen* Körper gefördert!

Achte besonders auf das Erregungsniveau deines Partners. Wenn du spürst, dass er sehr leicht erregbar ist, baue immer wieder die im Ritual beschriebenen Ruhepausen und die Haltepositionen „Steißbein-Herz-Verbindung" und „Sex-Herz-Verbindung" ein. Nutze insbesondere das Ausstreichen („Großes Ausstreichen", „Ausstreichen-Energie verteilen", „Ausstreichen der Körpervorderseite"), um die Energie im ganzen Körper zu verteilen.

Wenn der Körper zittert, sich windet, wenn der Empfangende anhaltende große Lust äußert und/oder heftig atmet, kannst du das als Hinweis deuten, dass die Wirkung der Massage durch eine Ruhepause vertieft werden kann und die Energie durch Ausstreichen im ganzen Körper verteilt werden sollte.

Ausstreichen und Ruhepausen sind zwei sehr effektive Werkzeuge, mit denen du das Erregungsniveau des Empfangenden beeinflussen kannst!

Im Laufe der Tantra-Massage wird die sinnliche Energie immer wieder aufgebaut und dann im ganzen Körper verteilt. Während der Massage verläuft das energetische Niveau *in Wellen* – die Tantra-Massage ist also mehr so etwas wie Windsurfen als eine zielorientierte Reise im ICE. Sollte die empfangende Person Geilheit oder den Wunsch nach einem Orgasmus verspüren, ist es hilfreich, wenn sie sich in dieses Gefühl hinein entspannt, ohne diesem Bedürfnis unmittelbar nachzugeben. Du als Masseur kannst diesen Wunsch als Anregung dafür nehmen, die im Sexualzentrum aufgebaute Energie über ihren ganzen Körper zu verteilen und dann mit dem Ritual fortzufahren. Gerade für Männer kann es eine ungewohnte Erfahrung sein, die sinnlich-sexuelle Energie in sich zu behalten, ohne sie herauszuschleudern. Dadurch wird diese Energie auf eine höhere Stufe gehoben und kann sogar für Bewusstseinsprozesse genutzt werden.

Struktur und Inspiration

Der festgelegte Ablauf der Massage soll den Wechsel zwischen den Gegensätzen – kräftigeren und zarteren Berührungen, Energieaufbau und Energieverteilung, Aktivität und Ruhe, der Arbeit mit den Yin- und den Yang-Körperbereichen – garantieren.

Die Abfolge der Griffe und streichenden Bewegungen bedeutet nicht, dass Griffe und Striche jedes Mal gleich lang anzuwenden wären. Handhabe das Ritual nicht allzu starr, denn es ist lediglich das Gerüst der Massage. Die Energie treibt ihr eigenes Spiel während des Rituals. Bist du mit der Struktur vertraut und hast du das Wechselspiel innerhalb der vier Gegensatzpaare eingeübt, kannst du flexibler werden. So ist es gut möglich, dass du an bestimmten Körperteilen bei einem Menschen intuitiv mehr arbeiten und dafür andere weglassen möchtest. Entscheidend bleibt, dass du dich immer wieder auf den Augenblick einlässt. Dann können sich unterschiedliche Schwerpunkte herausbilden, die deinem Massage-Partner und der Situation entsprechen. Die Struktur der Tantra-Massage kann dich unterstützen, dich dabei nicht zu verlieren, denn du kannst immer wieder zum festgelegten Ablauf zurückkehren.

Lasst euch beide ganz ein. Die Massage entsteht. Vertraut einander.

Wenn es der Wunsch des Partners ist, den sexuellen Aspekt der Tantra-Massage zu betonen, könnt ihr den Ablauf des Tantra-Massage-Rituals nach Absprache miteinander straffen und eine Lingam- oder Yoni-Massage[9] anschließen. Tatsächlich eignet sich die Tantra-Massage hervorragend als Ausgangspunkt für eine anschließende sexuelle Massage oder – im Rahmen einer privaten Beziehung – ein Liebesspiel.

Klaus Jürgen: Vor dem Ritual

In meiner Praxis erlebe ich immer wieder, wie wohltuend es ist, nach dem Vorgespräch mit dem Massage-Partner eine Einstimmungsübung zu machen, sofern die Zeit dafür ausreicht. Das kann beispielsweise geschehen, indem ihr

- einfühlsames Zuhören[10] über den Rahmen des Vorgesprächs hinaus praktiziert. Indem du die Gefühle und Werte deines Gegenübers herauszuhören versuchst und nachfragst, stabilisierst du seinen Selbstwert;
- gemeinsam ganz bewusst bei einer guten Tasse Tee einem meditativen Musikstück lauscht;
- zur Einstimmung gemeinsam eine DVD über Tantra-Massage anseht;
- einander in angenehmer Sitzposition gegenübersitzt, euch bei den Händen haltet und so lange in die Stille geht, bis ihr spürt, dass ihr aufeinander eingestimmt seid, oder
- gemeinsam summt (siehe hierzu auch die Nadabrahma-Meditation, Seite 113 f.).

Nachfolgend ist das gesamte Ritual, soweit nicht ausdrücklich anders bezeichnet, aus der Sicht des Massierenden beschrieben. Die Reihenfolge der verschiedenen Griffe und Ausstreichungen ist durchdacht und hat sich seit Jahren bewährt. Wir laden dich dazu ein, dich Schritt für Schritt an den Ablauf zu halten, wenn du die Tantra-Massage neu erlernst.

I

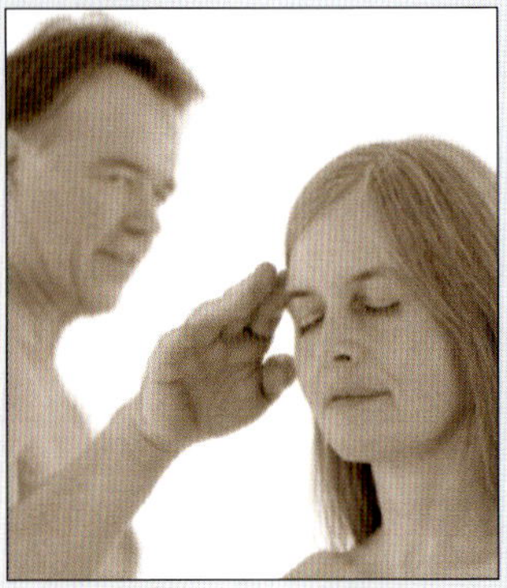

Die Tantra-Massage – Schritt für Schritt

Phase I: Eingangsritual „Das Heiligtum betreten“

Im Eingangsritual nehmen die Massage-Partner miteinander Kontakt auf und der tantrische Raum wird eröffnet. Führe das Eingangsritual als Ausdruck deiner tiefen Verehrung der im Körper manifest gewordenen „Göttlichkeit“ aus. Beachte bitte, dass das Tantra-Massage-Ritual *jetzt* beginnt. In dem Augenblick, wo du die Einladung zur Tantra-Massage aussprichst, befindet ihr beide euch im rituellen Raum. Du als Masseur übernimmst die volle Verantwortung für die Gestaltung des Rituals und damit für die Übermittlung der Werte, für die das Ritual steht. Wir sprachen diese im ersten Kapitel unter „Hilfreiche innere Haltungen und Einstellungen“ (Seite 41 ff.) bereits ausführlich an. Vertraue dir!

Das Eingangsritual hilft euch, bewusster und tiefer zu atmen. Ihr kommt dadurch mit euren Energien in Kontakt und könnt ihr Fließen deutlicher spüren. Lasst euch Zeit! Genießt bewusst, wie ihr euch behutsam aufeinander zubewegt. Durch das Maß eurer inneren Öffnung bestimmt ihr jederzeit selbst, wie weit und wie tief die Annäherung sein soll. Flacherer Atem lässt euch eure Empfindungen weniger intensiv spüren, mit tieferem Atem fühlt ihr sie intensiver. Nutzt dieses Regulativ für euch, wann immer ihr die Intensität eures Erlebens während der Tantra-Massage bewusst beeinflussen wollt.

Nähert euch einander langsam an. Nehmt im Stehen achtsam Kontakt miteinander auf; beginnt, euch aufeinander einzuschwingen. Zarte, sanfte Berührungen stimmen euch behutsam ein auf den sensiblen Raum, den ihr gemeinsam mit der Massage entdeckt. Ihr findet jetzt viel Zeit, euch wahrzunehmen. Bereitet euch auf die Dimension der Stille und Tiefe vor und ladet die Kraft eurer Intensität achtsam ein, sich zu entfalten. Ihr bereitet jetzt den Boden für eine gefühlvolle Begegnung und stimmt euch ein auf den nährenden Kontakt mit eurer Lust, eurer Energie und Sinnlichkeit.

Herzlich willkommen!

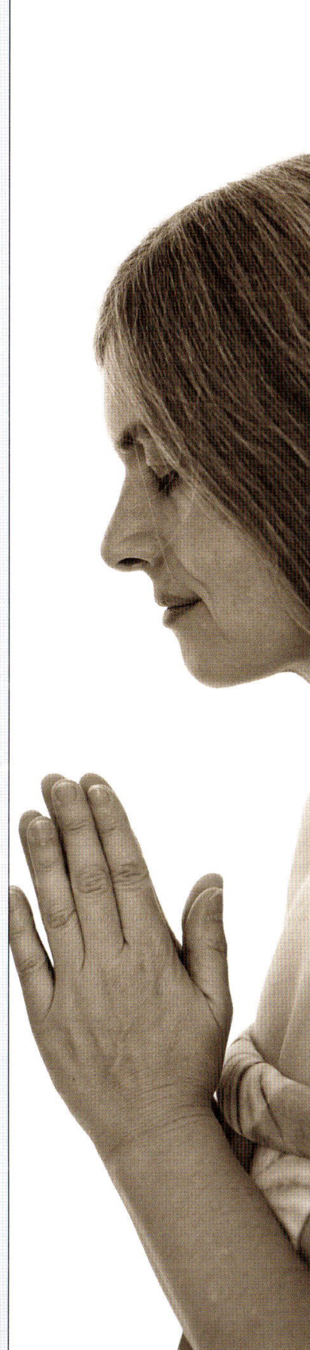

Der Eintritt

1. Die Einladung aussprechen: Die Türe öffnen

Du führst den Empfänger – ihr tragt beide einen Lunghi – in den Massage-Raum oder empfängst ihn dort. Führe ihn direkt zum Massage-Lager und bitte ihn, sich dir gegenüber hinzusetzen. Vermeide dabei Wörter wie „vielleicht", Formulierungen wie „Würdest du bitte ..." und Fragestellungen. Gib stattdessen liebevolle, sanfte und klare Anweisungen. Achte darauf, dass jeder Satz beim anderen ankommt und dass du stets genau das meinst, was du sagst. So wird der andere eingeladen, dir zu folgen. Sprich nun die Einladung zur Tantra-Massage aus. Das kann in einfachster Form geschehen, etwa so: „Ich lade dich zu einer Tantra-Massage ein", oder auch etwas ausführlicher: „Ich lade dich ein zu einer Tantra-Massage, die dich in das Zentrum deines Wesens führen wird. Ich werde während der Massage ganz für dich da sein. Du bist jetzt die Hauptperson. Und ich werde alles tun, damit du eine gute und schöne Zeit hast. Ich ehre dich als Ausdrucksform des Göttlichen und wünsche dir eine wundervolle Reise!"

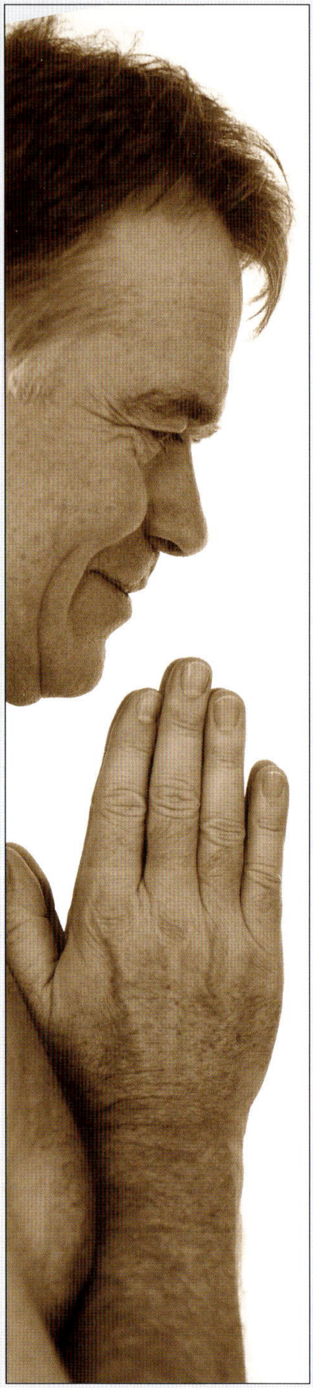

Wichtig: Gestatte dir, du selbst zu sein. Die Einladung ist zwar bereits Teil des Massage-Rituals, doch du kannst die Form wählen, die dir und deinen Intentionen als Masseur entspricht, und deine persönliche Wertschätzung, Demut, Verbindlichkeit und/oder Vorfreude ausdrücken.

2. Die Antwort auf die Einladung hören: Dein Partner tritt ein

Frage den Empfänger: „Gibt es etwas, was du vor Beginn der Tantra-Massage sagen möchtest?" Manchmal hat der Empfänger (trotz Vorgesprächs) noch etwas auf dem Herzen. Es mag ihn erleichtern, wenn er beispielsweise seine Aufregung, Vorfreude, Unsicherheit, Dankbarkeit oder Anspannung ausdrücken kann. Das lässt ihn besser entspannen. Er weiß vielleicht nicht genau, was ihn erwartet. Du kannst es ihm erleichtern, dir zu vertrauen, wenn du deinen Wissensvorsprung wahrnimmst und dich für die momentane Befindlichkeit deines Massage-Empfängers öffnest. Frage ihn: „Gibt es Stellen, an denen du nicht berührt werden möchtest?" Was immer dein Gegenüber dir jetzt mitteilt: Du respektierst diese Grenze(n), auch wenn du im Laufe der Massage das Gefühl haben solltest, dass es angebracht sein könnte, sie zu überschreiten!

3. Der Handkontakt: Aus den Tiefen der Hand

Reiche deinem Gegenüber deine Hände mit den Worten: „Ich gebe dir meine Hand und du gibst mir deine." Die Handfläche deiner rechten Hand zeigt dabei nach unten und die deiner linken Hand nach oben. Der Massage-Empfänger legt seine rechte Hand auf deine linke und du legst deine rechte Hand auf seine linke.

Jetzt verbinden sich eure beiden Energiekreisläufe: Deine rechte Hand, durch die Yang-Energie fließt, liegt auf der linken „Yin-Hand“ des Empfängers. Und deine linke „Yin-Hand“ liegt unter seiner rechten „Yang-Hand“. Spüre, wie Energie durch eure Handflächen zu strömen beginnt.

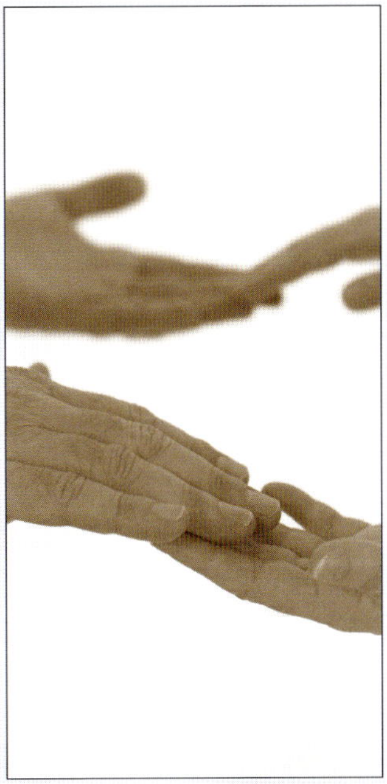

Lasse deinen Atem ruhig und gleichmäßig weiter fließen. Nimm dein inneres Zentrum und deine sieben Juwelen wahr (siehe auch in Kapitel 2 unter „Die sieben Juwelen – sich als Tantra-Masseur in einen guten Zustand bringen“, Seite 82 ff.). Sei liebevoll und achtsam. Sieh deinem Gegenüber in die Augen und betrachte diesen Menschen so, als würdest du ihn zum ersten Mal sehen. Oftmals ist bereits dieser Blickkontakt einer der tiefgehendsten Augenblicke im Ritual. Wenn es für dich stimmig ist, sage: „Wenn du so weit bist, ziehst du die Hände in deinem Tempo zu dir zurück!“ Gib dem Empfangenden gedanklich die Zeit, seine eigene Mitte zu finden, sich auf die Massage einzustimmen und zu spüren, was er braucht. Nimm bewusst jede Phase der Beendigung dieses Körperkontaktes wahr und stimme dich erneut gut auf deine liebevolle Aufmerksamkeit ein. Nimm deine Hände zu dir zurück.

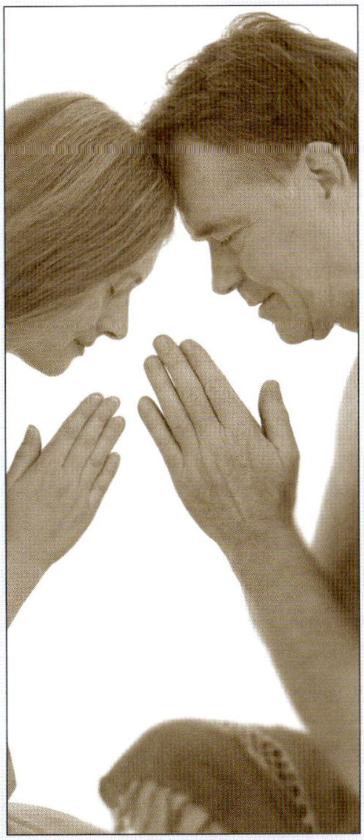

4. Namasté: Das goldene Tor

Lege jetzt deine Handflächen vor deinem Brustbein zum Namasté-Gruß aneinander; verneige dich vor dem Massage-Empfänger. Mit dieser Geste lädst du ihn ein, sich ebenfalls auf diese Weise vor dir zu verneigen. Sage: „Ich ehre das Göttliche [den Shiva bzw. die Shakti] in dir“ –“die eigentliche Bedeutung des Namasté.

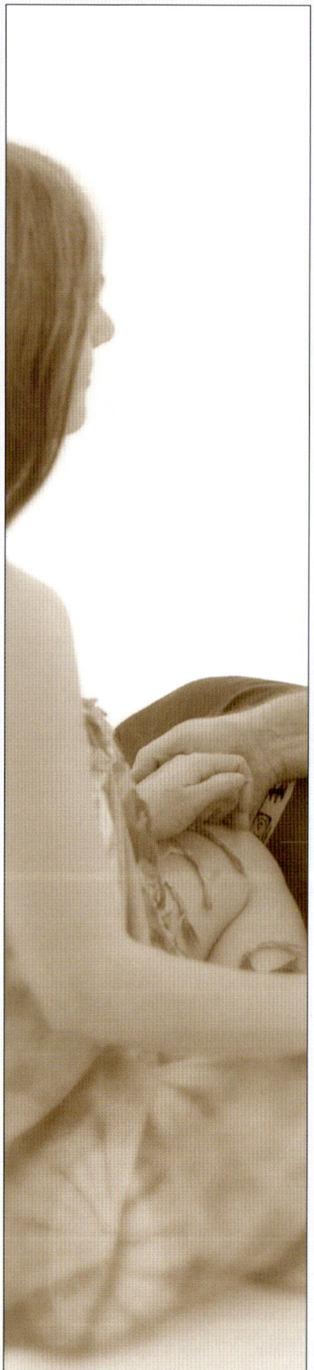

Nun seid ihr gemeinsam in den „heiligen Raum“ eingetreten, der jenseits eures Alltags liegt und der es euch erleichtern soll, persönliche Wertungen fallenzulassen. Ab jetzt liegt der Schwerpunkt auf eurer Begegnung als Wesen der Schöpfung: liebevoll, respektvoll, achtsam.

Der Namasté-Gruß wird auch „goldenes Tor“ genannt, denn du schreitest durch das „goldene Tor“ der (möglichst bedingungslosen) Akzeptanz in den „Schöpfungs-Raum“, in dem „alles so ist, wie es ist“. Hier kannst du darauf vertrauen, dass jede Erscheinungsform ihren tieferen Sinn und ihre Berechtigung hat. Hier, jenseits aller Bewertungen, kannst du die Erfahrung der All-Einheit und des Einsseins machen. Auf Wertungen zu verzichten ist eine Geisteshaltung, die ihre tiefe, heilsame Wirkung auch über das Ritual hinaus entfalten kann. Für viele sind Augenblicke oder auch Stunden des Nicht-Wertens eine neue Erfahrung. Geht behutsam mit dieser Erfahrung um. Überfordert euch nicht und bemerkt und würdigt das Gelingen.

Falls du einen weiteren Satz der Wertschätzung hinzufügen möchtest, kann das die Offenheit des anderen unterstützen. Nenne dann beispielsweise eine positive Eigenschaft oder eine Geste, die dir sehr gefallen hat, wie: „Ich schätze deine Offenheit und deine Ehrlichkeit, die ich immer wieder erlebt habe.“

Wichtig ist bei einer Wertschätzung nicht, was du sagst, sondern dass du es tatsächlich so meinst.

Anmerkung: Wenn du *als Massage-Empfänger* wertgeschätzt wirst, versuche es nicht zu hinterfragen, sondern nimm es voll und ganz in dich auf.

Die Begegnung

5. Der Tanz der Hände

Stimme dich weiter auf den Menschen ein, der die Massage empfangen wird. Mit dem Hand-Tanz kannst du spüren, wie weit er dir bereits jetzt vertraut ist und wie weit er sich im Augenblick fallen lassen kann. Du wirst es an der Art und Weise fühlen, wie er deinen Bewegungen folgt.

Reiche deinem Gegenüber wieder deine Hände, beide Handinnenflächen zeigen nach oben. Bitte ihn, seine Hände auf deine zu legen, und führe seine Hände dann frei improvisiert und gefühlvoll (zu ruhiger Musik) in alle Richtungen, gern auch asynchron: nach oben, nach unten, nach rechts, nach links, nach vorn und zurück ... Lasse einen geschmeidigen Tanz entstehen. Die Bewegungen können bis weit über den Kopf des Empfängers gehen und weit zur Seite, „müssen" es aber nicht. Kombiniere schnelle und langsame „Tanz-Bewegungen", nutze harmonische und Zick-Zack-Bewegungen ... tanze mit den Händen nach Herzenslust und: Bleibe einfühlsam. Hierbei können sich auch fest sitzende Muster bzw. Verkrampfungen lösen. Dieser Tanz der Hände ist eine Entdeckungsreise. Du wirst spüren, welche Qualität die spontane, ungeplante Bewegung der Hände und Arme entfalten kann: Sie kann direkt in den Zauber des Augenblicks, die Magie des Jetzt hineinführen.

Wenn es dir stimmig erscheint, lasse die Bewegungen langsam ausklingen und lege die Hände deines „Tanzpartners" achtsam auf seinen Knien oder Oberschenkeln ab.

Nach dieser kurzen auch dynamischeren Sequenz und Energie-Aktivierung folgt nun ein ruhigerer Ritualabschnitt.

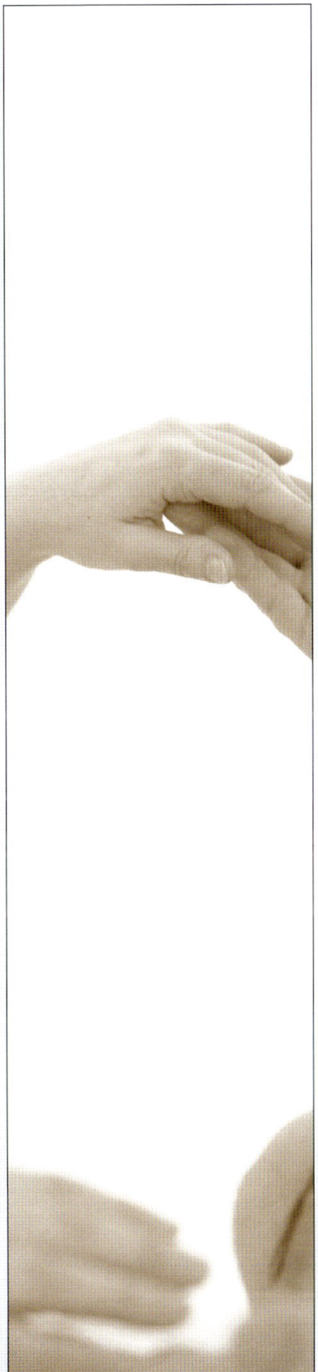

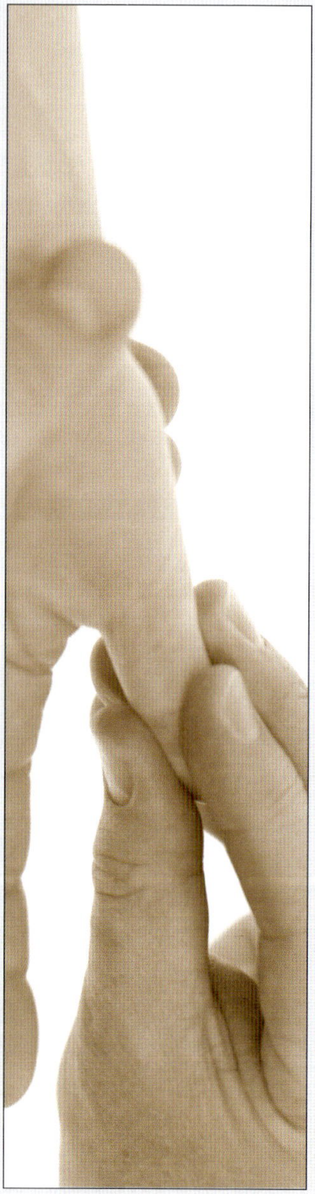

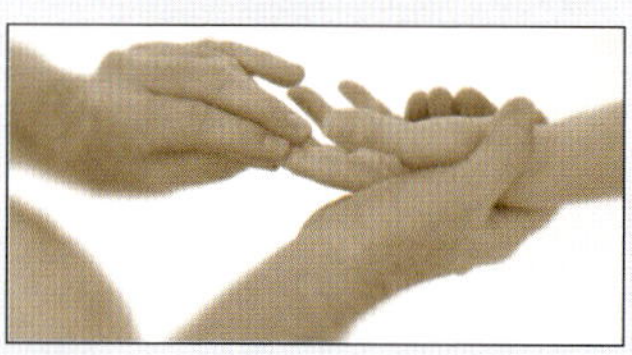

6. Die Finger ausziehen

Nimm die rechte Hand deines Gegenübers in deine rechte Hand. Umfasse mit den Fingern deiner linken Hand den kleinen Finger des Empfängers und ziehe ihn von der Wurzel bis zur Spitze aus, als wolltest du einen Fingerling abstreifen. Oder umfasse und knete ihn leicht von der Wurzel bis zur Fingerspitze. Gehe so Finger für Finger durch, bis du beim Daumen angekommen bist. Nimm wirklich jeden einzelnen Finger wahr. Möglicherweise möchtest du die einzelnen Finger unterschiedlich stark ausziehen: Gib diesen Impulsen nach ... Nach jedem Fingerabzug schüttelst du die Finger deiner linken Hand sanft aus, so als würdest du eine verbrauchte Energie abschütteln. Lege die rechte Hand des Empfängers danach achtsam auf seinem rechten Knie ab und verfahre nun ebenso mit den Fingern seiner linken Hand vom kleinen Finger bis zum Daumen.

Variante: Du kannst den Fingerabzug auch mit einem Ausstreichen von den Armbeugen aus kombinieren. Gleite hierfür vor dem Fingerabzug mit den Fingerspitzen deiner linken Hand von der Armbeuge oder dem Unterarm aus auf der Innenseite des Arms zu dem jeweiligen Finger, von dem du die Energie abziehst.
Wirkung: An den Fingerspitzen enden wichtige Meridiane. Durch den Fingerabzug leitest du überschüssige bzw. verbrauchte Energie aus den Meridianen ab und harmonisierst so den Energiefluss des jeweiligen Meridians. Außerdem dient der Fingerabzug deiner Zentrierung und Präsenz und eurer Entspannung, denn er ist leicht durchzuführen.

7. Die Zehen ausziehen

Bitte den Massage-Empfänger mit Worten wie: „Gib mir bitte deine Füße nach vorn“, seine Beine auszustrecken, sodass er mit geschlossenen, ausgestreckten Beinen vor dir sitzt. In dieser Haltung ist es für ihn oftmals bequem, wenn er sich mit seinen ausgestreckten Armen hinter dem Rücken abstützt. Streife nun nacheinander – wie beim Fingerabzug dargestellt – die Energie aus den Zehen ab. Beginne mit der kleinen Zehe des rechten Fußes und ende mit der großen Zehe des linken Fußes. Entdecke jede Zehe wie ein Geschenk, das dir der Empfänger darbietet.

Solltest du die Zehen aus irgendeinem Grund nicht als Geschenk empfinden, so gestatte dir deine Wahrnehmung: *Was ist, darf sein.* Finde nach Möglichkeit in die nicht-wertende Grundhaltung zurück und fahre mit der Behandlung fort.

Variante: Du kannst jeweils am Knie beginnend, über den gesamten Unterschenkel streichen, bis zu der Zehe, die du ausziehst.

8. Positionswechsel

Nun wechselst du die Position für den „Rück(en)-halt im Sitzen“: Stehe auf, gehe langsam und achtsam um dein Gegenüber herum und setze dich so hinter den Empfangenden, dass er seinen Rücken an deinen Oberkörper lehnen kann. Eure Verbindung besteht dabei natürlich fort. Du kannst diesen und jeden späteren Wechsel deiner Position nutzen, um dich mit deiner Wahrnehmung zu verbinden und dich in deinen Körper hinein zu entspannen. Wenn möglich bleibt eine Hand mit seinem Körper in Kontakt, während du deine Position wechselst.

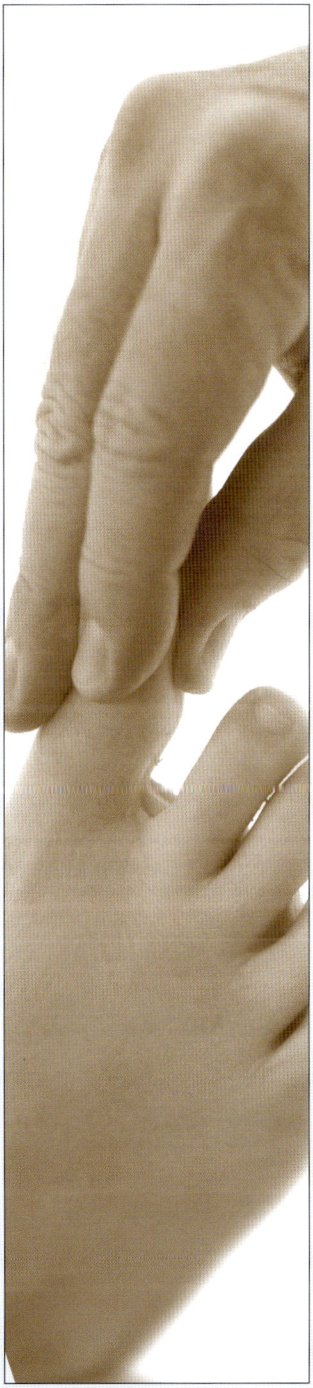

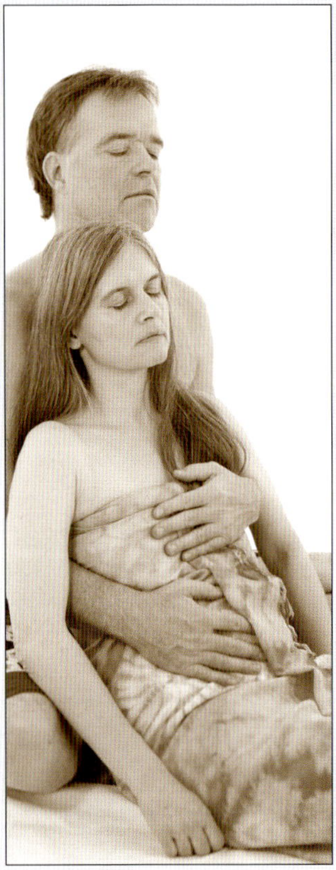

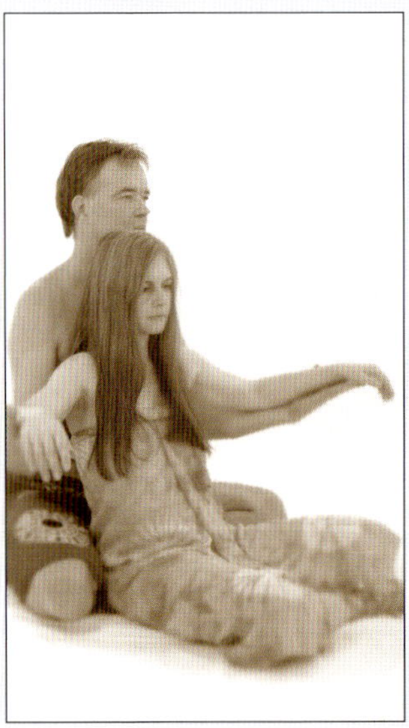

9. Rück(en)halt im Sitzen: Tandemflug

Du sitzt nun hinter der empfangenden Person. Achte darauf, dass du gut sitzt, um ihr von hinten Halt geben und so Sicherheit, Unterstützung und Geborgenheit schenken zu können. Hast du bisher auch dir selbst und deinen Wahrnehmungen Achtung, Respekt und Aufmerksamkeit geschenkt, kann es sich für dich anfühlen, als nähmest du auch dich selbst in den Arm, während du deinem Empfänger diesen Rückhalt gibst und ihn dabei von hinten mit deinen Armen umfängst.

Deute dem nun vor dir Sitzenden mit einem leichten Druck an seiner Schulter an, dass er seinen Oberkörper nach hinten sinken lassen und sich an dich anlehnen kann. Du signalisierst ihm so: „Du kannst dich fallen lassen. Ich bin für dich da. Ich gebe dir Halt, einen geschützten Raum, Sicherheit und Geborgenheit. Ich lade dich ein, mir zu vertrauen."

Lege deine linke Hand auf seinen Herzbereich, während sein Oberkörper sich an deinen Oberkörper lehnt, die rechte legst du sanft auf seinen unteren Bauch. Erlaube dem Empfänger, tief loszulassen, alle Spannungen abfließen und sich von dir tragen und halten zu lassen. Zum Abschluss des „Rück(en)halts" neige den Oberkörper des Empfängers in die Senkrechte, um ihm zu zeigen, dass er jetzt wieder selbstständig sitzen soll.

Varianten: Du kannst den Empfänger im „Rück(en)halt im Sitzen" auch sanft wiegen und mit ihm gemeinsam atmen und dich so auf ihn einstimmen. Oder du schiebst deine Arme unter seine, sodass seine auf deinen Armen aufliegen, und bewegst deine Arme nun in der Luft wie ein

Vogel seine Schwingen. Erlebe, wie die Arme des Empfängers, sich dabei mit deinen bewegen. Diese Übung lockert und entspannt; sie vermittelt ein Gefühl von Freiheit und Getragensein. Beende das Fliegen, indem du die Arme des Empfängers wieder sanft ablegst.

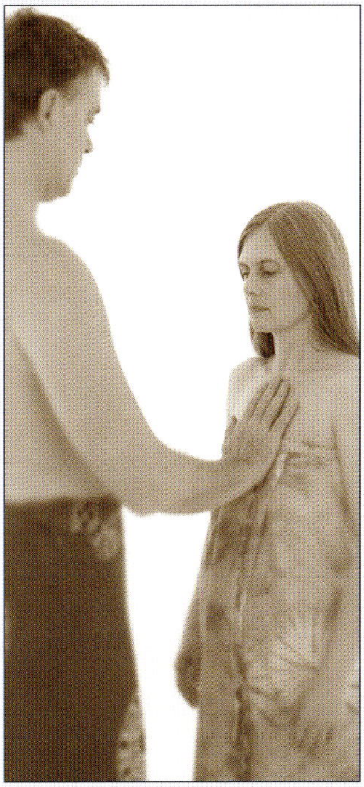

10. Herzensberührung von vorn im Stehen: Die Lotosblüte

Stehe behutsam und achtsam auf, gehe um deinen Partner herum und sage zu ihm: „Stelle dich bitte vor mich hin." Wenn ihr einander gegenübersteht, lege deine rechte Hand auf seinen Herzbereich. Erscheint es dir stimmig, kannst du zusätzlich seine rechte Hand auf dein Herz legen. Spüre in dein Herz hinein und stelle dir vor, wie deine Herzensenergie von deinem Herzen über deine rechte Hand zu seinem Herzen fließt.

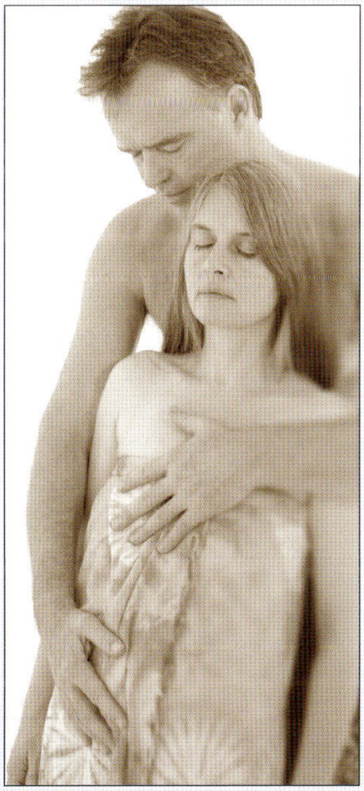

11. Herzensberührung von hinten im Stehen

Jetzt hast du zum Vertrauen eingeladen und einen Raum für Entspannung und Geborgenheit aufgebaut. Als Nächstes vertiefst du nun die Begegnung und deine Verbindung zur empfangenden Person.

Für die „Herzensberührung von hinten im Stehen" löse deine rechte Hand achtsam vom Herzen des Empfangenden, gehe um ihn herum und stelle dich direkt so hinter ihn, dass er deinen Oberkörper in seinem Rücken spürt. Nun legst du deine linke Hand auf den Bereich seines Herzens, deine rechte Hand auf sein Sexualzentrum. So schaffst du erneut den Kontakt zwischen Sexual- und Herzzentrum. Stimme dich auf den Atemrhythmus des vor dir Stehenden

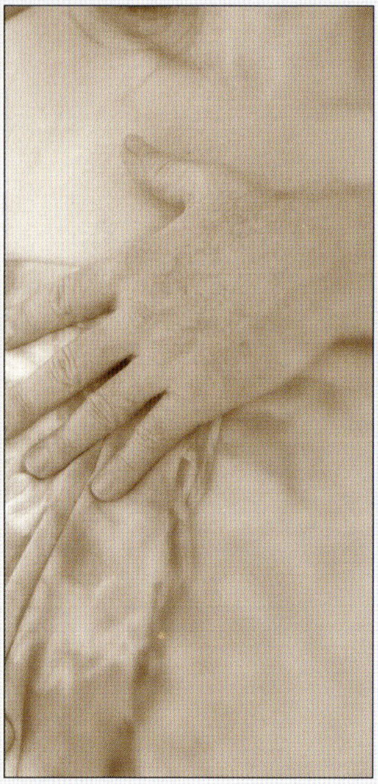

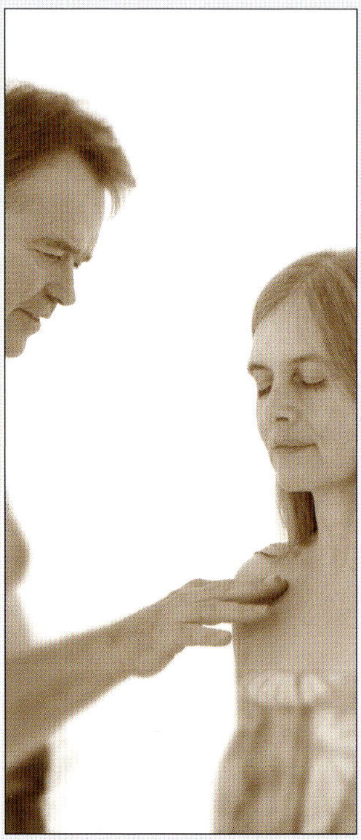

ein und signalisiere ihm dann mit deiner linken Hand, dass er sich im Stehen leicht nach hinten lehnen kann, wenn er das möchte. Wenn er sich an dich anlehnt, mache dir deutlich bewusst, dass *du ihm* in dieser Position Halt, Stabilität und Rahmen schenkst und nicht er dir. Denn wenn du als Masseur hier nicht ganz achtsam bist, mag gerade diese Position dich dazu verführen, dich selbst ein wenig anzulehnen und auszuruhen, das wissen wir *(Tomas und Klaus Jürgen)* aus eigener Erfahrung.

12. Der tantrische Glücksfaden

Stelle dich jetzt wieder vor die empfangende Person. Nun gehst du langsam und achtsam im Uhrzeigersinn in engem Kreis um ihren Körper herum. Dabei gleitest du mit deiner rechten Hand spiralförmig, beim Scheitelpunkt ihres Kopfes beginnend, sachte nach unten, bis du bei ihren Füßen angekommen bist. Dein Zeigefinger streicht dabei leicht über ihren Körper. Dein Finger folgt also auf dem Körper der empfangenden Person der Bahn einer Spirale, die vom Kopf beginnend den Körper umkreist und an den Füßen endet. Auf dieser Spirallinie berührst du jetzt ihren ganzen Körper. Lasse dich darauf ein. Ehre diesen Körper bewusst mit dieser Berührung.

Ziel: Du ehrst den Körper des Empfangenden ganz bewusst. Indem du ihn nun mit dem „Glücksfaden“ umspinnst, wird er sich außerdem seiner gesamten Körperlichkeit neu gewahr – vom Scheitel bis zur Zehenspitze. Du lädst ihn und dich selbst ein, sich/dich in seiner Ganzheit wahrzunehmen und sich seiner Sinnlichkeit zu öffnen.

13. Niederwerfung: Demut und Verehrung

An den Füßen angekommen, kniest du dich vor den vor dir stehenden Massage-Empfänger und legst deine beiden Hände auf seine Füße. Verneige dich vor ihm. Wenn es für dich stimmig ist, sprich einen Satz der Verehrung wie: „Ich verehre dich als einen Aspekt des höchsten Weiblichen/der Göttin/des höchsten Männlichen/Gottes“ oder *„Om namah Shakti/Om namah Shivaja!“* (Auf Deutsch: Ich verbeuge mich vor der höchsten Göttin Shakti/dem höchsten Gott Shiva in dir!) Du kannst seine Füße küssen – der Fußkuss, auch *Babussi* genannt, ist ein Zeichen tiefster Verehrung.

Vor einem Menschen niederzuknien ist eine Geste der Demut, die dich darin unterstützt, ganz in die Rolle des Dienenden zu gelangen. Spüre, wie diese Demutsgeste sich in dir anfühlt: Was erfährst du dabei über dich selbst?

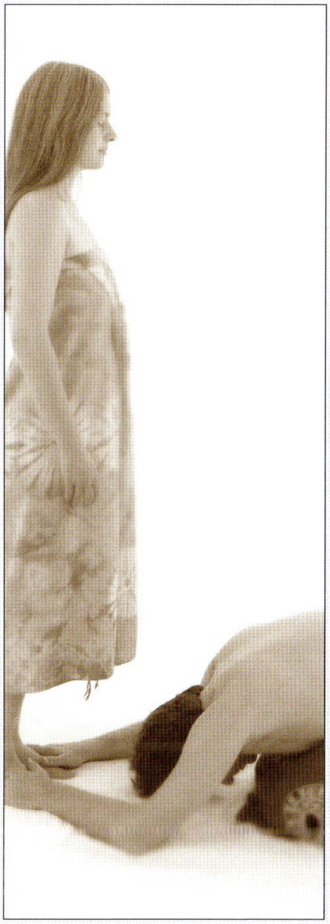

Die Erweckung

14. Entkleidung: Fallende Blätter

Jetzt entkleidet ihr euch. Du beginnst. Stelle dich vor den Partner und lege achtsam und bewusst deinen Lunghi (dein Hüfttuch) oder Kimono ab. Führe jeden Handgriff in Ruhe aus. Nimm wahr, wie es sich jetzt gerade für dich anfühlt, nackt vor deinem Massage-Partner zu stehen. Entkleide dann den vor dir stehenden Empfänger mit derselben freundlichen Achtsamkeit und Ruhe. Du kannst den Stoff des Lunghi oder Kimonos nach dem Lösen des Knotens sanft und spielerisch über seinen Körper gleiten lassen. Nimm wahr, dass ihr euch jetzt zum ersten Mal nackt gegenübersteht – ein intimer Augenblick. Lege die Lunghis achtsam beiseite.

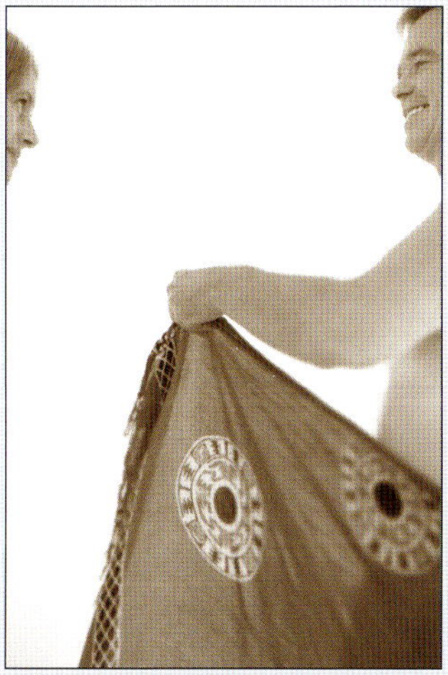

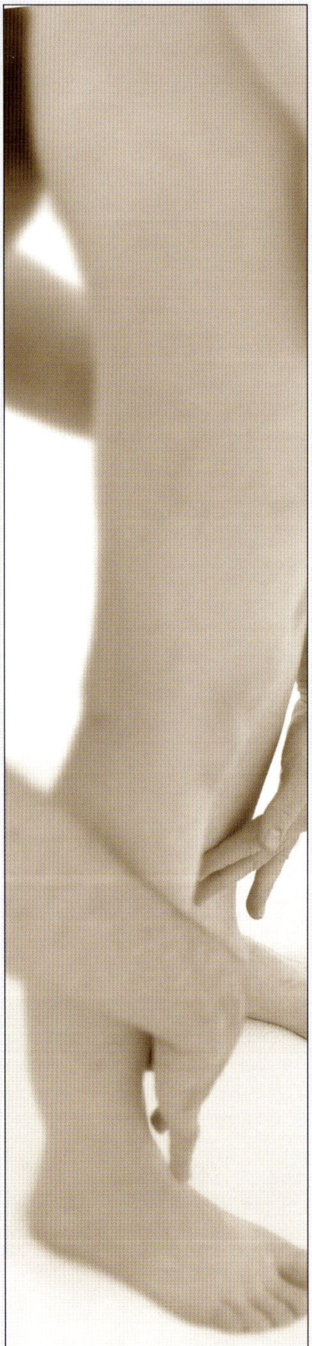

I

15. Großer Energiekreislauf: Woge der Erweckung

Den Großen Energiekreislauf zeichnest du mit deinen Handinnenflächen oder deinen Fingerspitzen nach. Während dein Massage-Partner weiterhin steht, gehst du hinter ihm in die Hocke. Greife mit den Armen von außen um seine Beine herum an die Innenseiten der Fußknöchel. Lasse deine Hände von seinen Knöcheln die Beininnenseite bis zur Leiste hinaufgleiten. Mit der weiteren Hand- und Armbewegung mitfließend, erhebst du dich langsam. Von der Leiste aus streichst du nun weiter über die Vorderseite seines Rumpfes bis zur Brustmitte. Dort löst du deine Hände behutsam, greifst von außen und oben über die Schultern der empfangenden Person und setzt die gleitende Berührung von der Brustmitte aus nach oben zu den Schultern hin fort.

Jetzt streichst du mit deinen beiden Händen synchron an den Innenseiten des rechten und des linken Armes gleichzeitig nach unten bis zu den Handinnenflächen. Dort angekommen, wanderst du über die Fingerspitzen zum Handrücken und von da aus an den Außenseiten der Arme wieder hoch zu den Schultern. Über die Schlüsselbeine fährst du zum Hals. An dessen Vorderseite streichst du empor zum Kinn, dann über die mittlere Gesichtslinie nach oben über Mund und Nase zur Stirn. Dort fährst du weiter übers Schädeldach und von da aus von der Mitte der Kopfrückseite über Nacken, Rücken, Po und Beinrückseite nach unten zur Ferse hin. Dieser Bewegung folgend, gehst du nun wieder in die Hocke. Von der Ferse aus schließt du den Strich über die Fußrücken bis zu den Zehen und über sie hinausgleitend ab.

Wiederhole diesen Großen Energiekreislauf noch zweimal, sodass du ihn insgesamt dreimal gemacht hast.

Während du auf der Körpervorderseite eher sanft dahingleitest, kannst du auf der Körperrückseite kräftiger arbeiten. Die „männliche" (Yang-)Körperrückseite verträgt etwas mehr Druck als die „weibliche" (Yin-)Körpervorderseite.

Wirkung: Mit dieser Abfolge zeichnest du den großen Yin-Yang-Kreislauf nach und unterstützt den Yin- und Yang-Energiehauptstrom im Körper. Du folgst der Flussrichtung der Yin-Energie auf den Innenseiten von Beinen und Armen und der Körpervorderseite aufwärts und der Richtung der Yang-Energie auf der Körperrückseite und den Außenseiten von Armen und Beinen nach unten. Der Große Energiekreislauf endet mit der Yang-Bewegung: dem Ausstreichen über die Fußknöchel, die Fußrücken und die Zehen hinaus.

16. Zweiter Herzenskontakt von vorn: Die Lotosblüte

Nun stelle dich vor die empfangende Person. Lege deine rechte Hand noch einmal auf ihren Herzbereich. Und lege ihre rechte Hand auf dein Herz. Halte kurz inne. Bitte sie dann sich hinzulegen, indem du sagst: „Lege dich bitte vor mich hin auf deinen Bauch."

17. Wind und Welle

Dein Partner liegt nun vor dir auf dem Bauch. Lege den Lunghi sanft über seinen Körper, sodass sein Kopf ebenfalls bedeckt ist. Dann kniest oder sitzt du zu seinen Füßen, fasst den Lunghi am unteren Ende, hebst ihn leicht an und lässt ihn

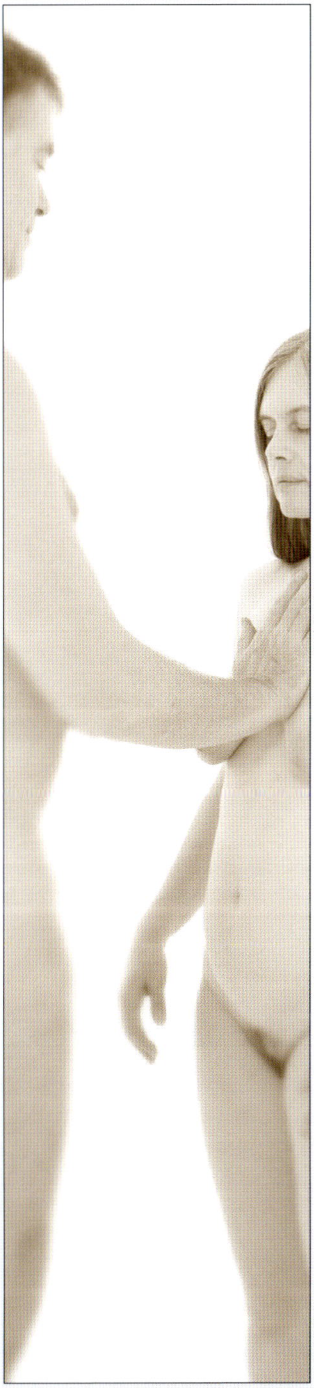

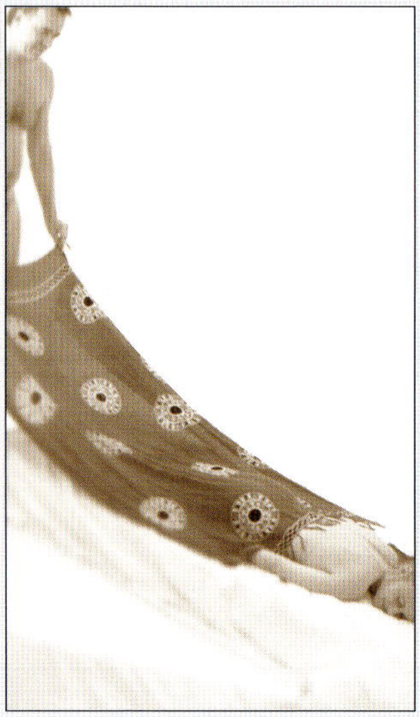

wieder sinken. Hebe und senke das Tuch so, dass eine „Luftwelle“ unter dem Stoff entsteht, die der Empfänger auf der Haut spürt. Du erzeugst mit dem Tuch also einen Lufthauch, der über die Körperrückseite deines Partners weht. Diese Bewegung heißt „Wind machen“. Wiederhole sie zwei- oder dreimal sehr bewusst und achtsam. Der Lunghi sollte nach jeder Welle wieder auf den Körper des Empfängers zurückgleiten.

18. Den Lunghi abziehen: Das sinnliche Tuch

Jetzt entfernst du das Hüfttuch. Ziehe es dazu langsam über die Füße des vor dir liegenden Empfängers ab – Zentimeter für Zentimeter.

Phase II: Rückenmassage „Yang-Tanz“

II

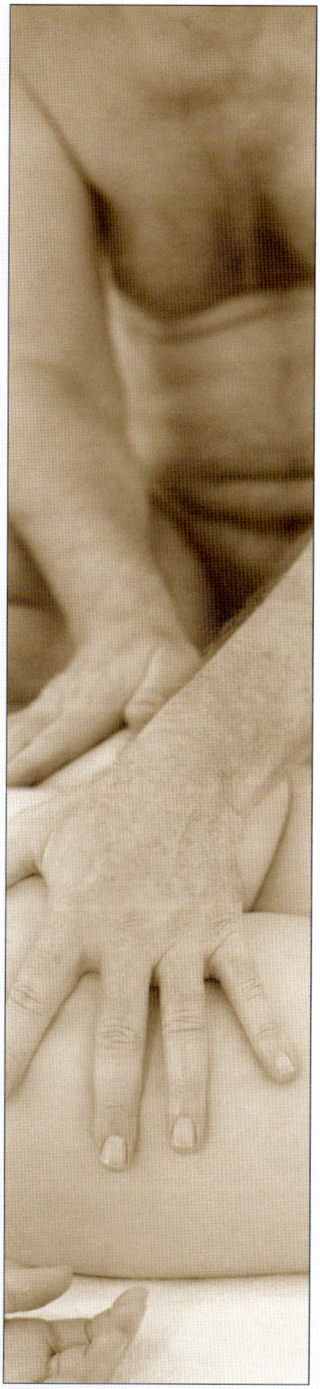

Die *fünf Fürstentümer*, die du in der zweiten Phase bei der Rückenmassage berühren wirst, sind Kopf und Nacken, Rücken, Po, Beine, sowie Arme. Berührungen auf der Rückseite des Körpers werden gewöhnlich als weniger intim erlebt als solche auf der Vorderseite. Indem du zuerst den Rücken massierst, erlaubst du deinem Partner, sich nach und nach auf die zunehmende Intimität und Intensität deiner Berührungen einzulassen.

Der Rückseite des Körpers wird die Qualität „Yang“ zugeordnet, die dynamisch, männlich, kräftig und mehr nach außen gerichtet ist. Die Rückseite ist nicht so schutzbedürftig und verträgt etwas mehr Druck. Während der Massage der Körperrückseite arbeitest du besonders mit den vier Gegensätzen: kräftige und zarte Berührungen, Energie wecken und verteilen, Aktivität und Ruhe, Yin- und Yang-Energie (siehe Seite 122 f.).

1. Auf etwas kräftigere, dynamische Griffe folgen zarte Berührungen, sodass ein anregendes Wechselspiel entsteht (erstes Gegensatzpaar).
2. Außerdem berührst du einzelne genau und bewusst begrenzte Körperbereiche gezielt und intensiv. Die so geweckte Energie (Konzentration) verteilst du dann über die gesamte Fläche der Körperrückseite, damit sie sich ausdehnen kann (zweites Gegensatzpaar).
3. Im dritten Gegensatzpaar wechselst du zwischen Aktivität und Ruhe ab: Baue in die Massage der Körperrückseite mindestens eine Ruhepause ein, indem du beispielsweise eine Hand auf Höhe des Herzzentrums auf dem

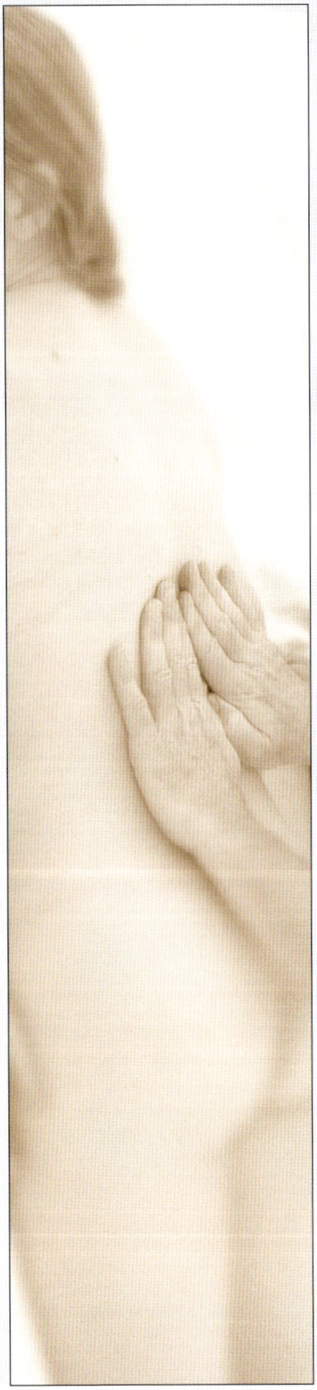

Rücken ruhen lässt und die andere auf dem Steißbein (in Höhe des Sexualzentrums). Die Länge der Ruhepausen gestaltest du intuitiv.

4. Die Yin- und Yang-Körperregionen aktivierst du durch die festgelegten Richtungen der streichenden Bewegungen (zum Beispiel im „Yang-Reigen“ und bei den Beingriffen) und die Abfolge der Griffe zum Energieausgleich („Polarisieren I“ und „Polarisieren II rechts und links“; viertes Gegensatzpaar). Bei der Massage der Körperrückseite regst du den Yang-Energiefluss an und harmonisierst ihn: Die Rückseite „wacht auf“, Verspannungen werden gelöst, Vertrauen wird aufgebaut.

Die Massage der Körperrückseite gliedert sich in drei Abschnitte: Du beginnst mit Nacken und Kopf und beziehst dann Rücken, Po und Arme mit ein (erster Abschnitt). Danach wendest du deine Aufmerksamkeit noch einmal dem Po und dem Hüftbereich zu (zweiter Abschnitt) und anschließend Beinen und Füßen (dritter Abschnitt).

So wird nach und nach die gesamte Körperrückseite belebt. Zum Abschluss legst du dich (falls der Partner das nicht im Vorgespräch abgelehnt hat) mit deinem ganzen Körpergewicht auf den Empfangenden und atmest gemeinsam mit ihm. Die Griffabfolgen *Polarisieren I* und *Polarisieren II* dienen der Aktivierung und dann dem Ausgleich der Yin- und Yang-Energiekräfte im Körper.

Einstimmung

1. Polarisieren I (Der erste Ausgleich): Rückenfluss

Setze oder knie dich auf Hüfthöhe auf die rechte Seite des Empfängers. Fahre mit deiner rechten

Handfläche („Yang-Hand“) von der linken Schulter über die gesamte linke Seite des Rückens (Yin-Körperhälfte), dann die Rückseite des linken Beines hinab bis über die Zehen hinaus. Dann nimm deine linke Hand („Yin-Hand“) und lasse sie, von der rechten Schulter der vor dir liegenden Person beginnend, über ihre gesamte rechte Körperrückseite (Yang-Körperhälfte) bis zum rechten Fuß gleiten. Deine linke Hand bleibt auf ihrer rechten Fußsohle liegen. Nun fahre mit der rechten Hand von ihrer linken Schulter bis zur linken Handfläche und lasse deine rechte Hand dort liegen. Streiche jetzt mit der linken Hand den rechten Fuß aus. Deine rechte Hand bleibt auf der linken Handfläche liegen, während du mit der linken Hand von der rechten Schulter bis zur rechten Hand streichst, wo du sie ruhen lässt. Spüre kurz nach, während deine linke Hand in der rechten Hand des Empfängers und deine rechte Hand in der linken Hand des Empfängers ruht.

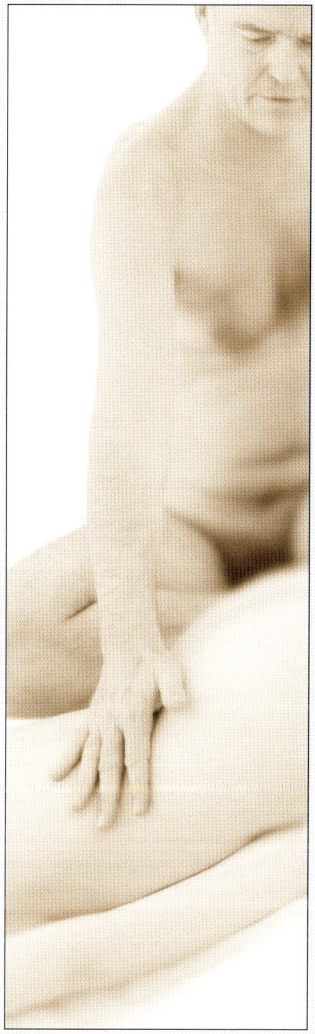

Wirkung: Indem du die (linke) Yin- und die (rechte) Yang-Körperseite mit deinen jeweils entgegengesetzten Körperseiten verbindest, unterstützt du die energetische Harmonisierung sowohl im Körper der empfangenden Person als auch in deinem eigenen Körper.

2. Positionswechsel

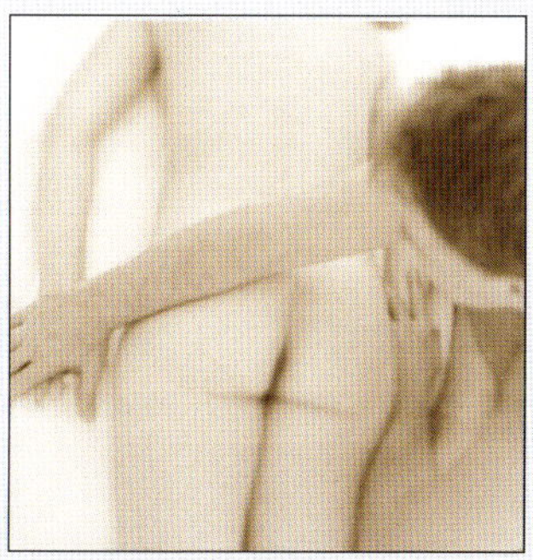

Wechsle deine Position und setze dich an das Kopfende des vor dir Liegenden. Achte darauf, dass du den Körperkontakt zum Empfänger mit leichter Berührung hältst, während du die Position wechselst. So bleibt die Verbindung zwischen euch deutlich erhalten und dein Massage-Partner

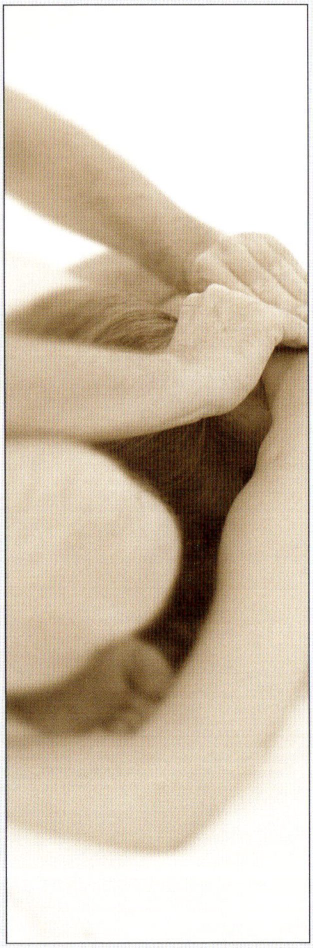

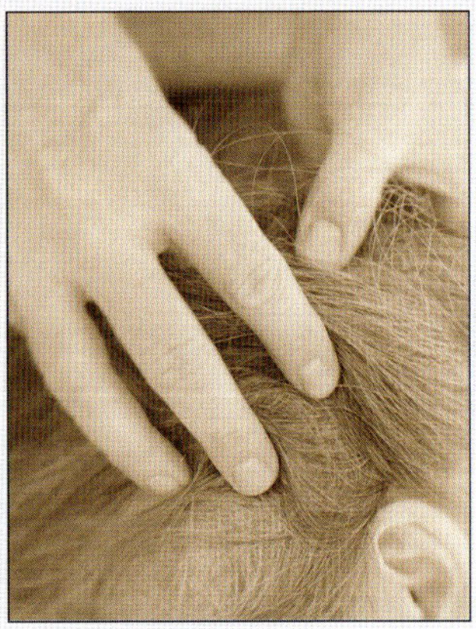

weiß, wo du dich gerade aufhältst, falls er seine Augen geschlossen hat. Achte darauf, dass du wirklich bequem sitzt.

Nacken und Kopf: Drei Griffe zum Kronenweg

Nach den Ausstreichungen der Polarisierung näherst du dich dem Empfänger nun durch kleinere und intensivere Griffe. Du entspannst seine Nackenmuskeln. Der Kopf wird entstresst. Vorhandener (mentaler) Druck löst sich. An einer sensiblen Körperregion vermittelst du deinem Massage-Partner jetzt deine Achtsamkeit und Präsenz.

3. Nacken-Massage

Beginne damit, den Nacken in Richtung Schädelbasis zu massieren. Lasse dich dabei von deiner Intuition leiten. Die Nackenmassage ist das erste Haupttor zur Entspannung

4. Kopfhaut-Massage

Massiere mit den Fingerspitzen die gesamte Kopfhaut in kleinen kreisenden Bewegungen, so wie du es vielleicht beim Friseur vom Haarewaschen kennst ... sei dabei präsent, liebevoll und achtsam zugewandt.

Wirkung: In der Kopfhaut enden unzählige Nerven. Bei der Massage wird nicht nur ein warmes, wohliges Gefühl auf der Kopfhaut erzeugt, sondern auch ein subtiles Nervenfeuer entfacht.

5. Haargriff: Die Haare entstressen

Greife mit beiden Händen ganz sanft in die Haare und ziehe synchron und gleichmäßig die

Energie mit den Fingerspitzen heraus, indem du deine Finger von den Haarwurzeln bis zu den Haarspitzen gleiten lässt. Bei kurzen Haaren setzt du die Bewegung über die Haarspitzen hinaus in der Luft fort, so, als hättest du sehr lange Haare zwischen deinen Fingern. Bei einer Glatze führst du die Bewegung ebenfalls so aus, als hätte dein Empfänger lange Haare.

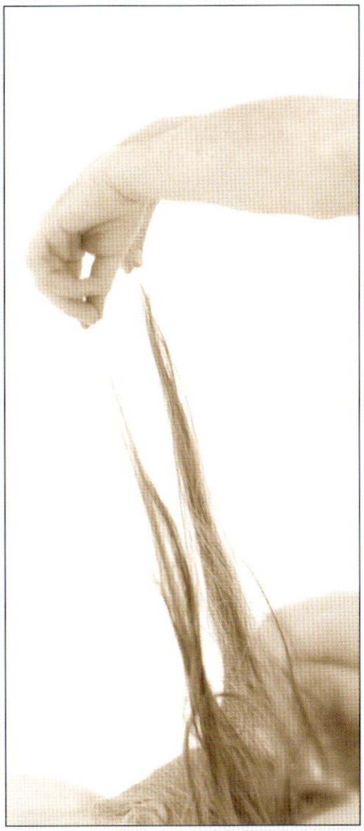

Der Yang-Reigen: Vier Rückengriffe

Du bleibst am Kopfende sitzen und beginnst jetzt, mit Öl zu arbeiten. Da warmes Öl wesentlich angenehmer ist als kaltes, empfiehlt es sich, das Öl vorher anzuwärmen. Idealerweise eignen sich dafür ein Babyflaschenwärmer oder ein Stövchen. Du kannst die Ölflasche vor Beginn der Massage auch auf die Heizung legen oder in ein warmes Wasserbad stellen.

Gieße das Öl in deine Hand, verteile es zuerst leicht in deinen Handflächen und danach mit sanften, fließenden Bewegungen auf dem Rücken der Person, die massiert wird. Du kannst natürlich auch ohne Öl arbeiten, je nach Wunsch, Vorlieben und Intuition des Empfängers.

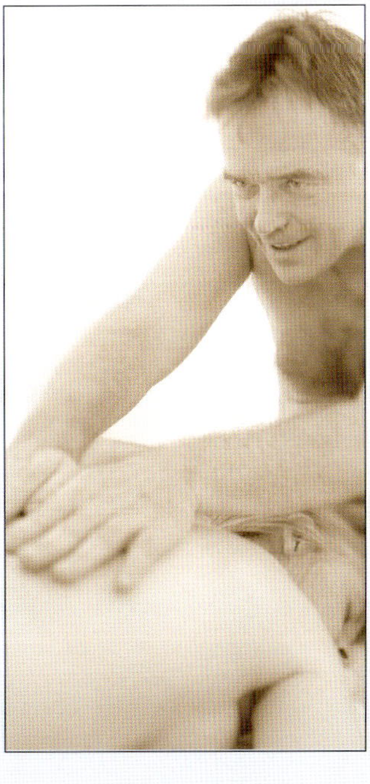

6. Großes Ausstreichen

Beginne die Rückenmassage mit großen streichenden Bewegungen über den Rücken und die Außenseiten des Körpers. Lasse je eine Hand synchron die rechte und die linke Rückenhälfte in ihrer ganzen Länge vom Nacken zur Hüfte hinuntergleiten und an den Körperaußenseiten wieder hinauf. Wenn du magst, kannst du beim Hinunterstreichen auch mit den Innenseiten deiner Unterarme arbeiten. Dreimal wiederholen.

II

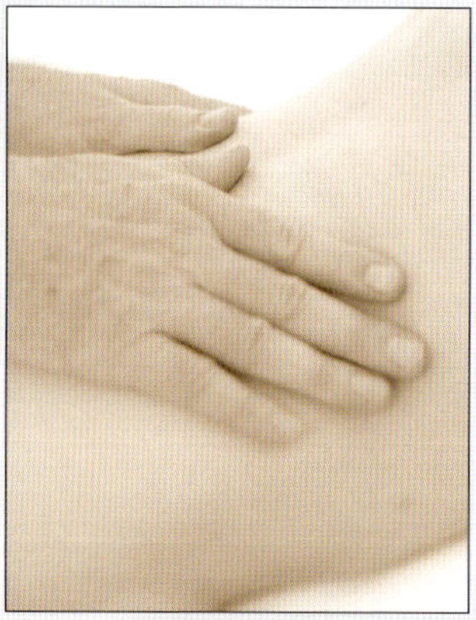

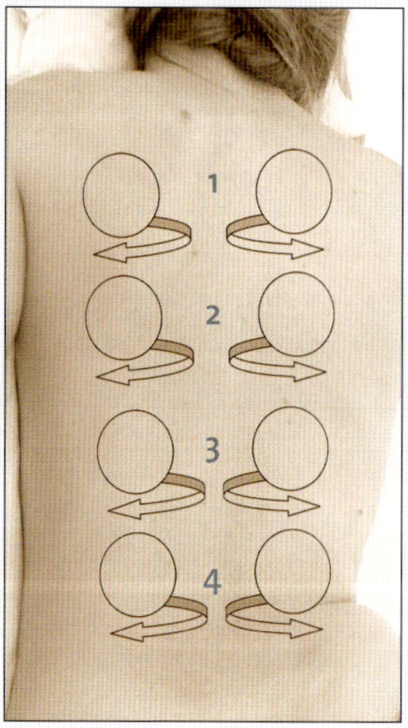

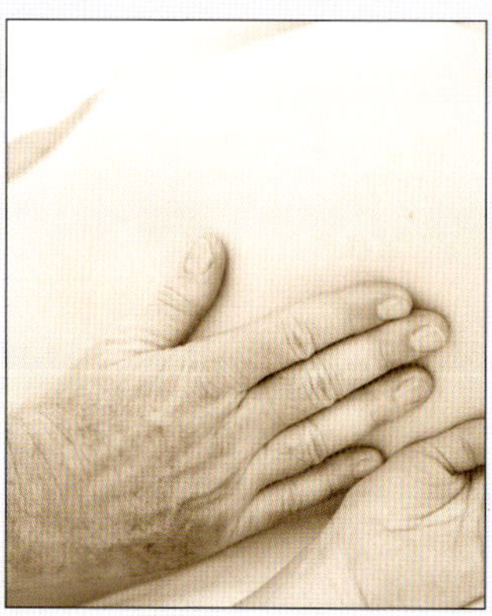

Wirkung: Wenn du den Rücken deutlich spürbar, großflächig und achtsam ausstreichst, wird die Sinnlichkeit des Rückens erweckt. Die großen Muskeln können nun als Leiter für sinnliche Energieströme zur Verfügung stehen. Der Empfänger spürt seine Kraft und fühlt sich geborgen und gehalten, wenn du mit den Händen an den Körperaußenseiten nach oben gleitest.

Nachdem du den Rücken wach gestrichen hast, wendest du jetzt die folgenden vier Rückengriffe an:

7. Vier Kreise (1. Rückengriff)

Lege für diesen ersten Rückengriff deine Hände auf Höhe der Schulterblätter rechts und links neben die Wirbelsäule des Empfangenden, wobei deine Daumen direkt neben der Wirbelsäule ruhen. Du arbeitest jetzt mit beiden Händen synchron: Deine rechte streicht auf einer Kreisbahn über die linke Seite des Rückens, deine linke Hand streicht auf einer Kreisbahn über die rechte Seite. Beginne diese Kreise gleichzeitig rechts und links direkt neben der Wirbelsäule. Fahre von dort aus zunächst mit beiden Händen synchron nach unten Richtung Hüfte und dann weiter jeweils zu den Körperaußenseiten. Dort angekommen, vollendest du die Kreise, indem du rechte und linke Hand wieder zu ihren Ausgangspunkten rechts und links neben der Wirbelsäule zurückgleiten lässt. Berühre dabei die Wirbelsäule nicht und wenn doch, dann möglichst ohne Druck. Wiederhole diese kreisförmige Bewegung noch dreimal und beginne und beende sie jeweils ein Stückchen weiter unten neben der Wirbelsäule. Mit dem letzten Kreis beginnst du dann direkt über dem

Po. Von dort aus streichst du nach unten in einem Halbkreis zu den Außenseiten der Hüfte. Dort angekommen, fährst du mit den Handflächen an der Körperaußenseite entlang zurück zu den Schulterblättern.

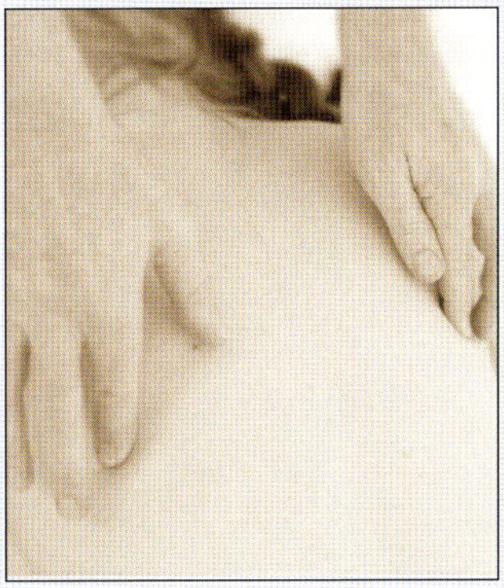

8. Fischgrät (2. Rückengriff)

Jetzt liegen deine Handflächen wieder links und rechts neben der Wirbelsäule auf Höhe der Schulterblätter der empfangenden Person. Von hier aus fährst du mit dem Zeigefinger oder Daumen jeder Hand auf gleicher Höhe zwischen den Rippenbögen nach außen – die rechte Hand gleitet zur linken, die linke zur rechten Körperaußenseite. Wenn du an den Seiten angekommen bist, nimmst du die Hände vom Körper und setzt mit den Daumen wieder neben der Wirbelsäule beim nächsten Rippenpaar an. Auf diese Weise wanderst du Rippenpaar für Rippenpaar den Rücken hinab. Wenn du am untersten Rippenbogen angekommen bist, fährst du an den Außenseiten des Rumpfes wieder nach oben bis zu den Schultern.

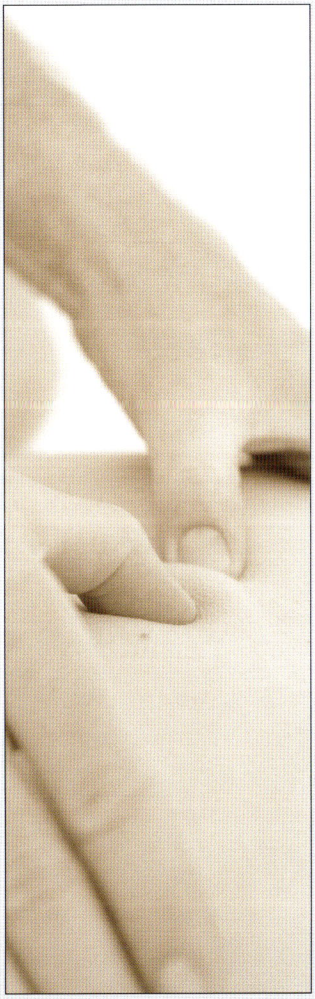

Wirkung: Mit dem großen Ausstreichen zu Beginn der Rückenmassage setzt du vertikale Reize, mit den darauffolgenden vier Kreisen horizontale. Beim „Fischgrät" liegt die Konzentration auf der horizontalen Anregung. Er wird oftmals als eine tiefe Entspannung des gesamten Torsos empfunden. Zugleich stärkt er den Rücken. Indem du synchron arbeitest, harmonisierst du rechte und linke Hälfte des Rückens.

9. Die Daumenrille (3. Rückengriff)

Fahre mit beiden Daumen gleichzeitig rechts und links neben der Wirbelsäule vom Nacken bis

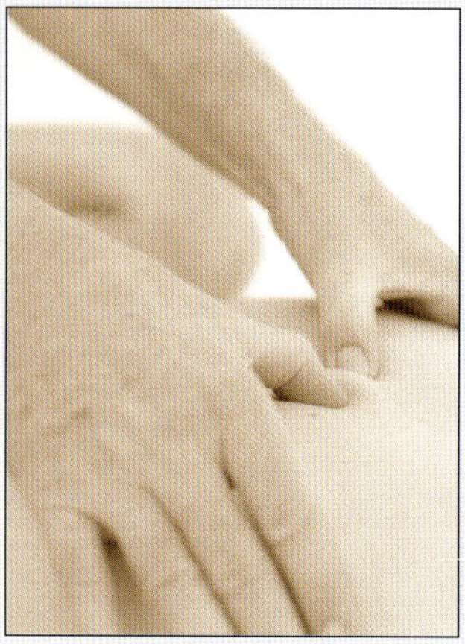

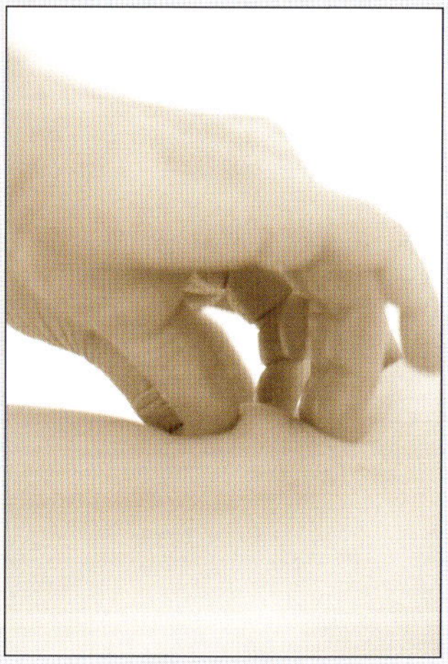

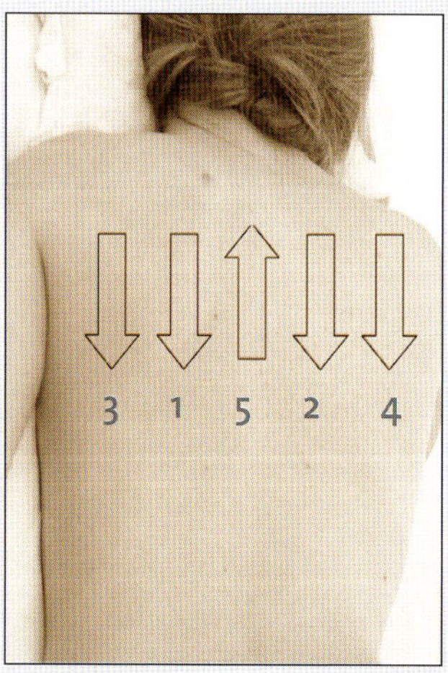

zum Steißbein hinab. Dort angekommen, lässt du beide Handflächen synchron vom Steißbein rechts und links nach außen zu den Flanken gleiten. Streiche mit beiden Handflächen dann wieder an den Außenseiten bis zu den Schultern hinauf und weiter bis zum Ausgangspunkt am oberen Rücken direkt rechts und links neben der Wirbelsäule. Wenn du magst, kannst du den Oberkörper des Empfängers beim Hinaufstreichen leicht zu beiden Seiten wiegen.

Wirkung: Das Nach-unten-Streichen unterstützt den Energiefluss im Lenkergefäß. Wenn du über die Außenseiten wieder nach oben gleitest, fühlt sich der Empfangende gehalten und geborgen.

10. Spinnenbeine (4. Rückengriff, Bindegewebsgriff)

Jetzt fährst du mit beiden Daumen den Rücken hinab, während deine Finger vorankrabbeln wie die Beine einer Spinne. Dadurch rollst du eine Hautfalte zwischen deinen Fingern und deinen Daumen vom Nacken bis zum Po-Ansatz.

Du beginnst auf der linken Körperseite direkt neben der Wirbelsäule. Beide Hände wandern jetzt nebeneinander zum Po-Ansatz hinab. Von dort gleitest du mit den Handflächen rechts und links an den Flanken wieder nach oben. Nun ist die rechte Körperseite an der Reihe. Danach arbeitest du mit dem Bindegewebe auf der linken Körperhälfte relativ nah der Körperaußenseite. Das Gleiche wiederholst du auf der rechten Seite. Nun arbeitest du von unten nach oben: Hebe mit Zeigefinger und Daumen beider Hände die Haut direkt über der Wirbelsäule ab und lasse sie danach wieder los. Wandere auf diese

Weise immer ein Stück höher, bis du wieder am Nacken angekommen bist.

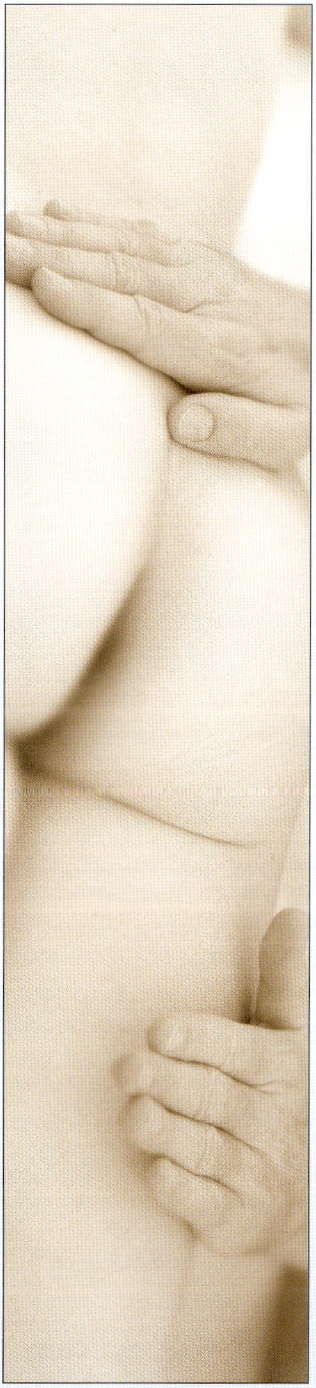

Flug zum Feuer des Ursprungs

Bislang hast du die Feinheit der Wahrnehmung geweckt und die Körperenergie harmonisiert. Mit den nachfolgenden Übungen regst du nun die Sexualenergie im Beckenbereich gezielt von der Körperrückseite und damit von der Yang-Seite her an. Im Verständnis des Tantra liegt unsere Sexualenergie in unserem Becken wie in einer Wanne. Im Taoismus nennt man den Beckenbereich deshalb auch „Quelle des Ursprungs“.

Wirkung: Du zauberst einen leichten Wellenschlag in das Becken der Lust und nährst das „Feuer des Ursprungs“.

11. Positionswechsel

Führe den Positionswechsel möglichst mit Körperkontakt aus und setze dich in Beckenhöhe auf die rechte Seite der liegenden Person mit Blick zu ihrem Kopf.

12. Das Becken schaukeln

Lege deine rechte Hand in die Mitte ihres unteren Rückens und lasse ihr Becken sanft nach rechts und links schaukeln (etwa zweimal pro Sekunde). Mit deiner linken Hand gibst du den Oberschenkeln und Beinen zusätzlich Impulse, sodass sie mitschwingen.

Wirkung: Die Sexualenergie wird angeregt. Der Oberkörper weitet sich für den Atem und der ganze Körper entspannt sich und wird locker.

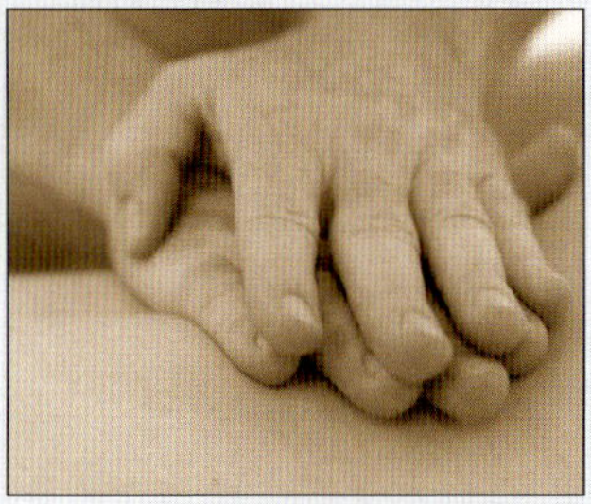

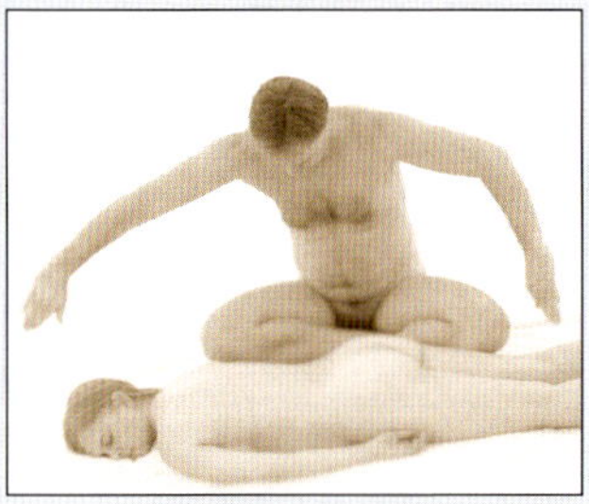

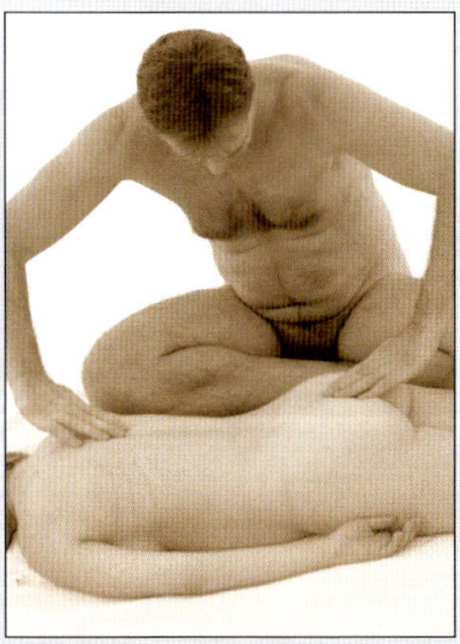

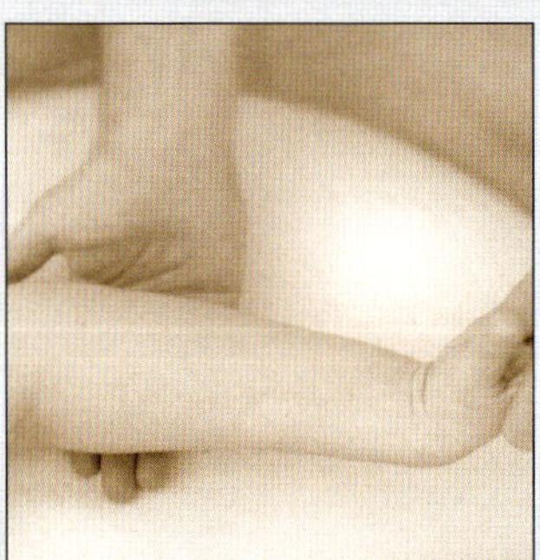

13. Vibrator und Engelsflügel

Deine rechte Hand liegt weiterhin auf dem unteren Rücken der empfangenden Person. Lege deine linke Hand auf deine rechte und bringe mit einer winzigen kreisenden Bewegung beider Hände das Kreuzbein mit steigender Intensität und Frequenz zum Schwingen. Gleite, den Körper auf diese Weise in Schwingung versetzend, mit den Händen die Wirbelsäule hinauf bis zur Mitte des Rückens. Hier löst du beide Hände voneinander, wobei die rechte Hand nach oben bis zur höchsten Stelle des Kopfes und darüber hinaus und die linke gleichzeitig nach unten bis über das Steißbein hinaus streicht. Löse beide Hände mit Schwung von Kopf und Steißbein.

Wirkung: Du bereitest die Öffnung des Energiekanals vor, der vom Becken bis zum Kopf führt, sodass die Sexualenergie vom Becken die Wirbelsäule emporsteigen kann.

14. Ruheposition

Lege deine rechte Hand auf das Herzchakra deines Empfängers und deine linke auf sein Sexualchakra, um ihm Raum zu geben, die Empfindungen nachklingen zu lassen.

Arme und zweiter Ausgleich

15. Den rechten Arm lockern: Flügelbrise I

Wende das Gesicht des Empfängers nun so, dass es nach links schaut. Du sitzt noch immer rechts neben ihm, hebst seinen rechten Arm leicht an und schüttelst oder schaukelst ihn sanft, um ihn zu lockern. Fasse den Arm an Ellenbogen und Handgelenk und ziehe ihn ganz leicht aus dem

Schultergelenk heraus. Die Handfläche zeigt dabei zum Boden. Lege den Arm wieder ab. Massiere den ganzen Arm intuitiv knetend und streichend mit fließenden Bewegungen.

Wirkung: Unsere Arme sind die Verlängerung unseres Herzens. Mit den Händen „handeln" wir, wir packen zu, begreifen das Leben ... Störungen im Energiefluss der Arme und Hände äußern sich oftmals in einem Gefühl der Kälte und Energielosigkeit. Vielen Menschen fällt es schwer, dem Masseur ihren Arm anzuvertrauen, doch nach der Massage spüren sie, wie wichtig es war, dass auch die Arme einbezogen wurden. Indem der Arm aus der Schulter herausgezogen wird, werden die Gelenke gedehnt und geöffnet und Arme und Hände lockern sich und können entspannen. Die Arm- und Handmassage unterstützt den freien Energiefluss bis in die Fingerspitzen.

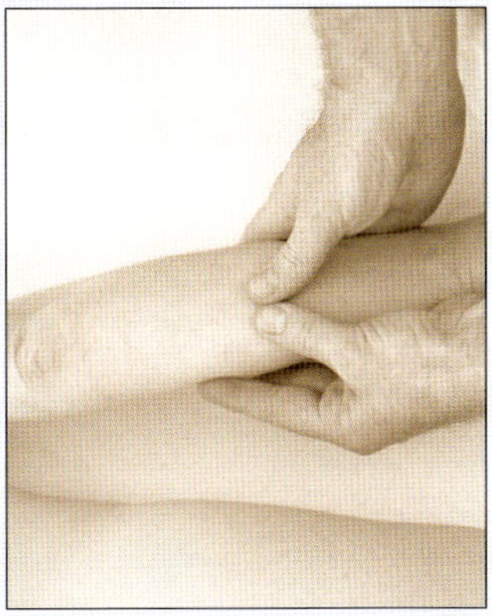

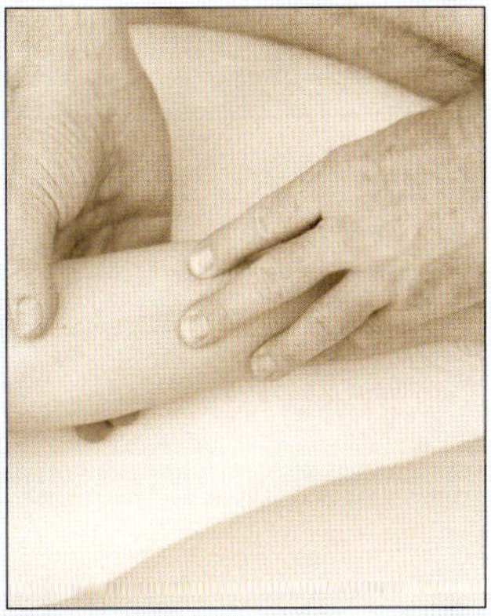

16. Polarisieren II, rechts

Jetzt gleichst du Yin- und Yang-Energien im Körper aus und förderst die Synchronisation der Gehirnhälften sowohl beim Empfangenden als auch bei dir. Halte jedes Mal, wenn du eine ganz bestimmte Position eingenommen hast inne, um dich ganz bewusst dem Energieausgleich zu öffnen und spüre nach, wie dieser geschieht.

Du sitzt weiterhin auf der rechten Seite der empfangenden Person.

a) Deine linke Handfläche liegt auf der rechten Handfläche, deine rechte auf der linken Fußsohle des Empfangenden. Deine Arme überkreuzen sich dabei. Das ist die Ruheposition von Yin und Yang; verweile kurz in ihr.

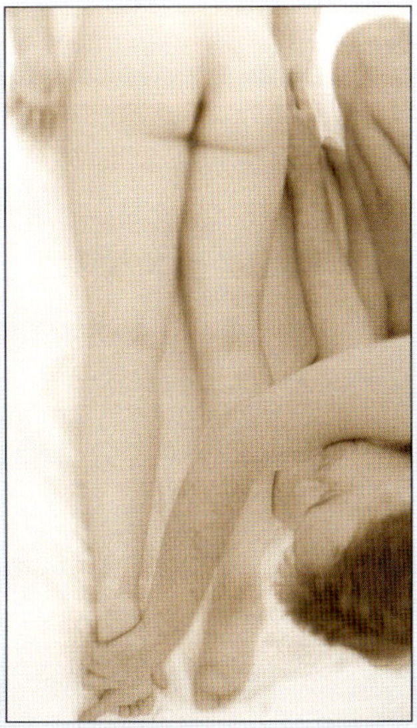

II

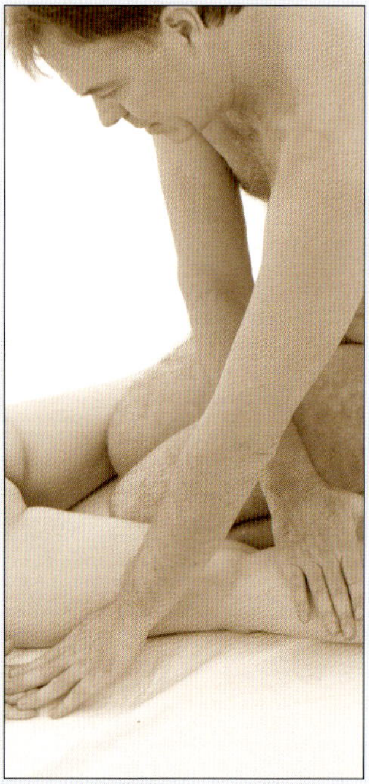

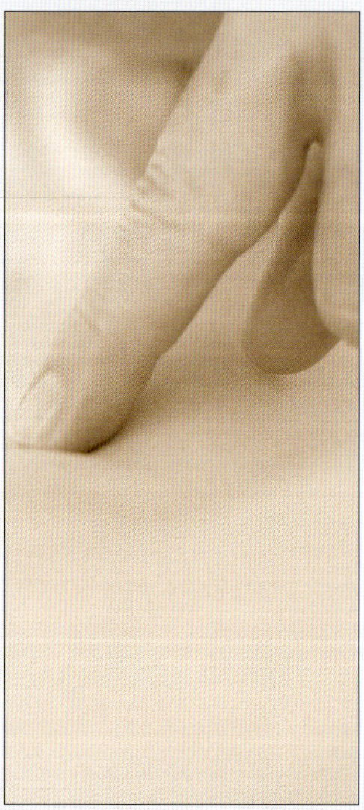

Wirkung: Du gibst über die Fußsohle Energie in die Yin-Seite ab, während deine aufnehmende Yin-Hand auf der energieabgebenden Hand der empfangenden Person liegt und Energie von seiner Yang-Seite aufnimmt. So aktivierst du die Yin- und Yang-Pole, schließt bei ihr den Energiekreislauf zwischen beiden Seiten und gleichst die beiden Pole aus.

b) Mit deiner rechten Hand streichst du nun den linken Fuß über die Zehen hinaus aus. Tue beim Ausstreichen so, als sei der Fuß doppelt so lang, wie er ist. Lege anschließend deine rechte Hand auf die rechte Fußsohle.

Wirkung: Deine beiden Hände sind mit den Yang-Polen des Empfängers verbunden und du gibst seiner Yang-Seite so automatisch einen Impuls.

c) Streiche auch die rechte Fußsohle bis über die Zehen hinaus aus.
d) Anschließend streicht deine linke Hand von der rechten Handfläche des Empfängers den Arm hinauf zu bis zur rechten Schulter ... dabei folgt deine rechte Hand der linken.
e) Beide Hände gleiten nun so auf der rechten Seite des Rumpfes nach unten ... über den Po und die Beine bis über die Füße hinaus.
f) Fahre mit dem Zeigefinger einer Hand vom rechten Handgelenk aus nochmals den rechten Arm empor und von der Schulter hinunter zum Fuß ... auf einer verspielten Slalomspur.

Wirkung: Durch die drei letzten Ausstreichungen (d bis f) hast du Impulse gesetzt, die die Yang-Energie des Empfängers anregen.

g) Deine linke Hand gleitet jetzt noch einmal voraus, die rechte Hand folgt ihr. Streiche mit den Handflächen von der rechten Hand über die rechte Schulter den rechten Teil des Rückens, des Pos, das rechte Bein hinunter bis über den rechten Fuß hinaus. Lasse die rechte Hand auf der rechten Fußsohle liegen.
h) Während deine rechte Hand auf der rechten Fußsohle ruht, drehst du dich um, sodass du mit dem Rücken zum Empfänger sitzt und fährst mit deiner freien linken Hand von der rechten Schulter der empfangenden Person den Arm hinunter bis zu ihrer rechten Handfläche. Lasse deine linke Hand dort ruhen.
i) Streiche ihren rechten Fuß kurz mit deiner rechten Hand aus und lasse diese dann auf ihrer linken Fußsohle ruhen. Deine linke Hand bleibt weiter auf ihrer rechten Handfläche liegen.

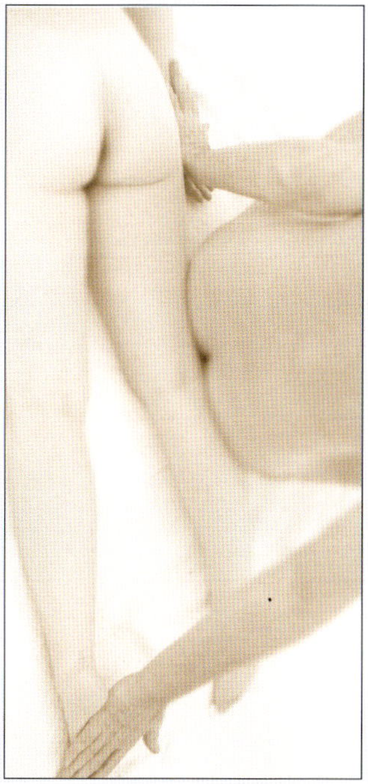

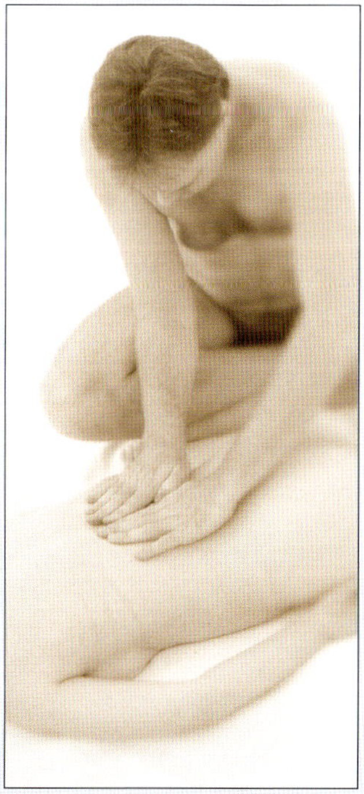

Wirkung: Du schließt den Yin Yang Kreislauf des Empfängers wieder. Die Yang-Seite ist nun aktiviert, wodurch ein Ausgleich der aktivierten Yang-Seite mit der noch nicht so stark aktivierten Yin Seite möglich ist. Zudem unterstützt diese Übung die Synchronisation von Gehirn- und Körperhälften.
Tipp: Verweile ein wenig in dieser Position. Spürst du als Masseur, wie die aktivierte Yang-Energie des Empfängers durch deinen Körper hindurch auf seine Yin-Seite fließt? Und kannst du es besser spüren als zu Beginn der Abfolge?

17. Positionswechsel

Halte, während du deine Position wechselst, mit deiner Hand den Körperkontakt zu der liegenden

II

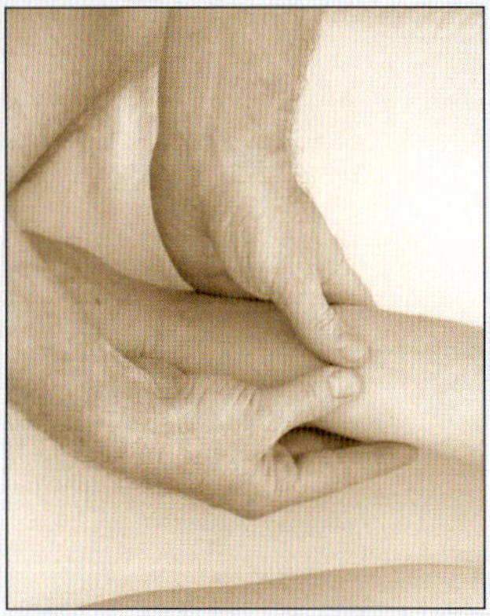

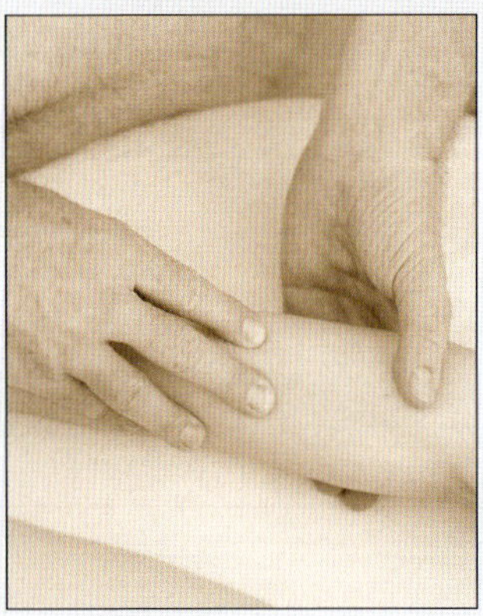

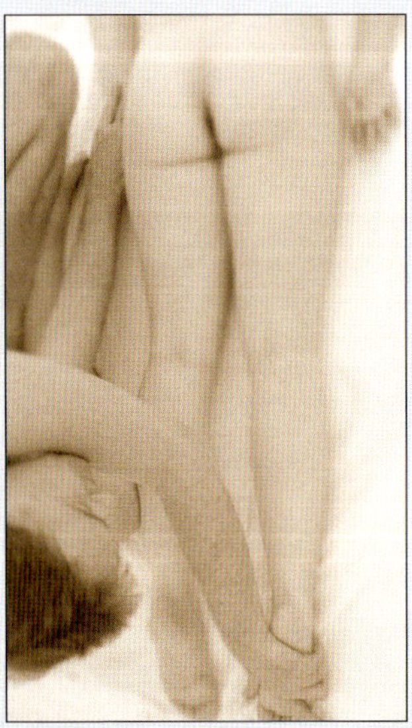

Person. Gehe um ihren Kopf herum und setze dich bequem auf ihre linke Seite in Hüfthöhe.

18. Den linken Arm lockern: Flügelbrise II

Hebe ihren linken Arm leicht an, schüttele oder schaukele ihn ganz vorsichtig, um ihn zu lockern. Fasse den linken Arm am Ellenbogen und am Handgelenk und ziehe den Arm seitlich ganz leicht nach außen. Die Handfläche zeigt dabei zum Boden. Lege den Arm danach wieder ab. Massiere den ganzen Arm fließend intuitiv mit Knetungen und Streichungen.

19. Polarisieren II, links

a) Lege deine rechte Handfläche auf die linke Handfläche des Empfängers und deine linke Handfläche auf seine rechte Fußsohle, dabei überkreuzen sich deine Arme. In dieser Position verweilst du kurz und spürst in dich hinein.

Wirkung: Du gibst nun Energie in die Yin-Seite der empfangenden Person, während deine eigene aufnehmende Yin-Hand auf dem Yang-Fuß des Empfängers liegt und so Energie aus seiner Yang-Seite aufnimmt. Dadurch aktivierst du seine Yin- und Yang-Pole und schließt den Energiekreislauf zwischen Yin- und Yang-Seite des Körpers. Auf diese Weise förderst du den Energieausgleich zwischen seinen Yin- und Yang-Polen. Sie werden durch dich als Kanal miteinander verbunden.

b) Mit deiner linken Hand, die auf der rechten Fußsohle liegt, streichst du nun die rechte Fußsohle über die Zehen hinaus aus. Tue dabei so, als sei der Fuß doppelt so lang, wie er tatsächlich ist. Lege deine linke Hand anschließend auf die linke Fußsohle. Streiche sie bis über die Zehen hinaus aus.

Wirkung: Nun sind beide Hände mit den Yin-Polen verbunden, wodurch du automatisch die Yin-Seite des Empfängers aktivierst.

c) Streiche auch die linke Fußsohle über die Zehen hinaus aus.
d) Nun fahre mit deiner rechten Hand von der linken Handfläche des Empfängers seinen Arm aufwärts bis zu seiner linken Schulter, wobei die linke Hand deiner rechten Hand folgt.
e) Beide Hände gleiten so über die gesamte linke Körperhälfte ... über Po und das linke Bein bis über den Fuß hinaus.
f) Jetzt fährst du mit dem Zeigefinger vom linken Handgelenk der empfangenden Person den gleichen Weg nochmals auf eine leicht verspielte Weise im Slalom ihren linken Arm nach oben, dann über die Schulter bis hinunter zum linken Fuß.

Wirkung: Durch die drei letzten Streichungen (d bis f) hast du Impulse gesetzt, die die Yin-Energie des Empfängers anregen.

g) Nun lässt du deine rechte Handfläche noch einmal, gefolgt von deiner linken, von der linken Hand des Empfangenden über seine linke Schulter, den Rücken, Po, Bein hinunter bis über den linken Fuß hinaus gleiten. Deine linke Hand bleibt dann auf der linken Fußsohle liegen.

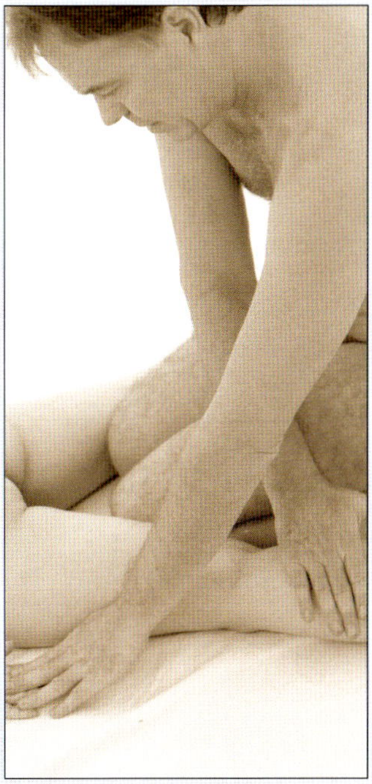

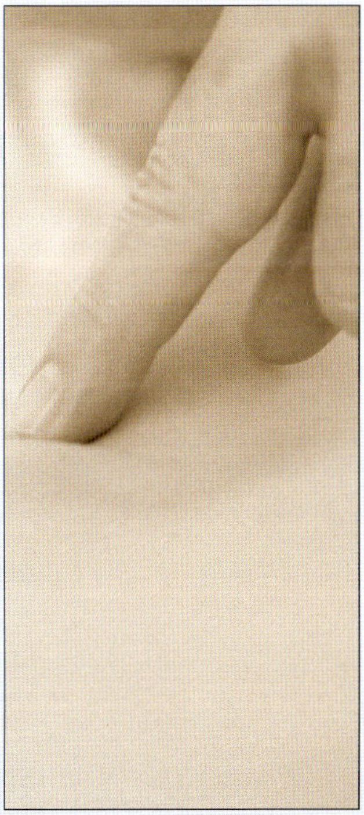

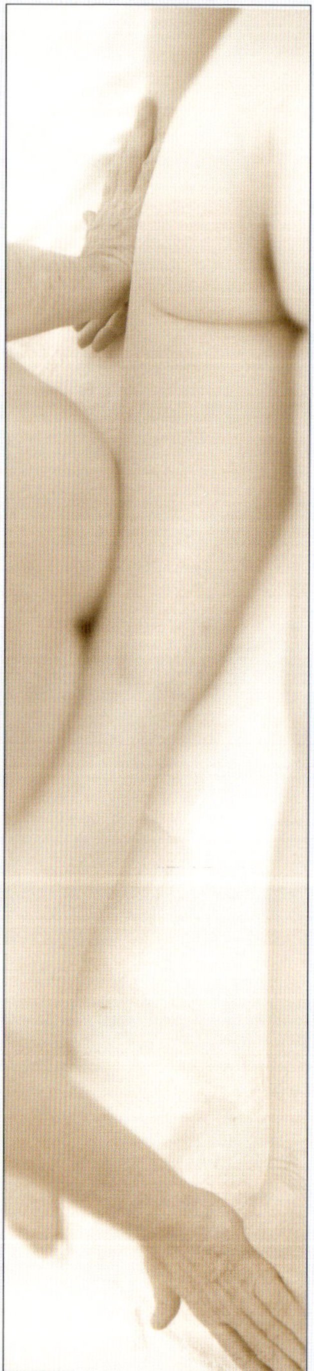

h) Während deine linke Hand auf der linken Fußsohle ruht, drehst du dich um. Du sitzt nun mit dem Rücken zum Empfänger und fährst mit deiner freien rechten Hand von seiner linken Schulter den Arm hinunter und lässt deine rechte Hand auf seiner linken Handfläche ruhen.
i) Streiche mit deiner linken Hand den linken Fuß aus und lege sie auf die rechte Fußsohle. Deine rechte Hand ruht dabei auf der linken Handfläche.

Wirkung: Du schließt den Yin-Yang-Kreislauf des Empfängers erneut. Jetzt hast du allerdings die Yin-Seite aktiviert, was einen Ausgleich mit der Yang-Seite ermöglicht. Da nun beide Seiten aktiviert sind, kannst du vielleicht ein Gleichgewicht spüren.
Tipp: Verweile ein wenig in dieser Position. Kannst du als Masseur spüren, wie die aktivierte Yin-Energie durch den Körper der empfangenden Person hindurch auf ihre Yang-Seite fließt? Kannst du das jetzt vielleicht besser spüren als zu Beginn dieser Abfolge?

Po-Griffe: Höhlenglut

20. Positionswechsel

Du setzt dich jetzt zu Füßen deines Empfängers und kannst seine Beine ein wenig öffnen, sodass du dich dazwischen setzen kannst und besser an seinen Po gelangst. Falls du die Beine leicht öffnest, achte zuerst darauf, ob es sich in diesem Augenblick, an dieser Stelle der Massage stimmig anfühlt, und tue es achtsam.

21. Po-Griffe: Höhlenglut

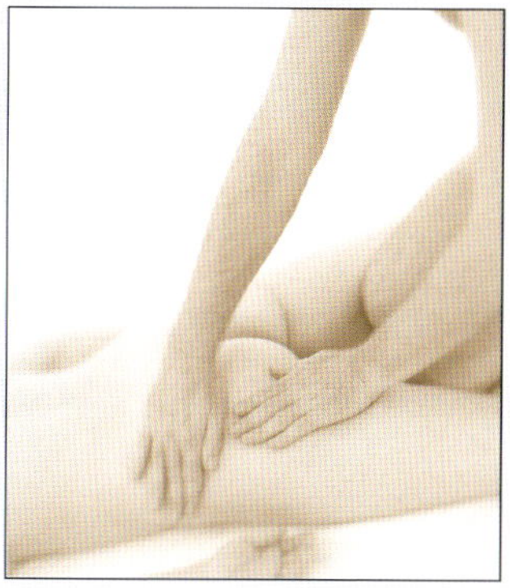

- Lasse beide Hände in großen Kreisen über die Pobacken gleiten, ... zuerst über die rechte, dann über die linke.
- Tippe mit den Fingerspitzen sanft über beide Pobacken, ... zuerst über die rechte, dann über die linke.
- Bearbeite mit den Handkanten beide Pobacken rhythmisch, ... auch hier wieder: zuerst die rechte, dann die linke.
- Klopfe den Bereich des Steißbeins locker mit den Fäusten aus.

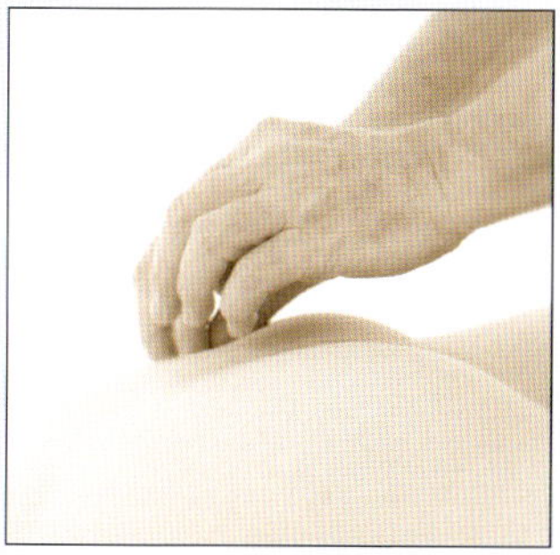

- Lasse beide Hände auf der linken Pobacke kreisen, von der Pofalte im *Gegen*uhrzeigersinn. In der gleichen Richtung massierst du die Pobacke dann mit Öl und knetest sie.
- Wechsle nun zur rechten Pobacke. Hier arbeitest du allerdings im Uhrzeigersinn.
- Drücke die Fingerknöchel deiner Fäuste danach mit mittlerem Druck in das Fleisch des Gesäßes. Beschreibe mit den Fäusten aus dem Handgelenk heraus kleine Kreise und wandere mit den Fäusten dabei in der gleichen Drehrichtung wie eben beschrieben um die Pobacken herum. Zuerst arbeitest du auf der linken, dann auf der rechten Gesäßhälfte.

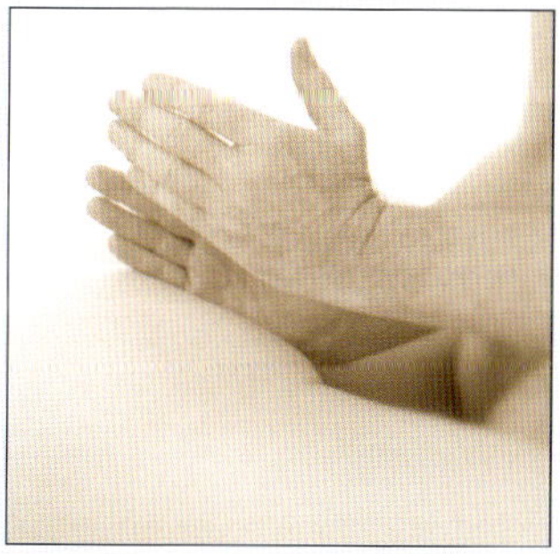

- Schließe noch eine freie Pomassage nach Lust und Laune an.

Klaus Jürgens Tipp: Du kannst hier beispielsweise mit beiden Daumen in die quer laufende Gesäßfalte, die zwischen Gesäß und Oberschenkel verläuft, hineindrücken und die Sitzknochen massieren –

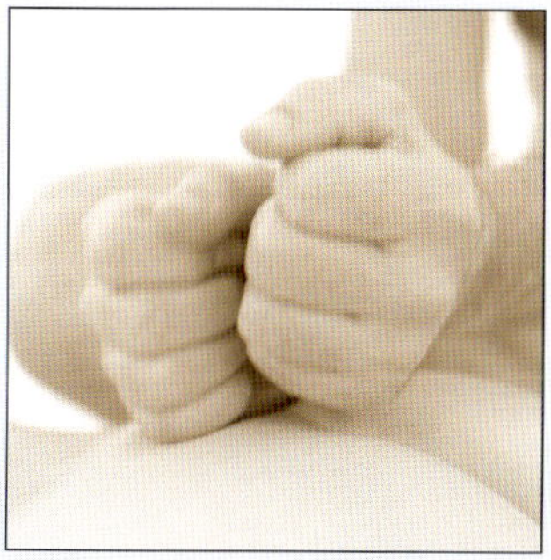

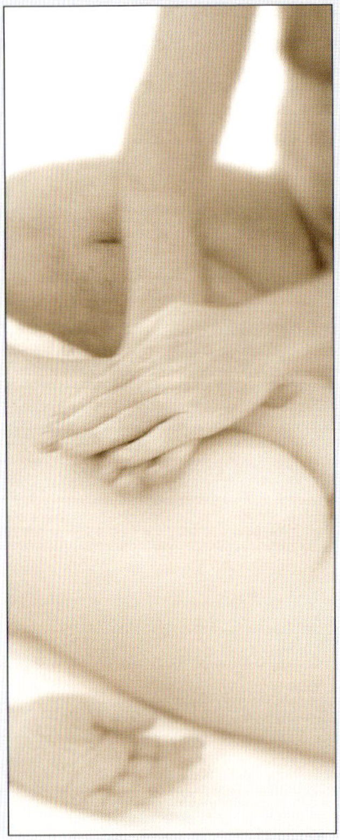

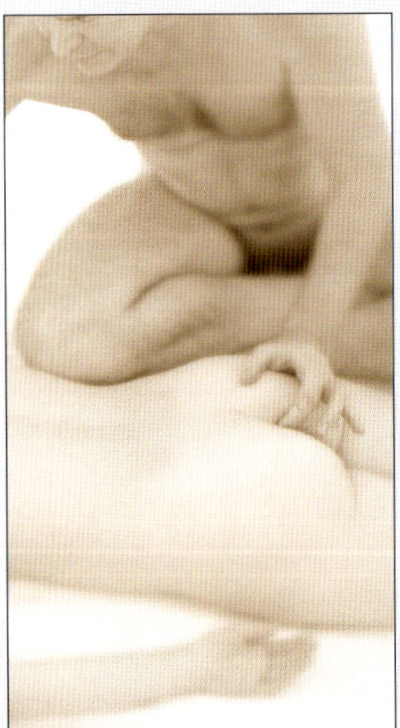

so löst du viele Verspannungen und dieser Griff wird oft als sehr anregend empfunden. Oder du nimmst eine Pobacke in jede Hand, drückst sie einige Zeit lang aneinander und ziehst sie danach so weit auseinander, wie es gerade noch angenehm ist. Anschließend schiebst du eine Pobacke nach oben, die andere ziehst du nach unten, dann umgekehrt. Das dehnt nicht nur den Gesäßmuskel, sondern entkrampft auch den After, der bei vielen Menschen chronisch verspannt ist.

Wirkung: Beide Pobacken sind von vielen Nerven durchzogen. Die Massage der Pobacken wirkt auf den gesamten Körper und unterstützt die weitere Aktivierung der Becken- und Sexualenergie.

22. Positionswechsel

Setze dich mit Körperkontakt auf die rechte Seite in Hüfthöhe der noch immer auf dem Bauch liegenden Person.

23. Das Fontanelle-Steißbein-Kreisen: Der goldene Kamin

Nun reibe den Bereich ihrer Lendenwirbelsäule heiß, deine linke Hand liegt dabei auf deiner rechten.

Fahre mit den Knöcheln des Zeige- und Mittelfingers der rechten Hand auf den Muskelsträngen zu beiden Seiten der Wirbelsäule empor bis zur Fontanelle in der Mitte des Schädels. Wenn deine Hand vorn auf dem Kopf angekommen ist, lasse sie dort kreisen. Gleichzeitig wandert deine linke Hand zum Ende des Steißbeins und beschreibt dort kleine Kreise.

Wirkung: Auf diese Weise verbindest du Wurzel- und Kronenzentrum. Die inzwischen aktivierte Sexualenergie des Beckens wird eingeladen, die Wirbelsäule emporzusteigen und die Öffnung des Kronenchakras wird angeregt.

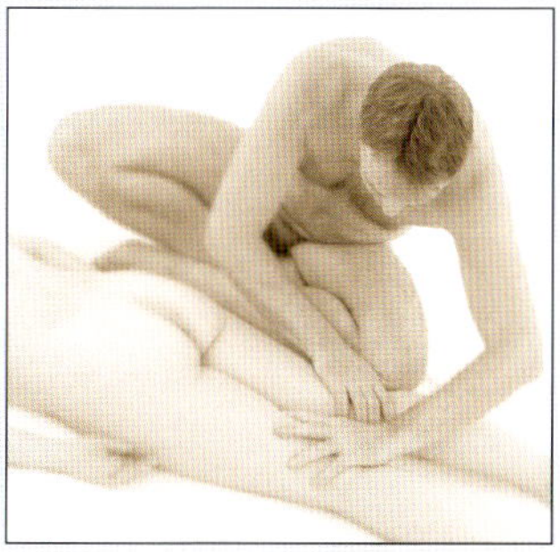

24. Die Energie verteilen: Der Pfad der Glückseligkeit

Nun verteilst du die Energie, die du angeregt hast, im ganzen Körper:

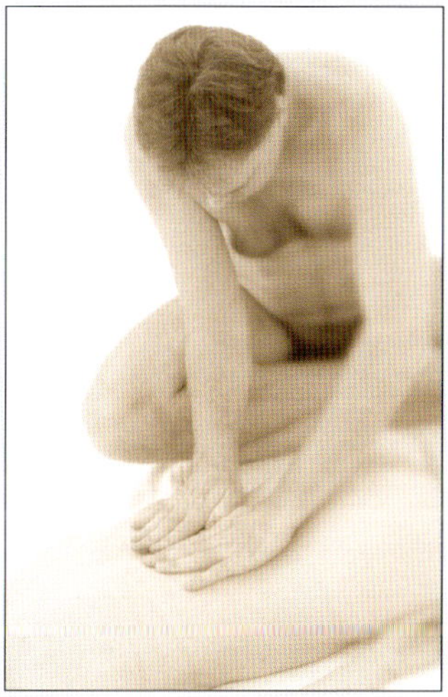

- Beginne, indem du beide Hände satt auf den Steißbeinbereich legst.
- Streiche den Rücken rechts und links der Wirbelsäule mit Druck synchron aufwärts, dann über Schultern und die beiden Arme hinab, über die Hände, bis über die Fingerspitzen hinaus.
- Beginne wieder beim Steißbein: Lege die Handflächen dort auf und streiche nun mit sattem Druck über die Rückseite der Beine, die Fersen, die Fußsohlen bis über die Zehen hinaus.

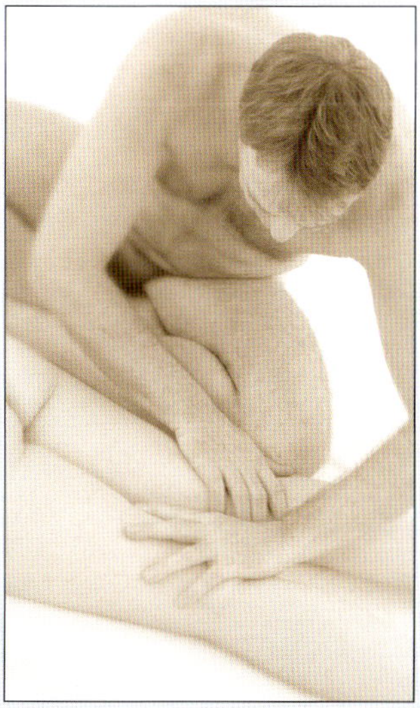

Wirkung: Das Ausstreichen entspannt. Es lässt einen wohligen Schauer bzw. ein angenehmes Kribbeln über den ganzen Körper laufen. Vor allem verteilt es die geweckten Energien. Außerdem wirkt es einer sexuellen Übererregung und der Fixierung der Sexualenergie im Genitalbereich entgegen. Gerade bei leicht erregbaren Menschen ist es sehr wichtig, immer wieder auszustreichen, damit die Erregung nicht zu schnell ansteigt. Ein zentrales Werkzeug im Tantra ist die Entspannung in der Erregung. Also sollte der empfangenden Person genügend Zeit gelassen werden, damit sie

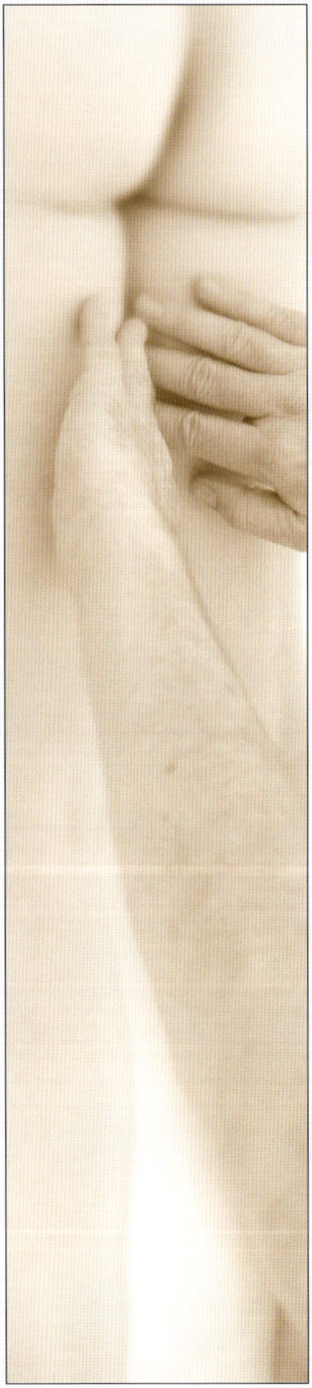

sich in die Erregung hinein entspannen kann. Damit ist das Ausstreichen ein wichtiges Regulativ für das Erregungsniveau des Empfängers.

Du als Masseur kannst dich beim Ausstreichen gut entspannen – es setzt einen Gegenpol zur Konzentration auf die einzelnen Griffe, den du genießen kannst.

25. Ruhe

Spüre selbst nach, ob und wann du weitere Ruhepause(n) einfügen möchtest und wie lange sie sein sollen. Ruhepausen (siehe „14. Ruheposition“, Seite 150) vertiefen die Wirkung der Massage. Vertraue deiner Intuition und deiner Verbindung zum Empfänger.

26. Positionswechsel

Während der Empfänger ruht, ist für dich wieder ein Positionswechsel dran: Setze dich zu Füßen des Massage-Empfängers.

Beingriffe: Erdung und Energiefluss

Jetzt förderst du den Energiefluss in den Beinen und unterstützt die Erdung des Empfangenden.

Bei der Massage der Beine folgst du der Richtung, in der die Energie im Körper fließt: Die Energie wird auf der Innenseite der Beine von den Füßen in Richtung Leiste nach oben gestrichen (Beininnenseite: Yin) und dann von der Hüfte auf der Außenseite der Beine wieder hinunter zu den Füßen bis über die Zehenspitzen hinaus (Beinaußenseite: Yang). Generell vertragen die Beine etwas kräftigere Berührungen als der Oberkörper, und die Beinaußenseiten sattere als die Beininnenseiten.

27. Die Waden ausstreichen

Beginne an den Innenseiten der Knöchel: Streiche mit beiden Handflächen gleichzeitig die Innenseiten der Unterschenkel hinauf bis direkt unterhalb der Kniekehlen. Von dort aus fährst du mit beiden Händen mit sattem Druck auf den Außenseiten nach unten bis zu den Außenseiten der Knöchel. Wiederhole das dreimal. Arbeite dabei an den Beininnenseiten mit leichterem Druck als an den Beinaußenseiten.

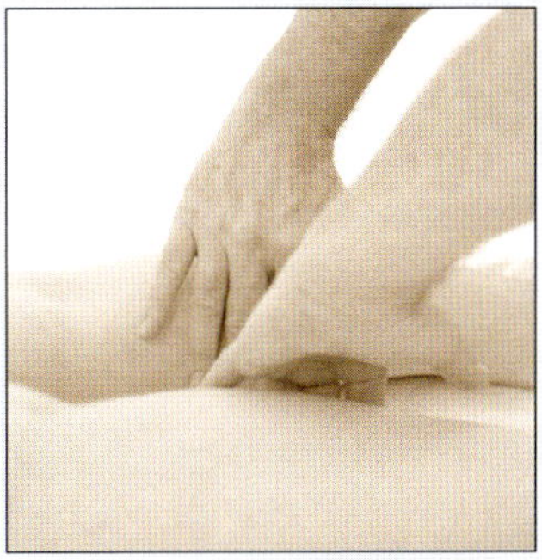

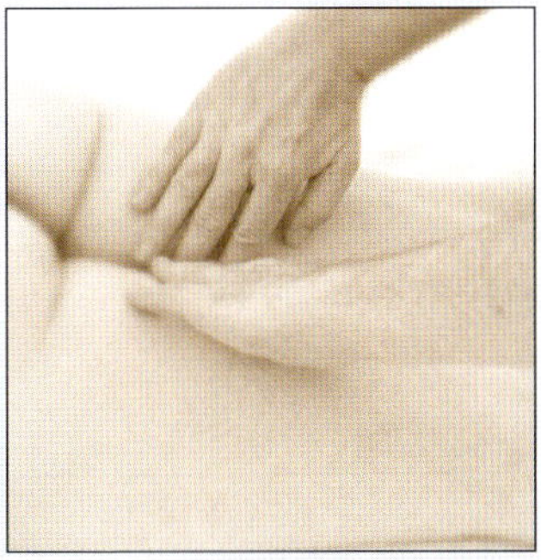

28. Die Beine ausstreichen

Jetzt erweiterst du das Ausstreichen der Waden, indem du die Oberschenkel mit einbeziehst. Du fährst auf den Beininnenseiten bis zur Leiste – einer sehr sensiblen Zone – hinauf, dann weiter bis zur Hüfte und an der Beinaußenseite wieder hinab bis zur Außenseite der Fußknöchel.

Werde dabei mit deinem Ausstreichen zur Leiste hin deutlich langsamer.

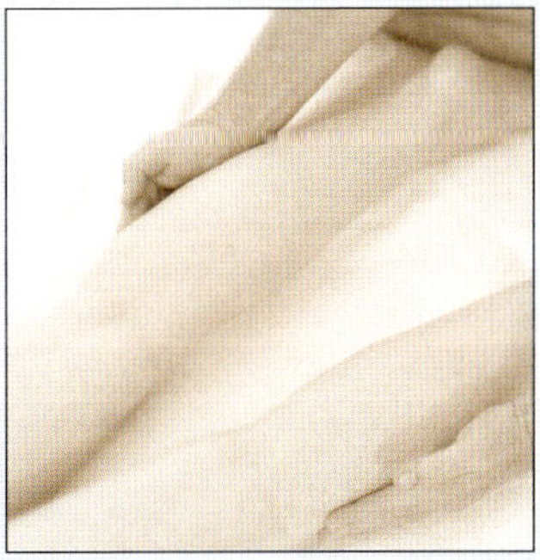

Die nachfolgenden Berührungen lassen sich besonders gut im Knien durchführen. Falls du Probleme mit den Gelenken hast, unterstütze dich durch eine Fußrolle, ein kleines Kissen oder ein Sitzholz.

29. Die Wade quer teilen

Beginne am rechten Bein über dem Fersenbein. Streiche mit beiden Daumen gleichzeitig von der Wadenmitte zu beiden Seiten horizontal nach außen: Mit dem rechten Daumen streichst du nach rechts und mit dem linken nach links. Wandere auf diese Weise langsam die Wade nach oben, bis du unter der Kniekehle angelangt bist. Dort angekommen, setzt du beide Daumen eng nebeneinander auf die Mitte der Wade und fährst

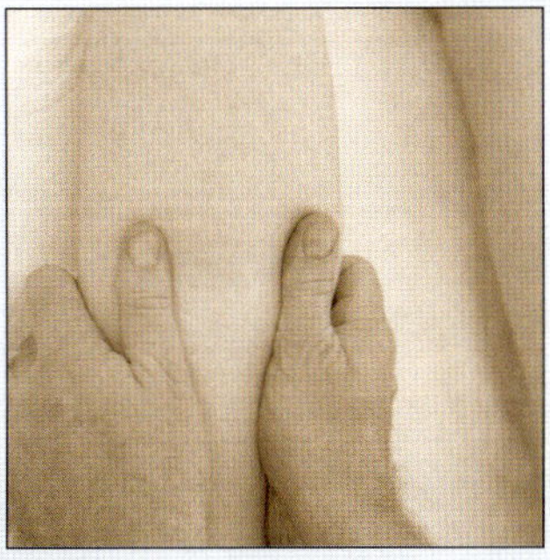

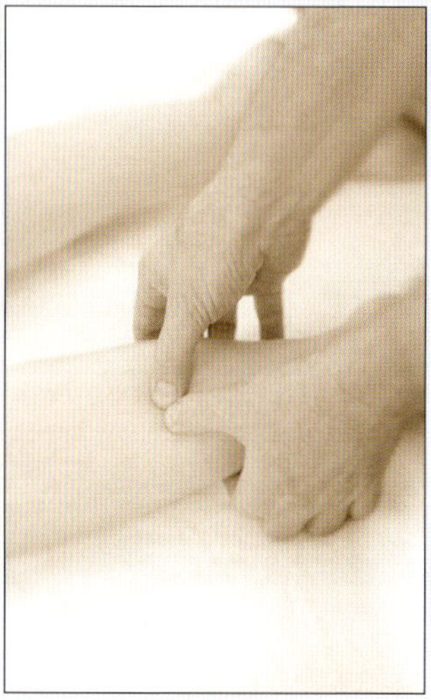

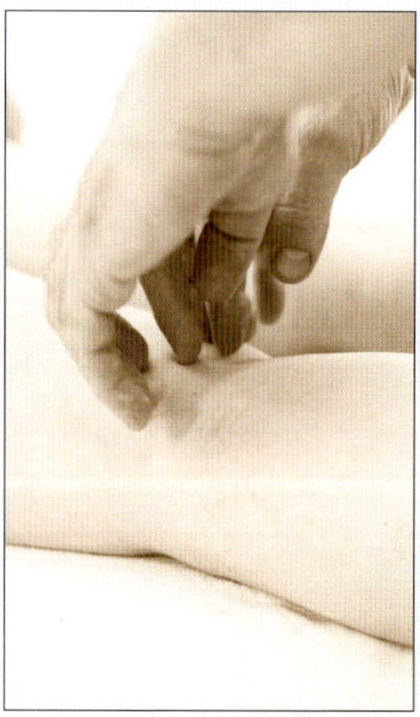

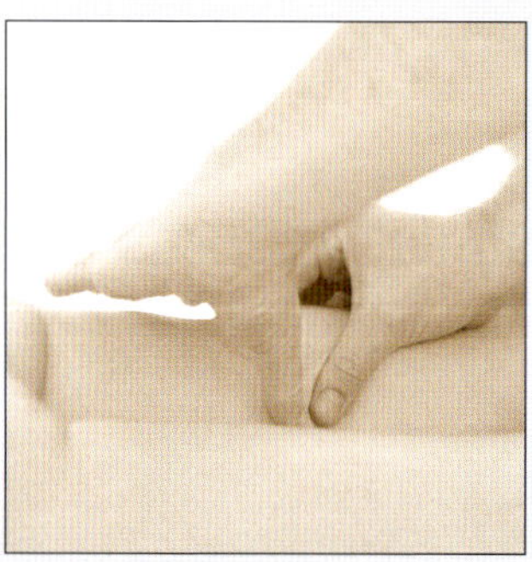

mit ihnen nach unten bis zum Ausgangspunkt. Der Daumendruck kann hierbei ruhig etwas kräftiger sein.

Achtung: Die Achillessehne selbst ist sehr empfindlich, hier können schon etwas stärkere Berührungen sehr unangenehm sein. Deshalb sollte sie keinen Druck bekommen.

30. Kniekehlengeflüster: Den venösen Blutfluss anregen

Streiche mit den Rückseiten der Fingerspitzen, also mit deinen Fingernagelspitzen gleichzeitig ein paar Mal sanft in der rechten Kniekehle vom unteren zum oberen Rand der Kniekehle.

Wirkung: Du regst so den venösen Blutfluss an und unterstützt den Rückfluss des Blutes in Richtung Herz.

31. Die Oberschenkel: Drei knetende Treppengriffe

Beginne an der Innenseite des rechten Oberschenkels direkt über der Kniekehle. Linke und rechte Hand liegen übereinander auf dem Bein, die Fingerspitzen zeigen zur Außenseite des Beins.

a) Du wanderst mit beiden Händen knetend auf der Innenseite des Oberschenkels bis zur Leiste empor, wobei der Muskelstrang leicht herausgezogen wird. Beide Hände machen die knetende Bewegung dabei abwechselnd: Während die eine Hand ein Stückchen weiter nach oben wandert, knetet die andere. Dann wandert die zweite Hand weiter nach oben und die erste knetet ...

b) Nun setzt du mit beiden Händen wieder knapp über der Kniekehle an, diesmal auf der Mitte des Oberschenkels, und wiederholst die Massage, bis du unterhalb der Pobacke angekommen bist.
c) Wiederhole den knetenden Treppengriff ein drittes Mal, jetzt an der Außenseite des Oberschenkels: Wieder setzt du knapp über der Kniekehle an und wanderst den Oberschenkel empor.

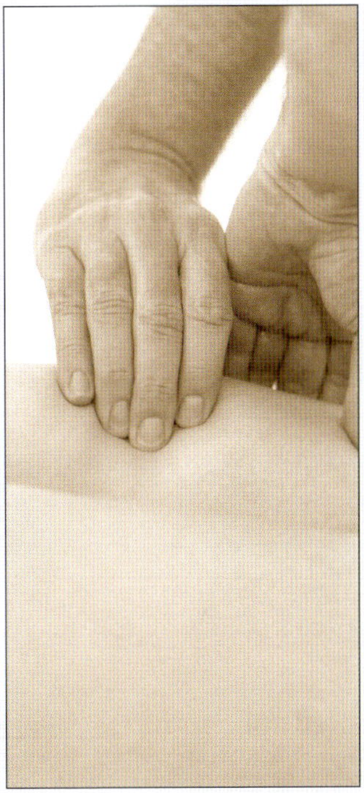

32. Den Oberschenkel wiegen, greifen und schütteln

- Wiege den rechten Oberschenkel sanft hin und her.
- Greife ihn dann fest mit beiden Händen, bis du den Muskel wirklich spürst. Die rechte Hand liegt dabei über der linken Hand auf dem Schenkel, die Daumen zeigen nach unten, die Finger zur Innenseite der Beine. Schüttele den Muskelstrang gut aus (siehe Foto oben).

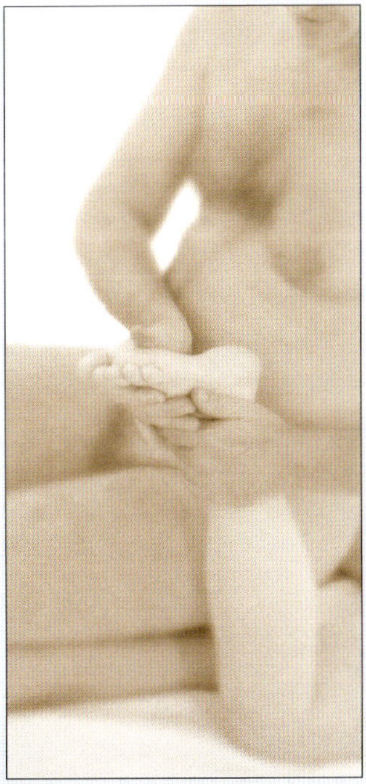

33. Der große Bogen

Streiche aus diesem Griff heraus mit der rechten Handfläche in einem großen Bogen die rechte Seite des Oberschenkels hinauf und von dort aus über die rechte Seite des Rückens, über die Schulter den Arm hinab bis zum rechten kleinen Finger, während die linke Hand zum rechten kleinen Zeh gleitet. Ziehe abschließend (wenn möglich gleichzeitig) die Energie aus dem kleinen Finger und dem kleinen Zeh heraus.

34. Die Wade ausschütteln

Wende dem Empfangenden nun deinen Rücken zu und beuge mit einer Hand das rechte Knie an.

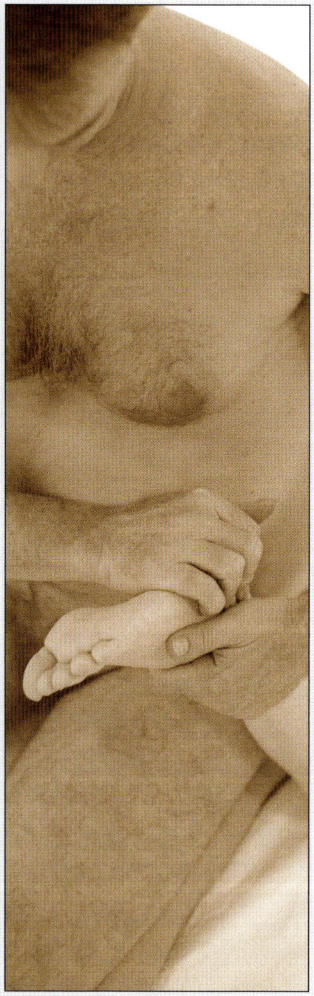

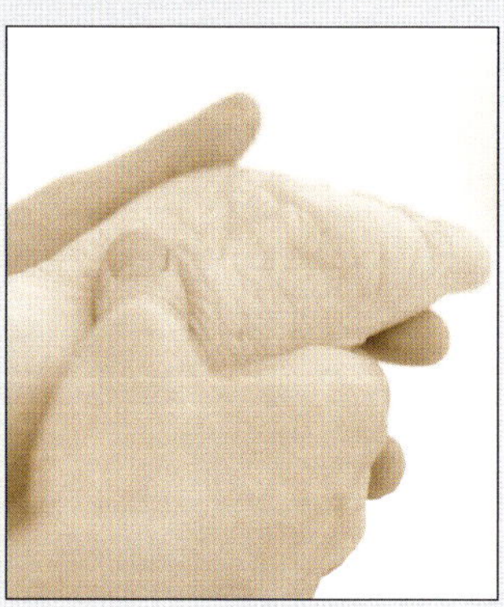

Halte den rechten Fuß mit dieser Hand und schüttele die rechte Wade mit der anderen Hand leicht aus.

Die nachfolgenden Griffe 35 bis 38 kannst du anwenden, wenn du genügend Zeit hast.

35. Das Fußgelenk massieren

Massiere das rechte Fußgelenk intuitiv.

36. Fußspiel

Während das rechte Knie noch immer angewinkelt ist und du den Unterschenkel hältst, kannst du den Fuß und die Zehenzwischenräume mit den Fingern oder der Handkante ausstreichen und jeden Zeh sanft in seinem Gelenk kreisen lassen.

37. Massage der Ferse und der Fußreflexzonen

Massiere die Fußsohle im Bereich der rechten Ferse mit kräftigem Druck. (Die Achillessehne und der hintere Teil der Ferse zur Wade hin werden nicht massiert.) Anschließend kannst du die ganze Fußsohle massieren oder den Fuß mit den Händen von beiden Seiten umfassen und die Sohle mit den Daumen von der Ferse zu den Zehen abklopfen.

Tipp: Viele Menschen empfinden eine ausgiebige Massage des großen Zehs als sehr anregend, da dieser mit der Hirnanhangsdrüse in Verbindung steht. Zusätzlich kannst du den „Punkt des großen Wassers", der etwa 5 Zentimeter unterhalb der Zehenwurzeln in der Mitte zwischen großem und zweitem Zeh liegt, stimulieren.
Wirkung: Der „Punkt des großen Wassers" sendet sinnliche Energieströme durch den ganzen Kör-

per. An den Fußsohlen liegen Reflexzonen in hoher Dichte, durch die der Körper angeregt und entstresst werden kann.

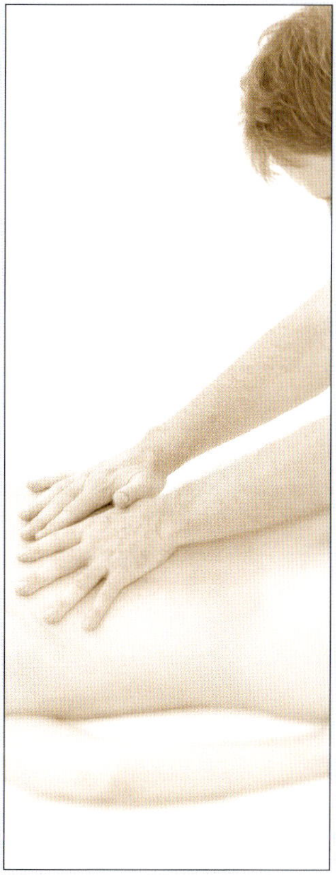

38. Wellensturm

Lege den rechten Fuß wieder ab. Du kniest noch immer zwischen den Beinen der empfangenden Person. Rutsche nun so weit wie möglich nach oben in Richtung Po. Schiebe deinen rechten Oberschenkel dabei unter ihren rechten Oberschenkel. Dadurch hebt sich ihre Hüfte leicht an. Winkele ihr rechtes Knie an und lege den rechten Oberschenkel auf deinem rechten Knie ab. In dieser Position massierst du die ganze rechte Körperhälfte des Empfängers fließend, gleitend, sinnlich den Körper umhüllend. Du kannst jetzt kreative und intuitive Ausflüge über den ganzen Körper machen. Greife auch unter den Körper ... setze dabei deinen ganzen Körper ein.

Jetzt hast du den Energiefluss im rechten Bein unterstützt und wendest dich dem rechten Fuß zu.

39. Linkes Bein – alle Griffe und Striche

Wiederhole die Griffe 29 bis 38 beim linken Bein, beim linken Fuß und der linken Körperhälfte.

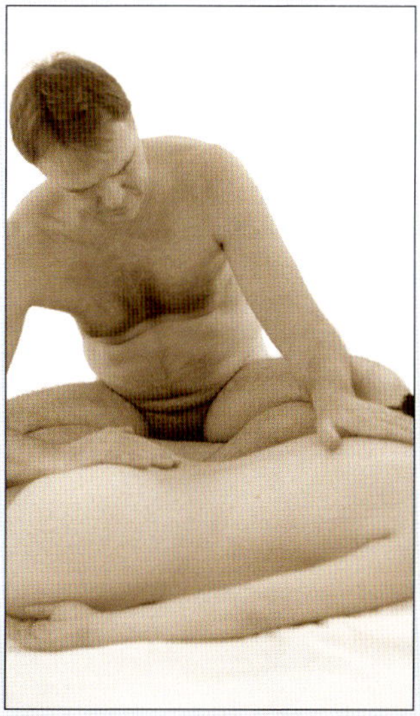

Vertiefender Abschluss unterm Firmament

40. Steißbein-Herz-Verbindung: Meerestiefe

Lege das linke Bein ab und platziere deine rechte Hand auf dem Steißbein und die linke Hand auf dem Rücken auf Höhe des Herzens. So vertiefst du die Wirkung der Massage.

Du kannst diese Ruheposition immer wieder in deine Massage einbauen. Dieses Innehalten schenkt eurer Begegnung Intensität und Tiefe.

II

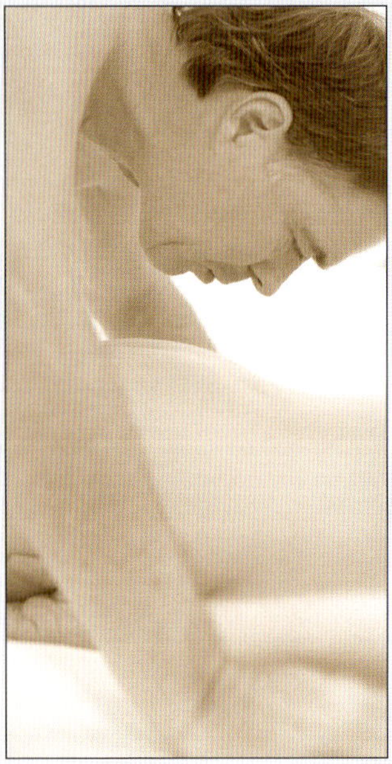

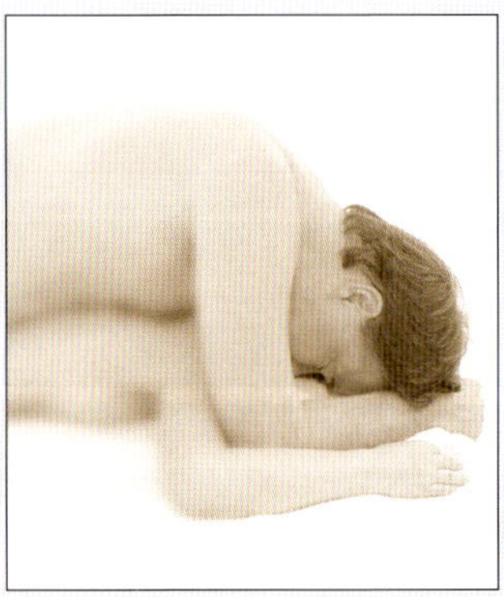

41. Schlafende Schildkröte: Unter dem Himmelszelt

Falls du geschwitzt hast, trockne deinen Oberkörper mit einem Handtuch ab. Setze deine Hände rechts und links neben dem Körper des Empfängers auf. Gehe in die Ausgangsposition, die du vom Liegestütz her kennst. Hauche nun von der Po-Falte aus seine Wirbelsäule hinauf. Lege dich dabei langsam Stück für Stück mit dem Gewicht deines Körpers auf seinen. Wenn du ganz auf dem Empfänger liegst, legst du deine Hände auf seine. Deine Beine liegen dabei auf seinen. Atme mit ihm gemeinsam. Stimme mit dem Empfänger ab, ob die Gewichtsverteilung und diese Position angenehm für ihn sind. Du kannst die Position ein wenig verändern oder stattdessen beide Hände auf Becken und Rückenmitte in Höhe seines Herzens auflegen.

Löse deinen Körper dann langsam von dem des Empfängers, erhebe dich und sage zu ihm: „Lege dich bitte auf den Rücken."

Anmerkung: Wenn du verschwitzt oder zu schwer bist, könnte diese Position für den Empfänger unangenehm sein. Stimme dich vorher ab, ob der Empfänger diese Position wünscht.

Phase III: Massage der Körpervorderseite „Yin-Tanz“

Du wendest dich nun der Vorderseite des Körpers zu. Die Berührungen auf der Vorderseite des Körpers werden als intimer empfunden als die auf der Rückseite. Die Massage ist hier in ihrem Ablauf ebenfalls bestimmt vom Spiel mit den vier Gegensatzpaaren (siehe Seite 122 f.). Du gehst wie folgt vor: Nachdem du in Phase II bereits die Körperrückseite sensibilisiert hast, beginnst du jetzt, in Phase III, mit der erotischen Erweckung. Mit ihr hauchst du der Haut der Vorderseite Leben ein. Dabei wird sich der Massage-Empfänger aller Bereiche der Vorderseite seines Körpers bewusst. Ist die Körpervorderseite zum Leben erweckt, folgt achtsam und entspannend die Massage von Kopf und Gesicht („Kronenwiege“). Nach der Kopf- und Gesichtsmassage stimulierst du die erogenen Punkte („Schmetterlingstupfen“). Dann verteilst du die an den erogenen Punkten geweckte Energie (zweites Gegensatzpaar) über den ganzen Oberkörper, indem du das Massageöl auf der Oberkörpervorderseite großflächig verstreichst. Du massierst anschließend beide Arme und Hände. So näherst du dich langsam der sehr intimen Rumpf- und Beinmassage. Es folgt einer der Höhepunkte der Massage: Du massierst Brust und (Unter-)Bauch. Hier regst du die zwei Hauptenergiezentren deines Empfängers an: das Herz- und das Sexual-Chakra. Zum Abschluss folgt die Beinmassage.

Tipp: Gib dich auch während dieses Teils der Massage dem Körper deines Empfängers hin, lasse deine eigenen Energien in dir fließen und gib sie auch hier durch deine Berührungen weiter.

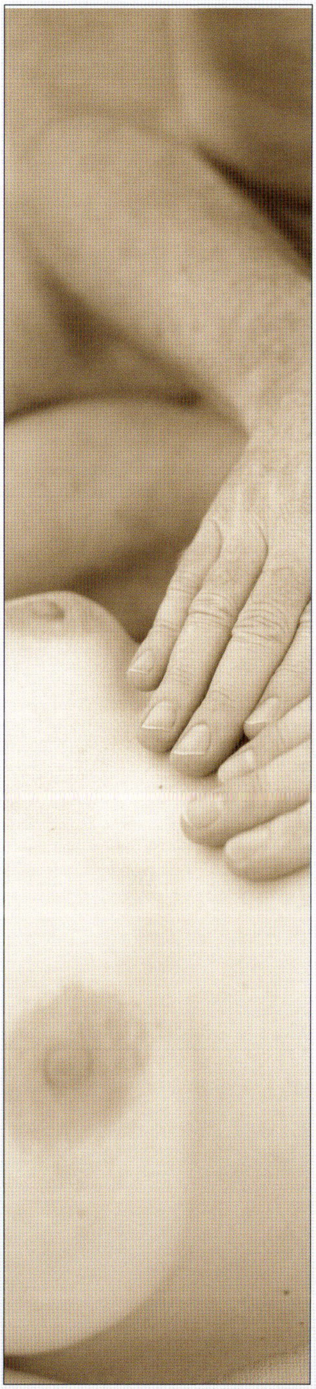

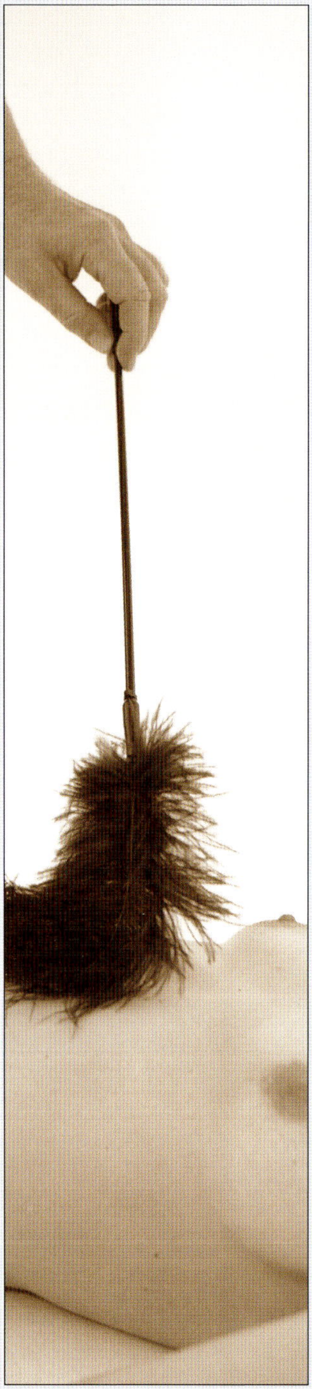

Insgesamt ist die Massage der Vorderseite des Körpers weniger stark strukturiert als die der Rückseite. Du hast hier mehr Raum für eigene Variationen. Achte stets darauf, dass die Varianten sich aus dem Ablauf und deiner Intuition ergeben und keinesfalls zur Steigerung *deiner* eigenen Lust dienen.

Die Körpervorderseite ist Sitz der „weicheren", weiblichen Energie. Und so fällt dieser Teil der Massage auch „weicher" und fließender aus. Achte immer wieder bewusst auf deinen eigenen Atemfluss und nimm deinen Körper bewusst wahr, genieße ihn. Viel Freude!

Erotische Erweckung

1. Positionswechsel

Begib dich zur linken Körperseite der nun auf dem Rücken liegenden Person.

2. Mit Federn und Fell: Schmetterlingstupfen

Achtsam und zugewandt hast du die Rückseite des Körpers sensibilisiert, den Energiefluss von dort aus angeregt und harmonisiert. Nun beginnt die Massage der noch empfindsameren Vorderseite. Bevor du zu massieren beginnst, erwecke die Sinnlichkeit des Empfangenden. Wir machen dir ein paar Vorschläge. Lasse dich dabei jedoch stets von deiner Intuition leiten, und wähle aus, was dir zusagt:

- Streichle den ganzen Körper mit Federn (und mit den Federkielen). Mittlerweile gibt es dafür sogar spezielle „Feder-Teaser", manchmal auch „Massage-Federn" genannt. Doch wenn du mit einer einfachen Straußenfeder, einer Flaumfeder oder Pfauenfeder über den Körper des Empfangenden streichst, kann das auch als sehr sinnlich erfahren werden.

- Streiche sanft mit der ganzen Fläche eines kleinen Fells über den Körper des Empfängers. Ziehe das Fell über den Körper oder lege deine Hand auf das Fell und fahre damit über die Haut. Gehe langsam und bewusst vor – für viele Massage-Empfänger ist diese Berührung nicht nur ein besonderes behagliches Erlebnis, sondern erweckt auch den Kontakt zu den eigenen animalischen Kräften.

  Alternative: Nicht ganz billig, aber eine lohnenswerte Investition ist ein Wellness-Massage-Handschuh.
- Falls du lange Haare hast, streichele den Empfangenden mit deinen Haaren.
- Manche Menschen lieben es auch, wenn ihr Körper sanft mit einer weichen Bürste abgebürstet wird.

Lasse dich von deiner Intuition leiten, wie du Federn, Fell, Haare und andere Berührungen einsetzt. Gib dich deinem eigenen Rhythmus hin. Grundsätzlich gilt: Kraftvolleres Streichen energetisiert den Körper des Massage-Empfängers, sanftere Berührungen öffnen für feinere Empfindungen.

Gesichtsmassage: Kronenwiege

3. Positionswechsel

Setze dich hinter den Kopf deines Partners.

4. Kopfmassage von vorn

Die Kopfregion ist sehr sensibel. Gerade hier kannst du die empfangende Person deine

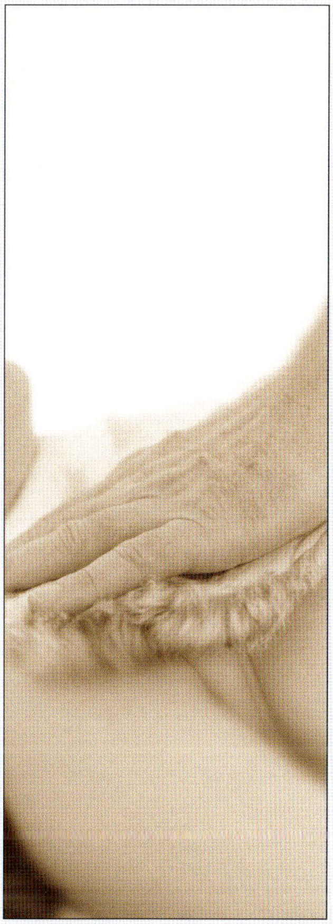

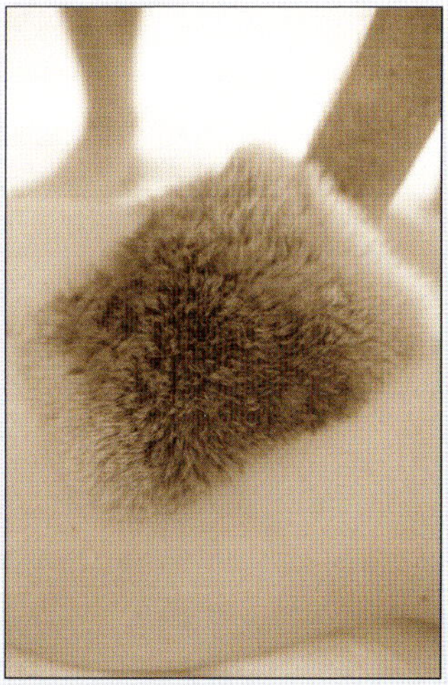

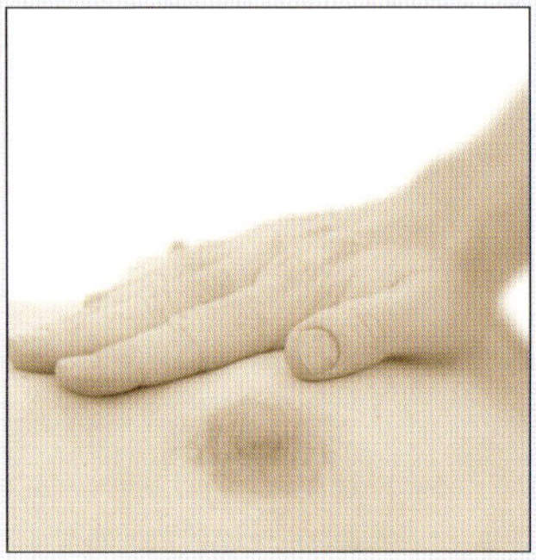

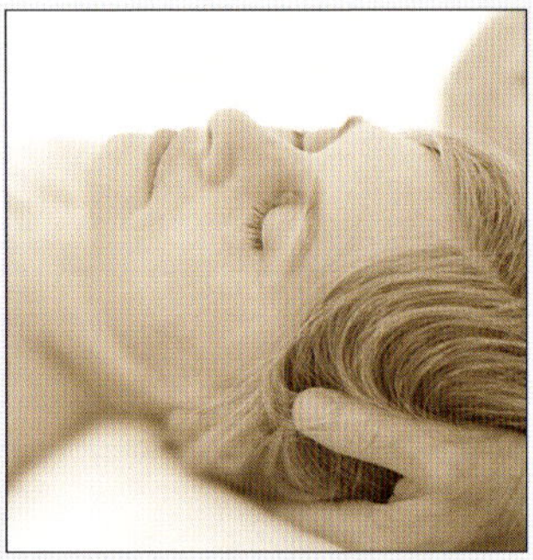

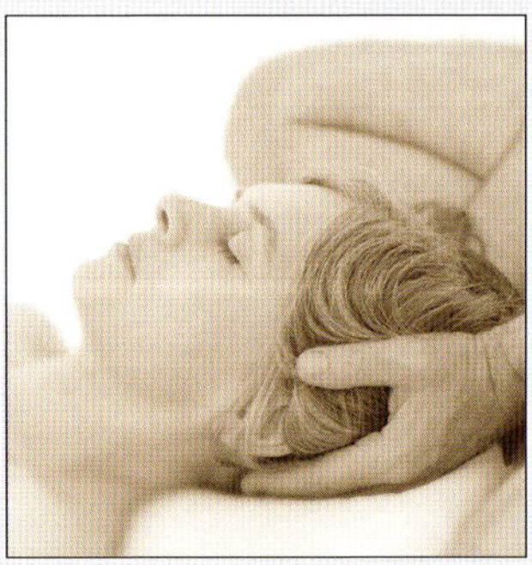

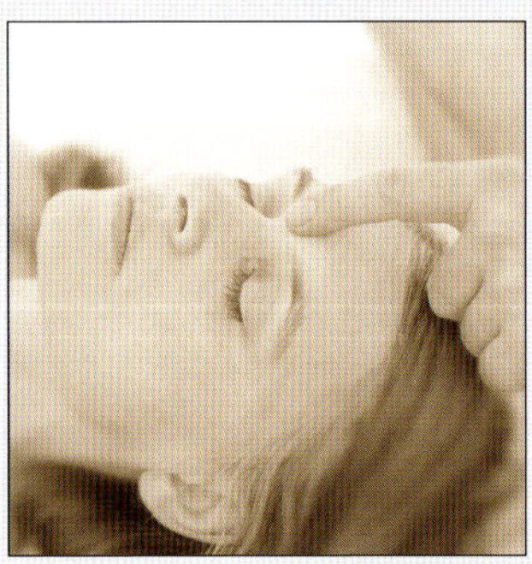

liebevolle Annahme ganz besonders deutlich spüren lassen.

a) *Herzkontakt*: Lege eine Hand auf ihren Herzbereich. Spüre die Verbindung zwischen deinem und ihrem Herzen.
b) *Herz-Kopf-Verbindung*: Streiche mit beiden Handflächen dreimal sanft von der Brustmitte den Hals hinauf über das Gesicht und die Schläfen weiter bis zu den Ohren.
c) *Den Kopf drehen*: Hebe den Kopf langsam ein wenig an und lasse ihn in deinen Händen ruhen. Drehe ihn sanft nach links und nach rechts. Tue das sehr einfühlsam und achte auf den Bewegungsspielraum des Kopfes.
d) *Den Kopf in Verbindung mit dem Atem anheben und sinken lassen*: Hebe den Kopf mit dem Ausatmen der empfangenden Person leicht in Richtung ihrer Brust und lasse ihn mit ihrem nächsten Einatmen wieder in die Ausgangsposition zurücksinken. Wiederhole das noch zweimal.
e) *Das „Dritte Auge" berühren*: Lege den Mittelfinger deiner linken Hand sanft aufs Dritte Auge der empfangenden Person und verbinde diese Berührung mit der Vorstellung: „Du findest deinen Weg."
f) *Die Stirn ausstreichen und die Schläfen massieren – von innen nach außen*: Du beginnst in der Mitte der Stirn und arbeitest mit Streichungen oder kleinen kreisenden Bewegungen nach rechts und links zu den Schläfen hin. Verwende dafür deine Daumen oder deine Fingerspitzen. Verwöhne die Schläfen ebenfalls mit sanften kreisenden Bewegungen. Damit kannst du einen eventuellen Druck

im Kopf lösen. Wandere mit diesen Bewegungen weiter bis zum oberen Ansatz des Ohres. Von dort knetest du dann leicht den Rand der Ohrmuscheln hinab bis zu den Ohrläppchen. Schließe diesen Stirn-Ohr-Schläfen-Teil der Massage ab, indem du beide Ohrläppchen synchron ausstreichst (einem imaginären Brillenbügel entlang). Du bringst damit die Energien am Kopf in Einklang und leitest überschüssige Energien ab.

g) *Handauflegen*: Lege deine Handflächen sanft auf beide Augen. Gib dem Empfänger nun Zeit, um die Entspannung zu spüren. Du kannst dir dabei vorstellen, dass deine Hände ein Kanal für feine Energien sind.

h) *Das Jochbein ausstreichen – von innen nach außen*: Streiche das Jochbein – die Wangenknochen – rechts und links neben der Nase mit deinen Daumen oder mit den Spitzen von Zeige- und Mittelfinger synchron nach außen zu den Schläfen hin aus. Schließe diese Bewegung mit dem Ausstreichen der Ohrläppchen ab.

i) *Die Seiten der Nasen ausstreichen – von innen nach außen*: Massiere oder streiche von den Seiten der Nase rechts und links nach außen. Lasse deine Daumen oder die ganzen Hände dann weiter über die Ohrläppchen hinaus streichen.

j) *Nüstern der Ekstase*: Du lässt die Spitzen deiner kleinen Finger ein kleines Stück weit in die Nasenlöcher hineinwandern und ziehst dann die Nasenflügel von innen her sanft nach außen. Zusätzlich kannst du den Empfänger dreimal tief in den Bauch hineinatmen lassen, während du den Griff hältst. Da diese Berührung unmittelbar mit der Genital-

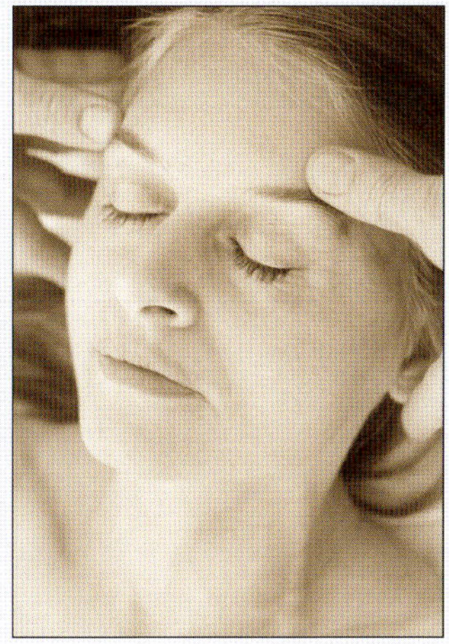

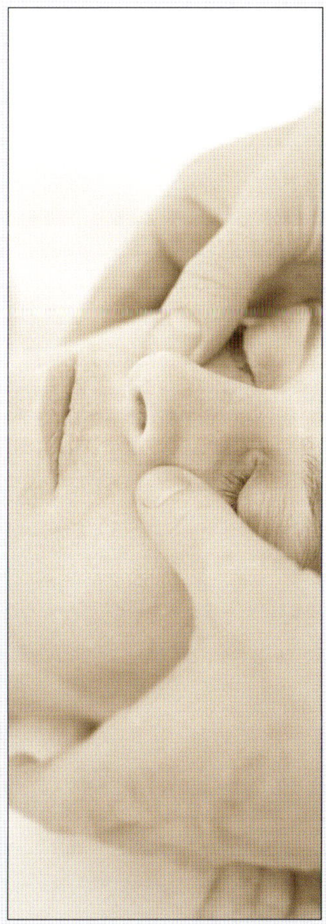

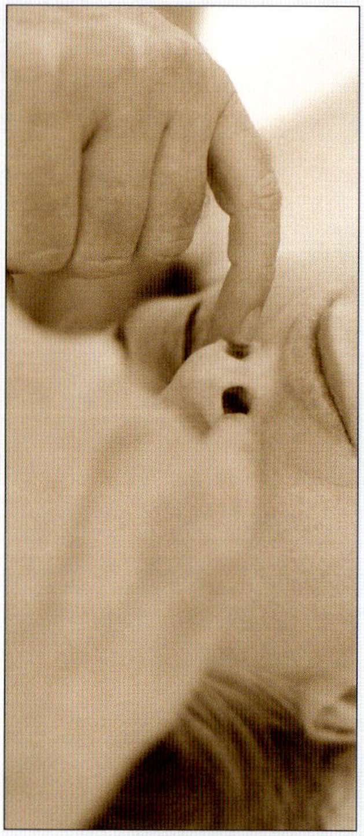

region in Resonanz steht, kann es sein, dass der Empfänger bei diesem Griff subtile erotische Energien spürt.

k) *Die Wangen ausstreichen – von innen nach außen*: Massiere die Wangen mit Zeigefingern und Mittelfingern von den Nasenflügeln aus und streiche bis über die Ohrläppchen aus.

l) *Oberkiefermassage – von innen nach außen*: Massiere mit den Zeige- und Mittelfingern in kleinen Kreisen den Bereich direkt über der Oberlippe nach außen zu den Ohren hin. Massiere die Kiefermuskulatur etwas kräftiger.

Wirkung: In den Kiefermuskeln sitzen oft Emotionen, Spannungen, zurückgehaltene Wut (wenn man die Zähne zusammenbeißen muss), die durch die Kiefermassage gelöst werden können.

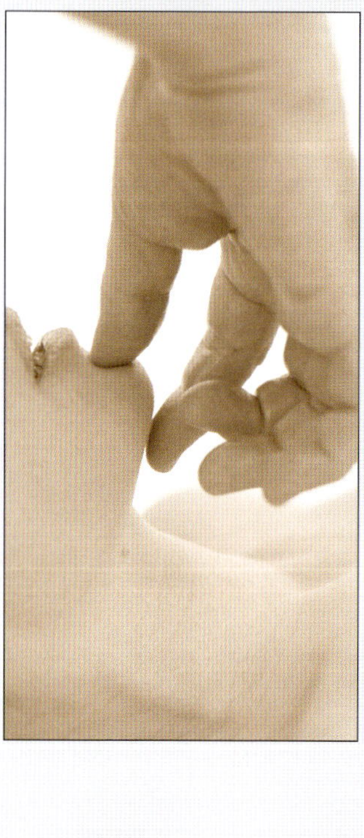

m) *Den Unterkiefer lockern (Nussknacker)*: Fasse das Kinn des Empfängers, öffne den Mund sanft und bewege den Unterkiefer ganz leicht ein paar Mal nach oben und unten, ohne Druck anzuwenden. Du spürst jetzt sehr genau, wie sehr der Empfänger in dem Bereich loslassen kann. Diese Berührung fördert die Tiefenentspannung des Empfängers.

n) *Die Oberlippe ausstreichen*: Streiche die Oberlippe bis zu den Wangen hin aus (dieses Ausstreichen muss nicht bis hinter die Ohren gehen). Wenn du magst, fahre vorher das Philtrum, die kleine Rille in der Mitte über der Oberlippe, die seit alters als erotischer Punkt gilt (weil direkt unter ihm zwei Nervenstränge verlaufen), ein paar Mal von der Nase nach unten zur Lippe.

o) *Unterkiefermassage – von innen nach außen*: Massiere den Bereich direkt unter der Unterlippe von der Mitte nach außen.

p) *Die Unterlippe ausstreichen*: Streiche die Unterlippe nach beiden Seiten zu den Wangen hin aus.

q) *Das Kinn ausstreichen:* Streiche das Kinn nach links und rechts bis hinter die Ohren aus.

r) *Ohrrand-Massage*: Jetzt massierst du die Ohren außen und innen leicht kreisend. Hierfür nimmst du die Ohren zwischen Daumen und Zeigefinger und streichst den äußeren Rand aus. Ziehe anschließend sachte an den Ohrläppchen. Die Ohren gelten als sinnliche Bereiche. Dort liegen über hundert Akupunkturpunkte, die entspannende Impulse in alle Teile des Körpers senden.

s) *Ohrenstöpsel*: Stecke deine kleinen Finger in die Ohren der empfangenden Person.

t) *Ohrvorderpins:* Weite mit deinen kleinen Fingern leicht den vorderen Bereich des Eingangs der Ohren.

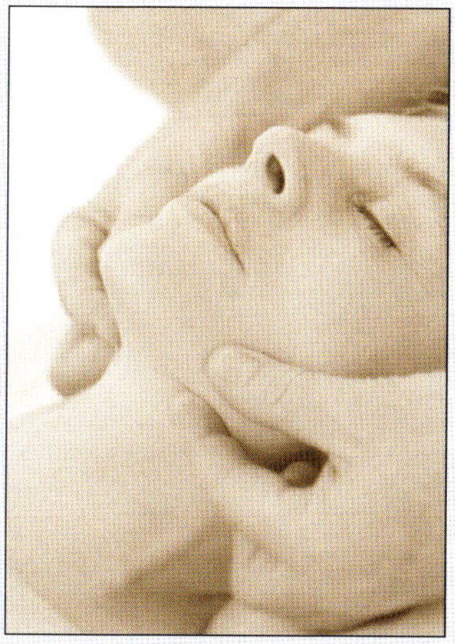

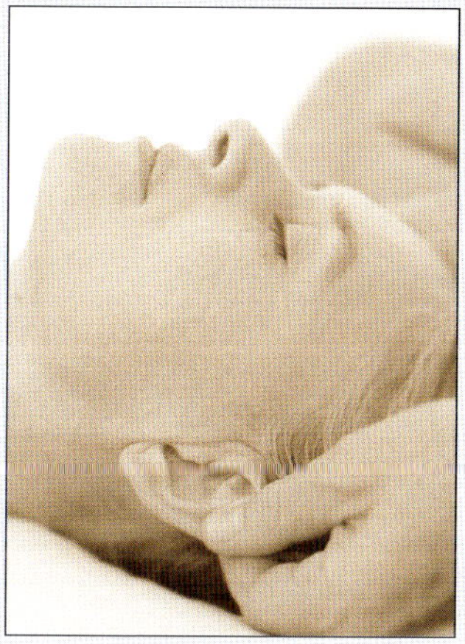

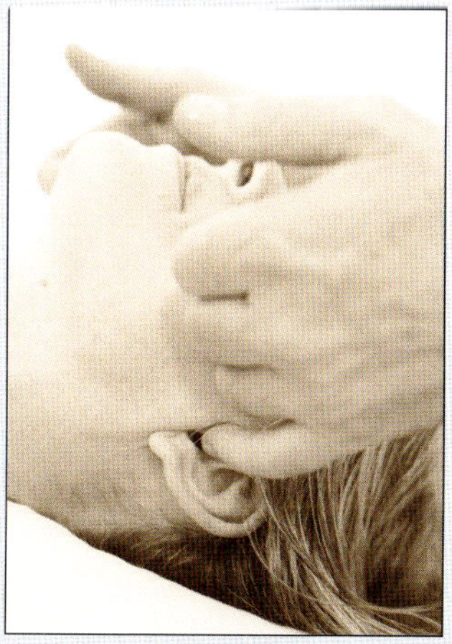

Erogene Energiepunkte: Feuertropfen)

5. Positionswechsel

Für die Massage der erogenen Energiepunkte gibt es wieder einen Positionswechsel. Du setzt dich jetzt auf die linke Seite der empfangenden Person.

Klaus Jürgens Erfahrung: Ich bleibe gern am Anfang noch am Kopf des Empfängers sitzen und wechsele erst auf seine linke Seite, bevor ich die Leisten berühre.

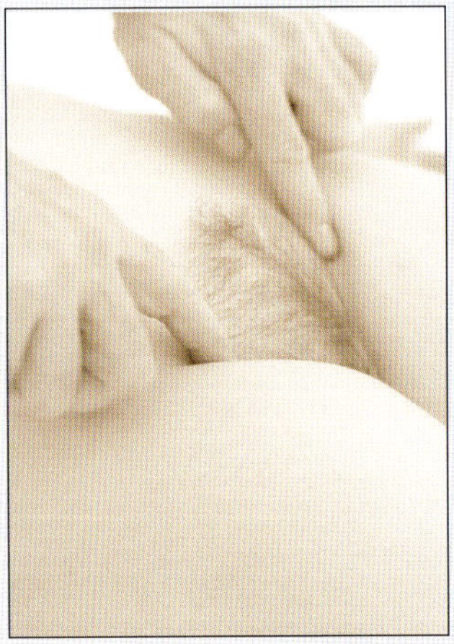

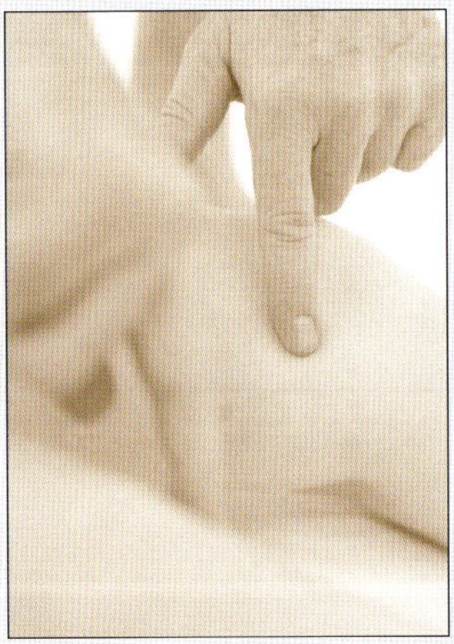

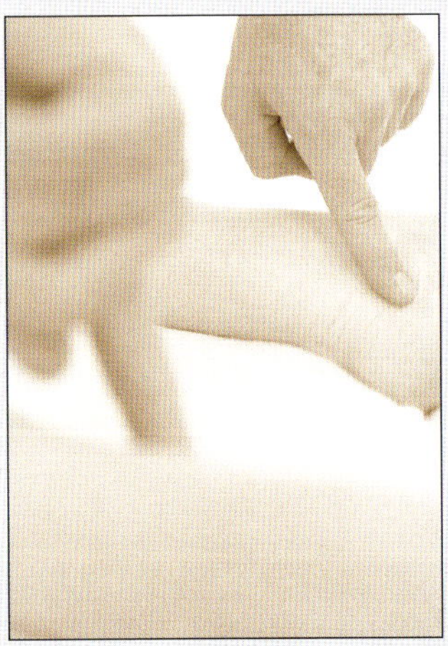

III

6. Erogene Energiepunkte: Feuertropfen

Gib auf jeden der nachfolgend beschriebenen erogenen Energiepunkte etwas Öl, dann kreist du mit einem Finger leicht auf dem Punkt. Wiederhole Einölen und kreisende Massage bei jedem Energiepunkt. Einzig am ersten Punkt – dem „Dritten Auge" – verzichtest du auf Öl.

Durch deine Berührungen verbindest du die Energiepunkte miteinander und regst so den Energiefluss an.

- Du beginnst mit dem „Dritten Auge" in der *Stirnmitte*, das du sanft mit einem Finger umkreist.
- Träufle dann langsam etwas Öl in die *Halsgrube* und lasse einen Finger achtsam auf dieser Stelle kreisen.
- Tropfe nun Öl auf den Eingang der beiden *Achselhöhlen* auf der Vorderseite des Körpers und lasse deine Zeigefinger auf beiden Punkten gleichzeitig sanft kreisen.
- Verfahre genauso in der angegebenen Reihenfolge mit
  - den Ellbeugen,
  - den Innenseiten der Handgelenke,
  - den Brustwarzen,
  - dem Bauchnabel,
  - der rechten und linken Leiste,
  - den Innenseiten der Knie und
  - den Innenseiten der Fußknöchel.

Genieße die feinen, zarten Berührungen. Nimm dir für jeden Punkt bewusst Zeit.

Wirkung: In den *Sushruta Samhita*[11] werden Energiepunkte (*Marmas*) erwähnt, die Körper und

Seele verbinden und in denen Lebensenergie fließt. Einige von ihnen, unter anderem die oben angegebenen Punkte, haben Einfluss auf unsere sinnliche Energiewahrnehmung.

7. Das Öl auf dem Oberkörper verteilen

Nach den leichten Berührungen während der erotischen Erweckung und den Berührungen der Energiepunkte auf der Körpervorderseite gelangst du nun zum ersten flächigen Ausstreichen, mit dem du das Öl verteilst.

Gib angewärmtes Öl in eine Hand. Träufele es der empfangenden Person aufs Brustbein und lasse es hinunterlaufen in Richtung Halskuhle. Verteile das Öl dann auf den Schultern, fahre über die Brustmitte, den Bauch bis vor das Schambein. Erlebe bewusst, wie deine Hände über den Körper des Empfängers gleiten. Dann streichst du an den Körperaußenseiten mit satter Berührung wieder nach oben. Wenn du möchtest, greife dabei unter den Rücken deines Empfängers.

Hinweis: Mache dir bewusst, dass du dich hier mit deinen Händen auf der empfindsameren und verletzlicheren Körperregion deines Partners bewegst. Achte das Vertrauen, das dir dein Partner zeigt, indem er dich seine gesamte Körpervorderseite massieren lässt. Respekt, Dankbarkeit und Achtsamkeit können deinen Berührungen eine besondere Note verleihen.

Hände und Arme

8. Positionswechsel

Wenn noch nicht geschehen, setze dich an die linke Seite der empfangenden Person.

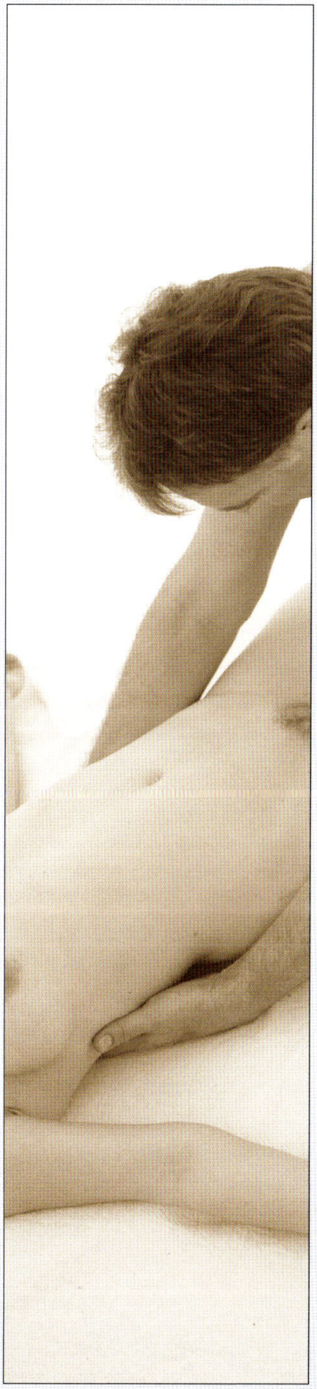

III

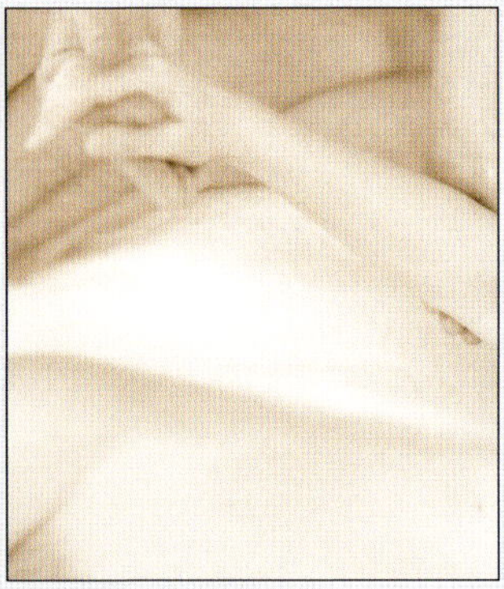

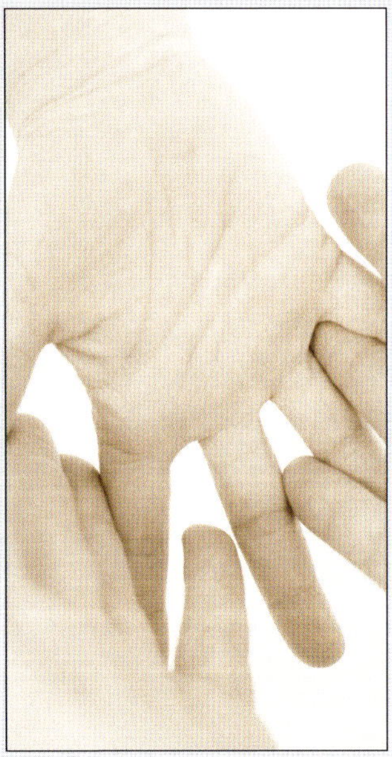

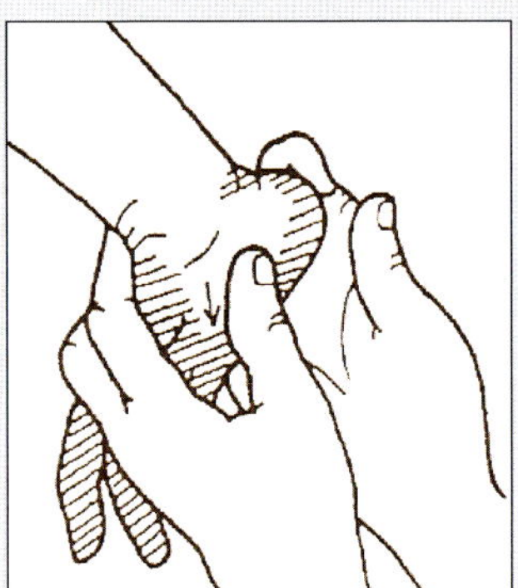

9. Den Arm lockern, ausstreichen und Handmassage, links

a) Den Arm lockern: Hebe den linken Arm des Empfängers an Ellenbogen und Handgelenk leicht an und lockere ihn. Du kannst den Ellenbogen auch loslassen und den Arm behutsam schlenkern lassen. Halte den Arm dazu weiter am Handgelenk fest. Lege den Arm nun wieder so ab, dass die Handfläche nach oben zeigt. Jetzt fährst du mit den Fingerspitzen beider Hände vom Handgelenk nach oben bis zur linken Schulter. Von dort gleitest du mit deinen Handflächen auf der Rückseite des Armes wieder hinunter bis zum Handgelenk. Streiche die Hände über die Handfläche und die Fingerspitzen hinaus aus. Wenn es dir stimmig erscheint, kannst du die empfangende Person auffordern, beim Nach-oben-Streichen einzuatmen und beim Hinabstreichen auszuatmen. Jetzt knetest du, frei deiner Intuition folgend, den Arm von der Handfläche bis zur Schulter. Zum Abschluss streiche den Arm bis über die Hand hinaus aus.

b) Handmassage mit Affengriff: Greife mit den Fingern beider Hände in die linke Hand und hebe die Handinnenseite an. Massiere mit den Daumen kräftig die Handinnenfläche. Lasse dabei deine beiden kleinen Finger in den Zwischenraum rechts und links neben dem Mittelfinger gleiten.

Bei der linken Hand des empfangenden Partners: Der Ringfinger deiner rechten Hand gleitet zwischen seinen Ringfinger und seinen kleinen Finger. Gleichzeitig gleiten Ringfinger und Mittelfinger deiner linken Hand zwischen seinen Zeigefinger und seinen Daumen. Kräftig massieren!

(*Bei der rechten Hand des empfangenden Partners:* Der Ringfinger deiner linken Hand gleitet zwischen seinen Ringfinger und seinen kleinen Finger. Gleichzeitig gleiten Ringfinger und Mittelfinger deiner rechten Hand zwischen seinen Zeigefinger und seinen Daumen. Siehe unter 11.)

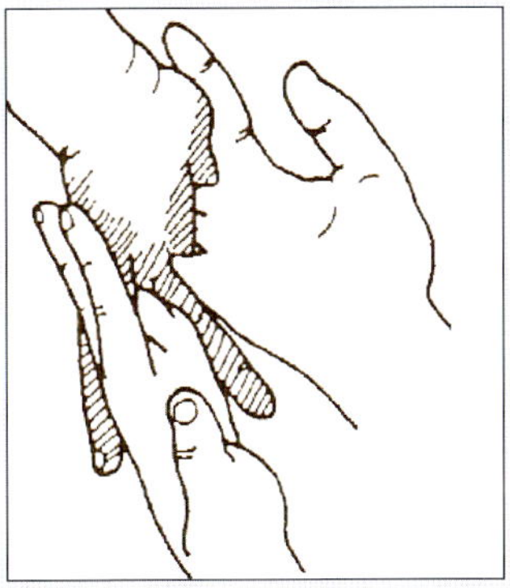

Ziel des Affengriffs: Du selbst hast eine bequeme Handhaltung und die Hand des empfangenden Partners gut im Griff, während du sie mit deinen Daumen massierst. Dabei wird seine Hand geöffnet und gedehnt. Das fördert seine Hingabe.

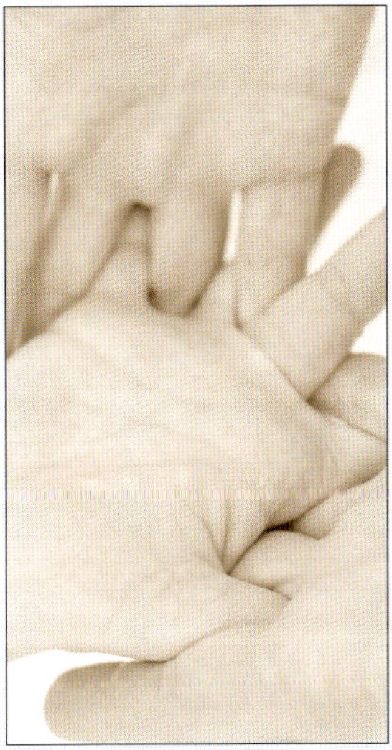

10. Positionswechsel

Setze dich nun auf der rechten Seite der empfangenden Person auf Brusthöhe. Lege deine rechte Hand auf ihren Solarplexus oder wiederhole die Sex-Herz-Verbindung.

11. Den Arm ausstreichen und Handmassage, rechts

Wiederhole die Arm- und die Handmassage wie unter 9. beschrieben nun auf der rechten Körperseite.

Brustmassage

12. Positionswechsel

Setze dich wieder auf Brusthöhe auf die linke Seite deines Massage-Partners.

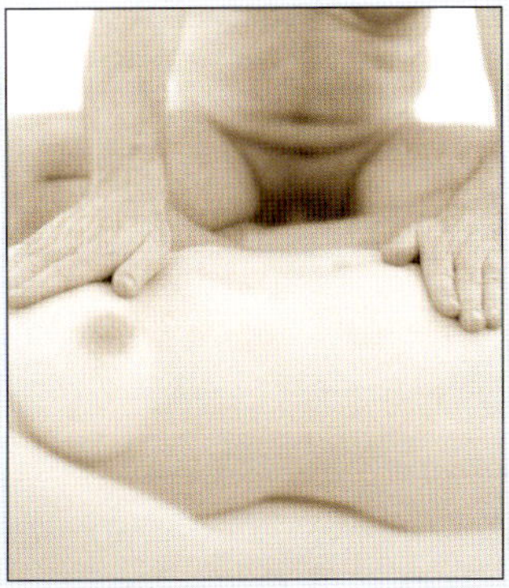

13. Sinnliche Brustmassage: Lava im Karmesinpalast

Jetzt wendest du dich der Brust zu. In der tantrischen Lehre wird sie als Zentrum der liebenden Gefühlskraft und als Sitz der Herzenergie angese-

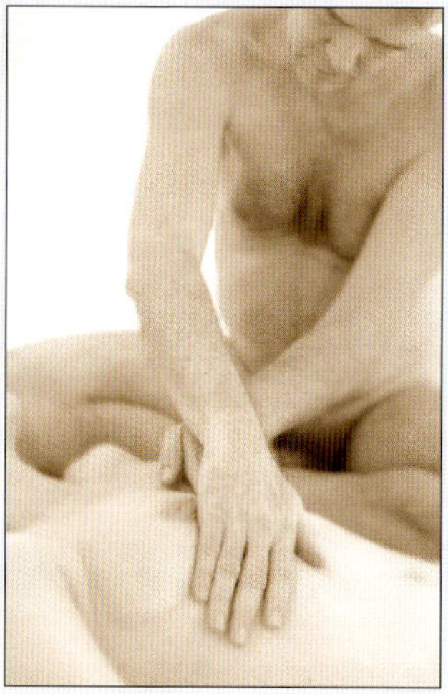

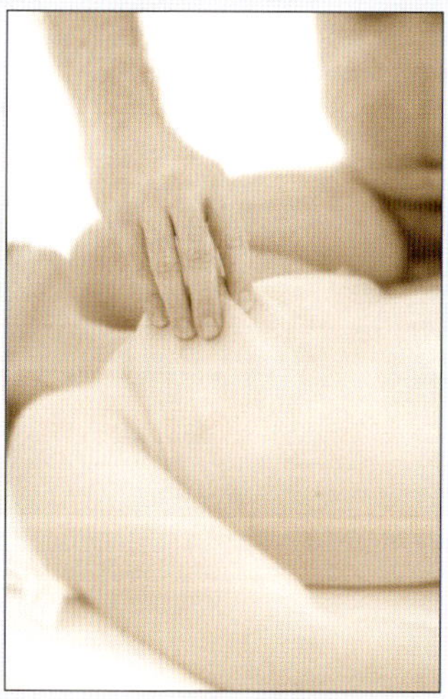

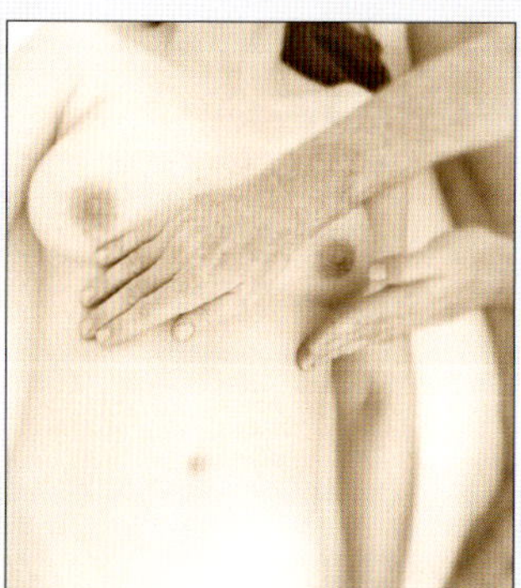

hen. Die Brust kann als Ort einer der größten und stärksten Kräfte in uns geehrt werden, weshalb das Tao sie als „Karmesinpalast“ bezeichnet. Natürlich ist die Brust auch eine besonders erogene Zone, da dort viele Nervenenden liegen, die zum Teil direkt in Kontakt mit den Genitalien stehen. Beginne, indem du beide Hände auf die Brustmitte auflegst. Tauche tief in deine eigene Herzenergie ein, und schau, ob du wahrnehmen kannst, wie du jetzt konzentriert mit der Herzenergie deines Partners in Berührung kommst.

a) Eine liegende Acht um Brust/Brüste: Lasse beide Hände der Linie einer quer liegenden Acht folgend um die Brüste der empfangenden Person gleiten. Wichtig ist, dass du der Linie der quer liegenden Acht über dem Herzen aufsteigend folgst. Die eine Hand folgt dabei der anderen.

b) Sternengriff: Umkreise dann mit beiden Händen die linke Brust gegen den Uhrzeigersinn und lasse anschließend die Finger der linken Hand strahlenförmig vom Rand der Brust zu ihrem Zentrum, der Brustwarze, wandern. Lasse anschließend beide Hände im Uhrzeigersinn um die rechte Brust kreisen und lasse anschließend die Finger der rechten Hand strahlenförmig vom Rand der Brust zur Brustwarze wandern.

c) Fahre von der Brustmitte nach außen, streiche dabei zur Seite hin jeweils die Muskelstränge zwischen den Brustrippen aus. Gehe dabei von oben nach unten (*Fischgrät II*).

Wirkung: Du bist hier im Zentrum der Massage angekommen. Die Herzkraft durchdringt den ganzen Körper. Hier entspringt die Liebesenergie.

Die Tantra-Massage stärkt unsere Liebeskraft und verbindet unsere Herz- mit unserer Sexualkraft. An der Brust berühren wir die Quelle eines Gefühlsstroms, der uns für die Welt öffnen kann. Öffnende Impulse, die hier gelingen, können den ganzen Körper fluten und tiefe Gefühle der Liebe wecken.

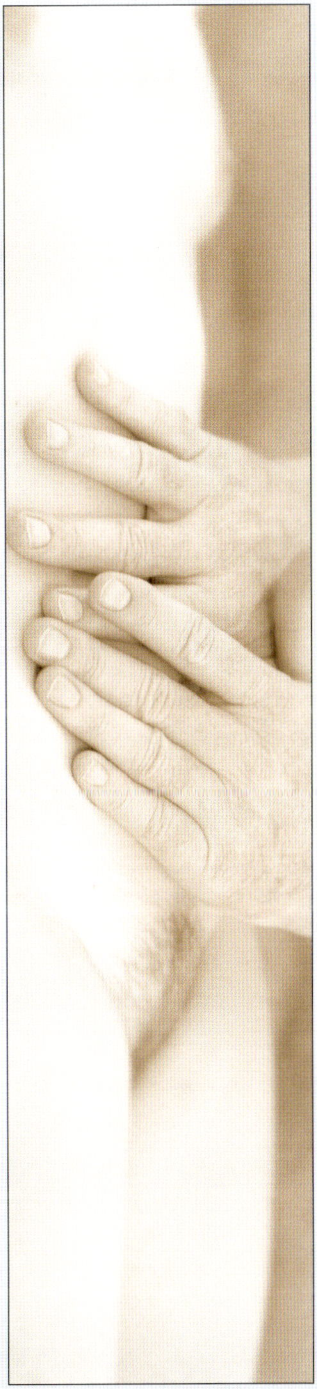

Bauchmassage

14. Bauchmassage

Die empfangende Person erlebt jetzt jede Berührung als äußerst intensiv. Mit dem Bauch nähern wir uns einem besonders sensitiven Bereich, dem emotionalen Zentrum. Wissenschaftler sagen, dass über einhundert Millionen Neuronen in unserem „Bauchhirn" liegen – das sind mehr als im gesamten Rückenmark. Der Bauch ist ein dankbarer Resonanzboden für Sinnlichkeit.

Wie an allen anderen Körperstellen kann der Empfangende im Körper gespeicherte Emotionen und Wahrnehmungen durch deine energiereiche und achtsame Berührung wieder zu fühlen beginnen.

Rücke ein wenig in Richtung Beine. Lasse beide Handflächen im Uhrzeigersinn auf dem Bauch kreisen. Übe dabei nur sanften Druck aus und sei sehr gefühlvoll. Dadurch regst du nicht nur die Sinnlichkeit im Bauch, sondern auch die Darmtätigkeit an.

Klaus Jürgens Varianten: Ich habe sehr gute Erfahrungen mit folgenden drei Griffen gemacht:

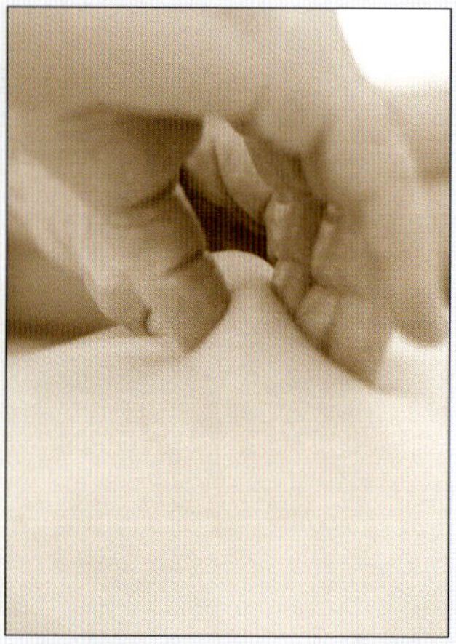

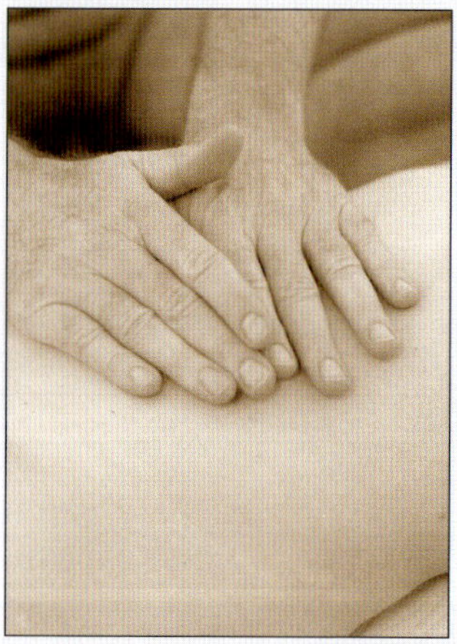

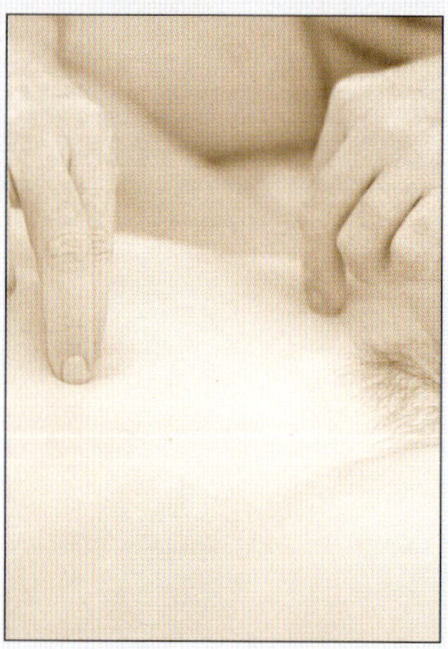

a) *Der Bauchkneter*: Ziehe die Haut großflächig vom Körper ab, sodass sich dicke Wulste bilden. Massiere diese Wulste längs und quer, und bitte den Massage-Empfänger, dabei tief in den Bauch hineinzuatmen und jeweils mit dem Ausatmen alle Spannungen im Bauch loszulassen. Das entstresst emotional.

b) *Der Bauchrüttler*: Lege die Hände auf den Bauch des Empfängers und schüttele ihn sanft hin und her. Bitte den Empfänger, dabei tief zu atmen, Urlaute von sich zu geben und mit dem Ausatmen alle Spannungen aus dem Körper zu entlassen. Durch diesen Griff kann eine tiefe Loslösung, Vitalisierung und der Kontakt zum inneren (Kraft-) Tier stattfinden.

c) *Meer der Energie*: Lasse deine Fingerspitzen in kleinen Kreisen auf dem Energiepunkt, der etwa 2 bis 3 Fingerbreit unterhalb des Nabels liegt, gleiten oder massiere von der Mitte dieses Punktes wellenförmig nach außen. Das stärkt das Hara des Empfängers und regt den Energiefluss in den unteren Körperbereichen an.

Energieausgleich

15. Die Körpervorderseite oben und unten ausstreichen

Du sitzt nach wie vor auf der linken Seite des auf dem Rücken Liegenden. Jetzt verteilst du die Körperenergie, die im Karmesinpalast, im Bauch und Unterbauch aktiviert wurde, in der oberen Körperhälfte. Beginne mit dem Ausstreichen ein kleines Stück über dem Schambein auf dem Unterbauch. Von dort gleitest du mit deinen beiden nebeneinanderliegenden Handflächen die Körpervorderseite hinauf bis zu den Schultern. Dort angekommen, streichst du synchron mit deiner rechten Hand den linken und mit deiner linken Hand den rechten Arm des Empfängers in Richtung Handgelenke hinab. Lasse diese Bewegung bis über die Fingerspitzen hinauslaufen. Wenn es dir stimmig erscheint, kannst du dieses Ausstreichen auch zwei- oder dreimal wiederholen.

Nun streichst du die untere Körperhälfte aus: Wieder beginnst du ein kleines Stück über dem Schambein. Von dort aus gleiten beide Handflächen parallel zur Hüfte und von dort über beide Beinvorder- und/oder -außenseiten hinab bis zu den Füßen. Streiche bis über die Zehen hinaus aus.

16. Sex-Herz-Verbindung

Schon in Phase I hast du die Sexualenergie während der Massage der Körperrückseite angeregt und harmonisiert. Nun lädst du zu einer tiefen Sex-Herz-Verbindung ein, diesmal auf der Körpervorderseite. Im Massage-Empfänger entsteht jetzt die Möglichkeit, die vitale Handlungskraft ganz bewusst mit dem Herzen zu verbinden, sodass er darin unterstützt wird, aus der Mitte des Herzens heraus zu handeln. Die Sexualkraft kann so durch die Herzqualität „veredelt“ werden. Daher ist diese Verbindung bedeutsam.

Lege deine rechte Hand auf das Herz- und deine linke Hand sanft auf das Sexual- Zentrum des Massage-Partners. Gönnt euch einige tiefe,

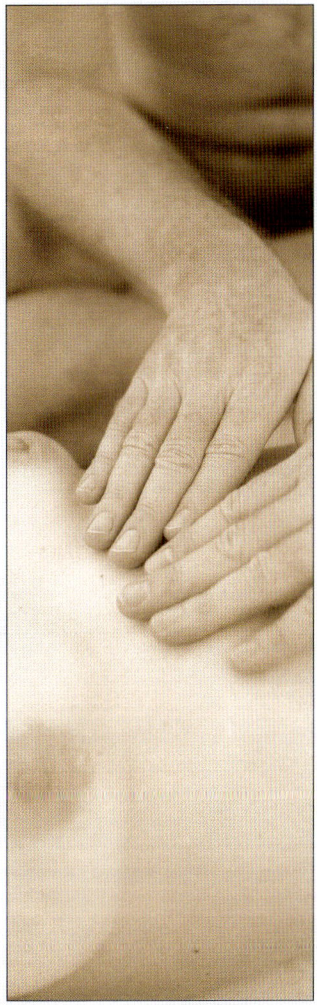

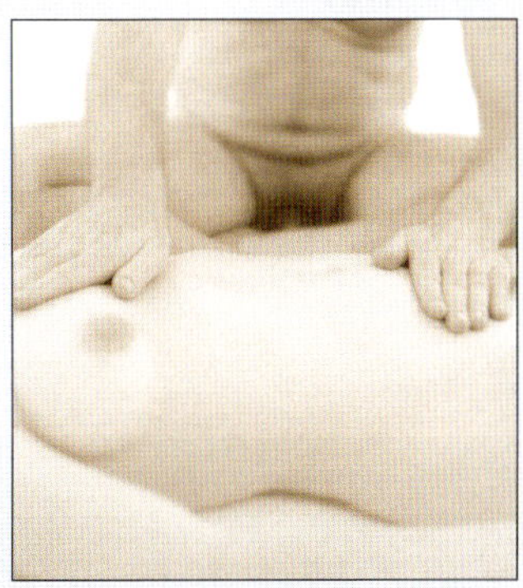

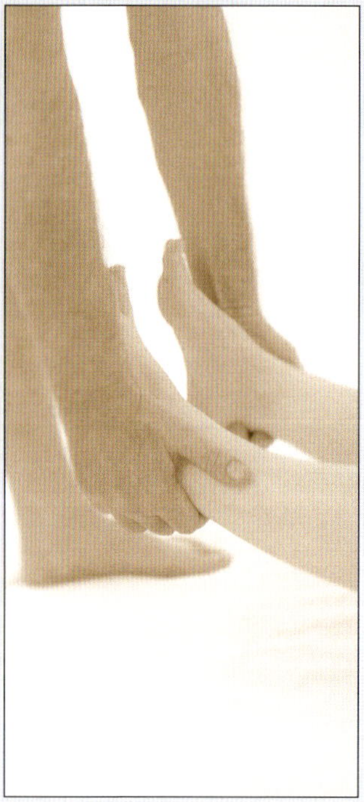

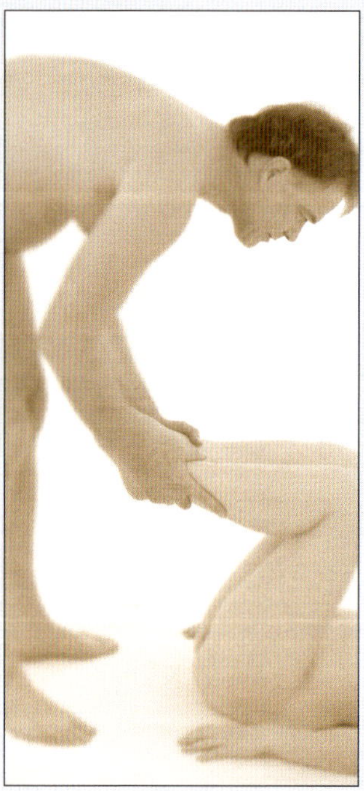

ruhige Atemzüge. In diesem Innehalten stellst du als Gebender dir diese Verbindung von Herz- und Sexualzentrum bewusst vor – vielleicht kannst du sie erfühlen.

An den Beinen arbeiten

Mit der Massage der Beine förderst du die Erdung des Empfangenden.

17. Positionswechsel

Stelle dich zu Füßen deines Partners, sodass er der Länge nach vor dir liegt.

18. Die Fersen anheben und schaukeln: Vorbereitung auf die Beinöffnung

Fasse die Füße des Empfängers an den Fersen, hebe beide Beine leicht an und schaukele sie sanft hin und her.

19. Die Beine anwinkeln

Winkele die Beine des Empfängers an; die Füße werden dabei einfühlsam in Richtung Oberkörper des Empfängers geführt, soweit dieser es zulässt. Lasse seine Beine danach langsam wieder in die Länge gleiten.

Wirkung: Du vermittelst nochmals Geborgenheit und Sicherheit und bereitest den Empfangenden langsam darauf vor, seine Beine zu öffnen.

20. Die Beine öffnen

Öffne seine Beine sanft und achtsam.

21. Unterschenkel und Beine ausstreichen

Setze dich jetzt bequem hin.

a) Lasse beide Handflächen gleichzeitig an den Innenseiten der Beine bis zu den Knien nach oben gleiten und danach an beiden Außenseiten wieder hinab zu den Knöcheln. Wiederhole das noch zweimal.
b) Fahre danach wieder von den Fußinnenknöcheln an den Innenseiten der Beine nach oben ... jetzt bis zur Leiste ... und dann von der Hüfte wieder an den Beinaußenseiten rechts und links bis zu den Fußknöcheln hinunter. Wiederhole das ebenfalls noch zweimal.

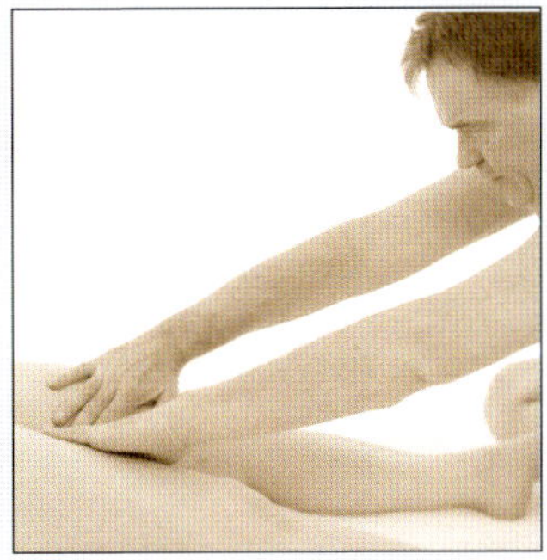

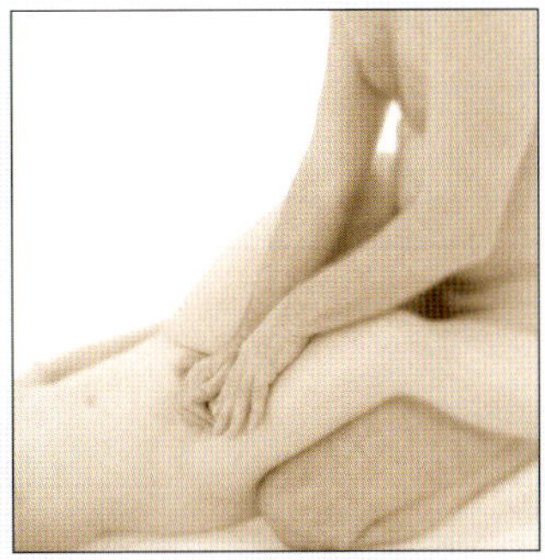

22. Intuitive Beinmassage links

Generell vertragen die Beine eine kräftigere Berührung als alle anderen Körperteile. Rücke ein wenig in Richtung Leiste. Achte am linken Bein darauf, an der Innenseite nach oben und an der Außenseite nach unten zu gleiten.

23. Linkes Bein hochlegen (zwei Varianten)

Im Kniesitz (du kannst dir ein kleines Fußkissen unter die Knöchel legen) rückst du möglichst weit in Richtung Hüfte deines Massage-Partners und ...

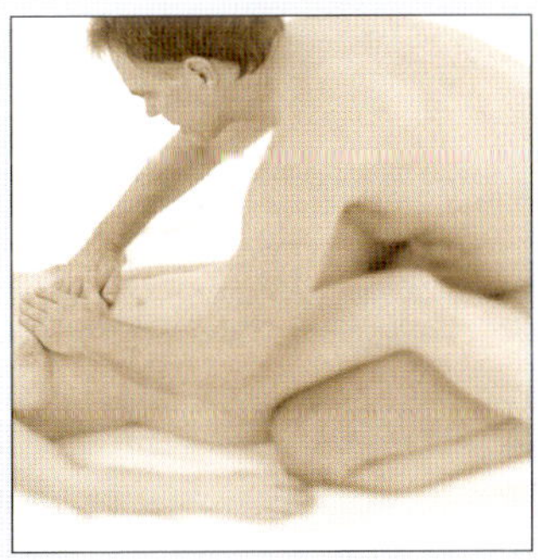

a) *Schenkelableger:* ... legst seinen Oberschenkel auf deinen ab. Massiere den linken Oberschenkel. Beziehe allmählich Oberkörper und Arme in deine Berührung mit ein;
b) *Schulterableger:* ... hebst das linke Bein des Empfangenden weiter hoch. Lege es über deine rechte Schulter, sodass der linke Oberschenkel an deiner rechten Brust lehnt. Beuge dich mit deinem Oberkörper zum Oberkörper des Empfängers. Damit winkelt sich sein Bein weiter an und sein Oberschenkel wird gedehnt, der gesamte Kreuzbereich entspannt sich.

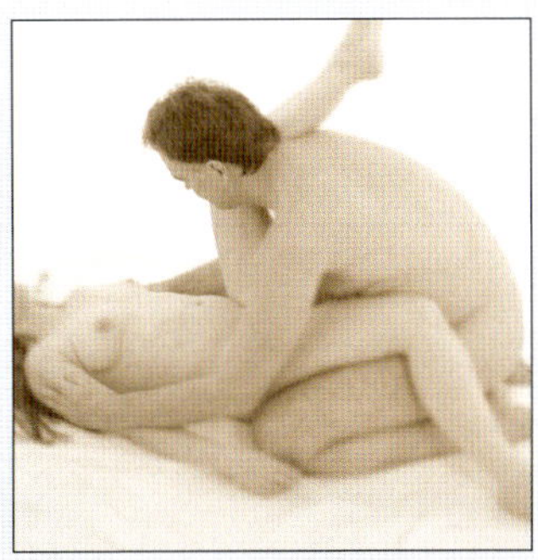

III

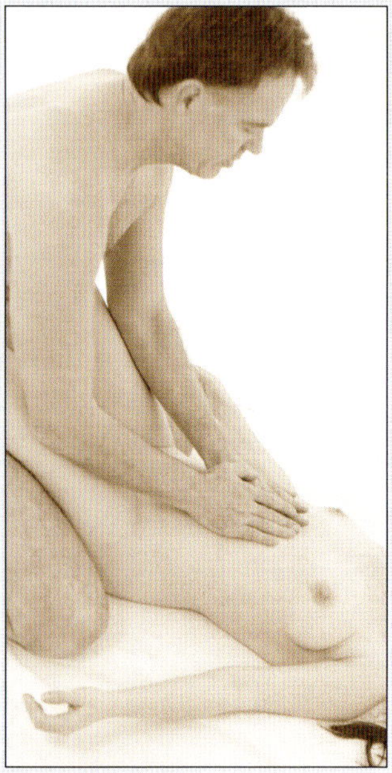

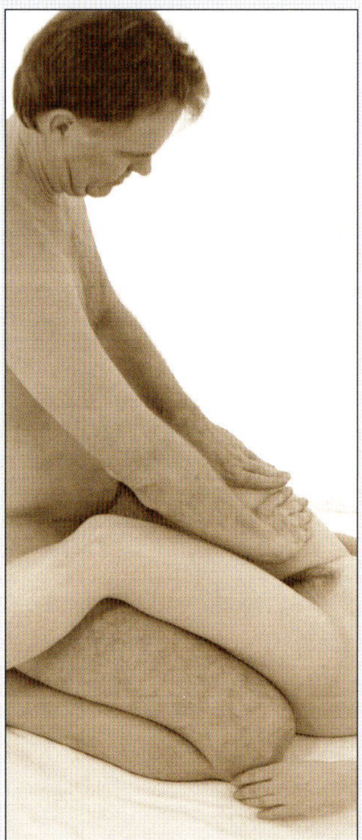

In einer von dir gewählten Position streichst du in großen Bewegungen vom Schambein nach oben über den ganzen Oberkörper bis zu seinen Schultern und an den Außenseiten des Rumpfes wieder hinab bis zur Hüfte.

Wiederhole diese Streichung zweimal. Vergegenwärtige dir dabei, dass die Energie in der Mitte der Vorderseite des Oberkörpers nach oben und an den Außenseiten nach unten fließt. Gib deinen Impulsen Raum.

Alternative: Du kannst auch über die Arme ausstreichen.

Wirkung: In beiden Positionen öffnet sich das Becken des Empfängers und lädt zu einer tiefen Entspannung des gesamten Unterkörpers ein. Der gesamte Stress fließt aus dem Körper heraus. Zugleich spürt der Massage-Partner in dieser Stellung, wie sich die Spannung, die normalerweise im Kreuzbein sitzt, löst. Manchmal erlebt er in dieser Position, wie sein ganzer Körper von entspannenden Energiewellen geflutet wird und er ganz tief loslässt.

24. Intuitive Beinmassage rechts

Wenn du magst, rücke noch ein wenig in Richtung Leiste des Empfängers und fasse sein rechtes Bein. Lasse deiner Intuition freien Lauf. Achte stets darauf, bei deinen Streichungen an den Innenseiten der Beine nach oben und an den Außenseiten nach unten zu gleiten.

25. Rechtes Bein hochlegen

Wiederhole den Schenkelableger oder/und den Schulterableger und die eben erwähnten Ausstreichungen am rechten Bein.

Phase IV: Das Finale

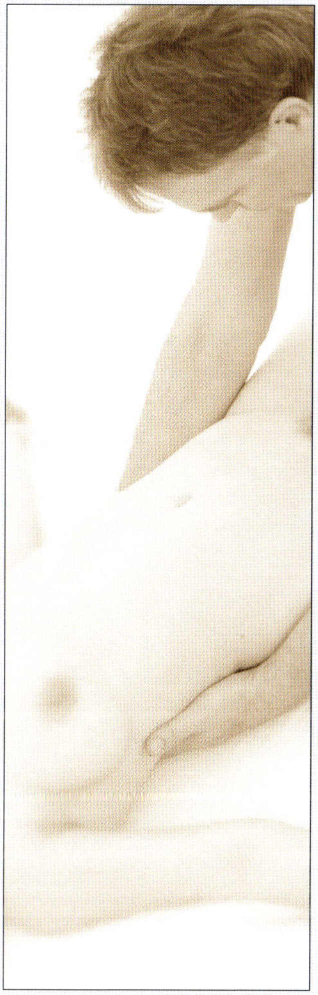

1. Wellenpfade

Rutsche auf deinen Knien noch ein wenig weiter zwischen den Beinen des Empfängers nach oben. Lege seine beiden Oberschenkel über deine Oberschenkel. Fahre mit beiden nebeneinanderliegenden Handflächen gleichzeitig den Oberkörper des Empfängers hinauf bis zu den Schultern und gleite in der Abwärtsbewegung an der Außenseite mit beiden Händen unter den Rücken des Empfängers nach unten bis zur Hüfte. Dort gleiten die Hände seitlich an den Beinen nach unten und streichen die Füße bis über die Zehen hinaus aus.

Wiederhole das zweimal oder öfter. Da sich der Rücken bei deinem Griff unter den Rücken leicht abhebt und du ihn dann wieder auf die Unterlage sinken lässt, beschreibt der Körper der empfangenden Person dabei eine Welle.

Variante: Beziehe deine Unter- und Oberarme in die Berührung mit ein, das intensiviert die Berührung.

> ***Klaus Jürgens Tipp*:** Falls du Schwierigkeiten hast, zu knien, verwende ein kleines, zusammengerolltes Sitzkissen oder einen Meditationshocker (Kniesitz) für diese Position.

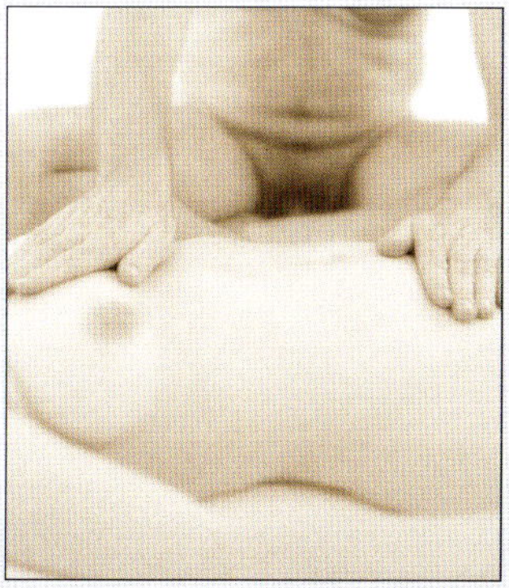

2. Sex-Herz-Verbindung

Lege zum Abschluss eine Hand auf das Sexual-Chakra des Empfängers, die andere auf sein Herz-Chakra.

IV

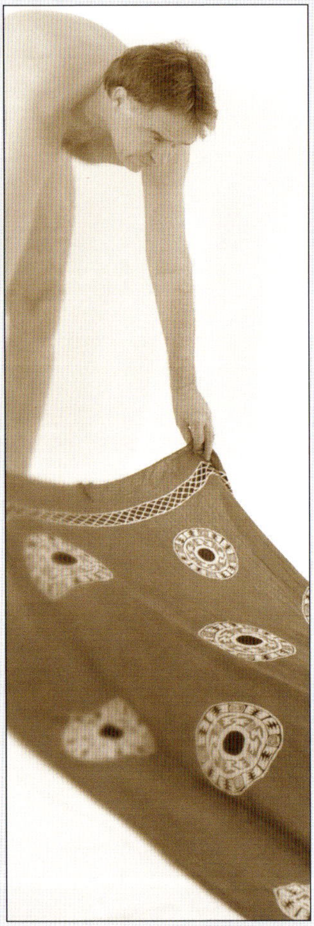

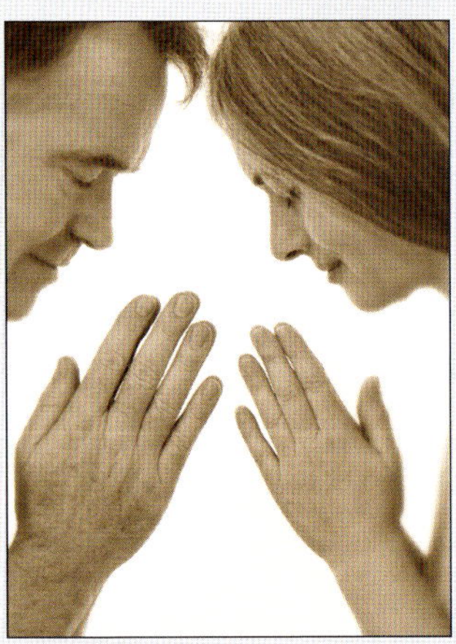

Tipp: Wenn der Empfangende das wünscht, kann jetzt eine Lingam- oder Yoni-Massage folgen.

3. Ruhe

Nach der Massage deckst du den Empfänger mit seinem Lunghi zu. Der Lunghi darf dabei auch über seinem Gesicht liegen, wenn ihm das angenehm ist. Gönne ihm mindestens 5 Minuten Ruhepause zum Nachspüren, ohne ihn zu berühren.

4. Nachspüren

Hülle dich selbst wieder in deinen Lunghi ein. Nutze diese Zeit für dich, um der gegebenen Massage in dir selbst nachzuspüren. Du kannst dafür den Massage-Raum verlassen, wenn du magst. In diesem Fall sage zum Empfangenden: „Ich lasse dich jetzt nachspüren und komme in 5 Minuten zurück." Oder du setzt dich still neben ihn.

5. Namasté

Nach der Ruhepause bittest du ihn, dir gegenüber Platz zu nehmen. Ihr beendet das Ritual, das ihr mit dem Namasté begonnen habt, nun auch wieder mit dieser Herz-zu–Herz-Geste. Sie schließt das Ritual ab, das heißt, dass der klar strukturierte Teil der Begegnung jetzt beendet ist.

6. Austausch

Je nach Bedürfnis deines Massage-Partners könnt ihr jetzt noch einen kurzen Austausch anschließen. Biete deinem Massage-Partner etwas zu trinken an, etwa einen heißen Tee.

Nachspiel: Wenn ihr ein Paar seid, könnt ihr jetzt genießen, was da ist.

Allgemeine Empfehlungen

Das Ritual und die Grenzen

Wir empfehlen den Ablauf der Massage so, wie er hier gezeigt wurde, bis zum Schluss einzuhalten und die persönliche (erotische) Begegnung, falls gewünscht, auf den Zeitraum *nach* dem Ritual zu verschieben.

Das Ritual schließt durch den klaren Rahmen und die Vorgabe der Berührungen ein Stück der Persönlichkeit, der Vorlieben und Ideen des Massierenden aus. Es ist sinnvoll, die persönliche Ebene einer Begegnung, die sich auch durch spontane und individuelle Berührungen (und Stimulationen) auszeichnet, von der rituellen Form der Begegnung zu trennen. Würde man während des Rituals seinen persönlichen Wünschen nachgehen, liefe man Gefahr, die rituelle Ebene und damit die vorgegebene Abfolge der Griffe und Streichungen zu verlassen und das würde die Wirkungen der Massage beeinflussen. Zudem bietet die rituelle Form eine Art Schutz für beide Massage-Partner, und das ist wichtig, insbesonders wenn sie privat kein Paar sind.

Die Hingabe des Empfangenden während des Rituals ist nicht gleichzusetzen mit seinem Einverständnis für jede Form von Körperkontakt und das Ausleben der privaten Wünsche des gebenden Parts. Dieser dient vielmehr den Körperenergien des Empfängers. Dabei werden ganz bewusst individuelle Formen der Begegnung ausgeschlossen. Während bei der persönlichen Begegnung unter Liebenden die sexuelle Erregung des Masseurs in die Begegnung eingebracht werden kann und soll, gehört es zu der ethischen Verpflichtung des Masseurs im Rahmen der rituellen Tantra-Massage, die empfangende Person von der Teilnahme an der eigenen sexuellen Erregung und persönlichen Vorlieben freizustellen, sodass diese sich ganz auf sich selbst konzentrieren kann.

Bei Partnern, die sich kennen, kann es geschehen, dass man über den rituellen Rahmen hinausgeht, wenn sich klar zeigt, dass das für beide in Ordnung ist.

Wichtig für Massage-Partner, die privat ein Paar sind

Für manche privaten Paare ist es möglicherweise schwieriger, sich auf das Ritual und auf diese spezielle Form der Begegnung einzulassen, weil die allgemeine Tendenz besteht, dass all das, was in der Beziehung sonst eine Rolle spielt, zunächst auch einmal in dieser rituellen Begegnung spürbar bleibt.

Wichtig ist es, die Themen der Partnerschaft im Ritual ganz loszulassen, und das erfordert einige Übung. Das Ritual kann dazu dienen, gemeinsam den Raum *jenseits* eventuell vorhandener Konflikte zu erleben, und später den Umgang mit den Konflikten erleichtern. Auf lange Sicht bietet also die Struktur des Rituals die Sicherheit und die Möglichkeit, sich auch in spannungsgeladenen partnerschaftlichen Situationen gegenseitig auf achtsame Weise Zuwendung zu schenken und das gemeinsame Energieniveau zu pflegen.

Lasse dich also nicht irritieren, falls du dich bei deinem Lebenspartner etwas schwerer tust mit dem Massieren. Suche und finde vielmehr Unterstützung in den vorbereitenden Übungen und im Ritual selbst.

Wenn ihr beide euch regelmäßig massiert, unabhängig von eurem jeweiligen emotionalen Zustand, hat dies einen ebenso wohltuenden Effekt wie regelmäßige Zwiegespräche:[12] Ihr lernt gemeinsam – unabhängig von der jeweiligen Befindlichkeit –, in einen achtsamen Kontakt zu gehen. Dadurch wachsen eure Vertrautheit und die Gewissheit, dass ihr in angenehmen wie in unangenehmen Emotionen miteinander in die Mitte gehen könnt. Wenn ihr als Paar gerade eine gute Zeit miteinander habt, kann euch die Tantra-Massage sehr leicht fallen und sehr selbstverständlich sein – falls das der Fall sein sollte: Genießt es!

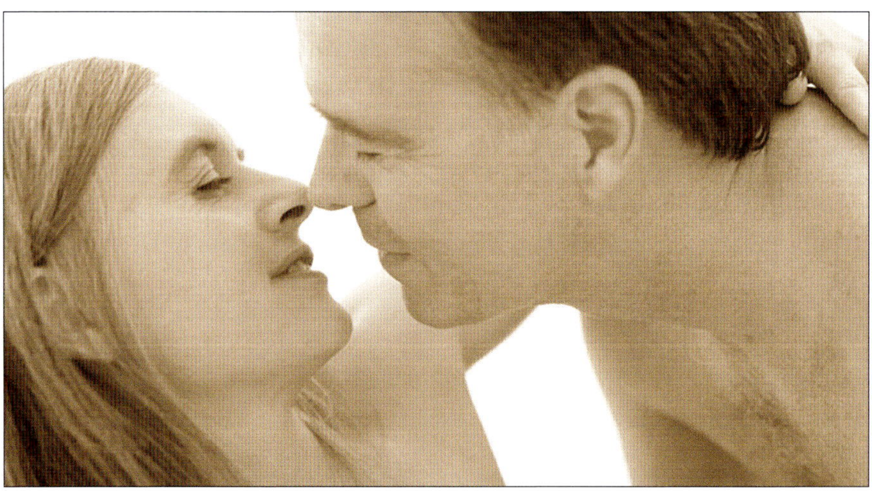

Die Zusammenfassung – alle Griffe

Das Ritual in Kurzform

Phase I, Eingangsritual „Das Heiligtum betreten“: Der Eintritt – Die Begegnung – Die Erweckung

Phase II, Rückenmassage „Yang-Tanz“: Einstimmung – Nacken und Kopf: Drei Griffe zum Kronenweg – Der Yang-Reigen: Vier Rückengriffe – Flug zum Feuer des Ursprungs – Arme und zweiter Ausgleich – Po-Griffe: Höhlenglut – Beingriffe: Erdung und Energiefluss – Vertiefender Abschluss unterm Firmament

Phase III, Massage der Körpervorderseite „Yin-Tanz“: Erotische Erweckung – Gesichtsmassage: Kronenwiege – Erogene Energiepunkte: Feuertropfen – Hände und Arme – Brustmassage – Bauchmassage – Energieausgleich – An den Beinen arbeiten

Phase IV, Das Finale

Phase I: Eingangsritual „Das Heiligtum betreten“

Der Eintritt (1 bis 4)

1. Die Einladung aussprechen: Die Türe öffnen
2. Die Antwort auf die Einladung hören: Dein Partner tritt ein
3. Der Handkontakt: Aus den Tiefen der Hand
4. Namasté: Das goldene Tor

Die Begegnung (5 bis 13)

5. Der Tanz der Hände
6. Die Finger ausziehen
7. Die Zehen ausziehen
8. Positionswechsel
9. Rück(en)halt im Sitzen: Tandemflug
10. Herzensberührung von vorn im Stehen: Die Lotosblüte

11. Herzensberührung von hinten im Stehen
12. Der tantrische Glücksfaden
13. Niederwerfung: Demut und Verehrung

Die Erweckung (14 bis 18)

14. Entkleidung: Fallende Blätter
15. Großer Energiekreislauf: Woge der Erweckung
16. Zweiter Herzenskontakt von vorn: Die Lotosblüte
17. Wind und Welle
18. Den Lunghi abziehen: Das sinnliche Tuch

Phase II: Rückenmassage „Yang-Tanz"

Einstimmung (1 und 2)

1. Polarisieren I (Der erste Ausgleich): Rückenfluss
2. Positionswechsel

Nacken und Kopf: Drei Griffe zum Kronenweg (3 bis 5)

3. Nacken-Massage
4. Kopfhaut-Massage
5. Haargriff: Die Haare entstressen

Der Yang-Reigen: Vier Rückengriffe (6 bis 10)

6. Großes Ausstreichen
7. Vier Kreise (1. Rückengriff)
8. Fischgrät (2. Rückengriff)
9. Die Daumenrille (3. Rückengriff)
10. Spinnenbeine (4. Rückengriff, Bindegewebsgriff)

Flug zum Feuer des Ursprungs (11 bis 14)

11. Positionswechsel
12. Das Becken schaukeln
13. Vibrator und Engelsflügel
14. Ruheposition

Arme und zweiter Ausgleich (15 bis 19)

15. Den rechten Arm lockern: Flügelbrise I
16. Polarisieren II, rechts

17. Positionswechsel
18. Den linken Arm lockern: Flügelbrise II
19. Polarisieren II, links

Po-Griffe: Höhlenglut (20 bis 26)

20. Positionswechsel
21. Po-Griffe: Höhlenglut
22. Positionswechsel
23. Das Fontanelle-Steißbein-Kreisen: Der goldene Kamin
24. Die Energie verteilen: Der Pfad der Glückseligkeit
25. Ruhe
26. Positionswechsel

Beingriffe: Erdung und Energiefluss (27 bis 39)

27. Die Waden ausstreichen
28 Die Beine ausstreichen
29. Die Wade quer teilen
30. Kniekehlengeflüster: Den venösen Blutdruck anregen
31. Die Oberschenkel: Drei knetende Treppengriffe
32. Den Oberschenkel wiegen, greifen und schütteln
33. Der große Bogen
34. Die Wade ausschütteln
35. Das Fußgelenk massieren
36. Fußspiel
37. Massage der Ferse und der Fußreflexzonen
38. Wellensturm
39. Linkes Bein, alle Griffe und Striche (Griffe 29 bis 34/38 links wiederholen)

Vertiefender Abschluss unterm Firmament (40 und 41)

40. Steißbein-Herz-Verbindung: Meerestiefe
41. Schlafende Schildkröte: Unter dem Himmelszelt

Phase III: Massage der Körpervorderseite „Yin-Tanz“

Erotische Erweckung (1 und 2)

1. Positionswechsel
2. Mit Federn und Fell: Schmetterlingstupfen

Gesichtsmassage: Kronenwiege (3 und 4)

3. Positionswechsel
4. Kopfmassage von vorn

Erogene Energiepunkte: Feuertropfen (5 bis 7)

5. Positionswechsel
6. Erogene Energiepunkte: Feuertropfen
7. Das Öl auf dem Oberkörper verteilen

Hände und Arme (8 bis 11)

8. Positionswechsel
9. Den Arm lockern, ausstreichen und Handmassage, links
10. Positionswechsel
11. Den Arm ausstreichen und Handmassage, rechts

Brustmassage (12 und 13)

12. Positionswechsel
13. Sinnliche Brustmassage: Lava im Karmesinpalast

Bauchmassage (14)

14. *Bauchmassage*

Energieausgleich (15 und 16)

15. Die Körpervorderseite oben und unten ausstreichen
16. Sex-Herz-Verbindung

An den Beinen arbeiten (17 bis 25)

17. Positionswechsel
18. Fersen anheben und schaukeln: Vorbereitung auf die Beinöffnung
19. Die Beine anwinkeln
20. Die Beine öffnen
21. Unterschenkel und Beine ausstreichen
22. Intuitive Beinmassage links
23. Linkes Bein hochlegen (zwei Varianten)
24. Intuitive Beinmassage, rechts
25. Rechtes Bein hochlegen

Phase IV: Das Finale

1. Wellenpfade
2. Sex-Herz-Verbindung
3. Ruhe
4. Nachspüren
5. Namasté
6. Austausch

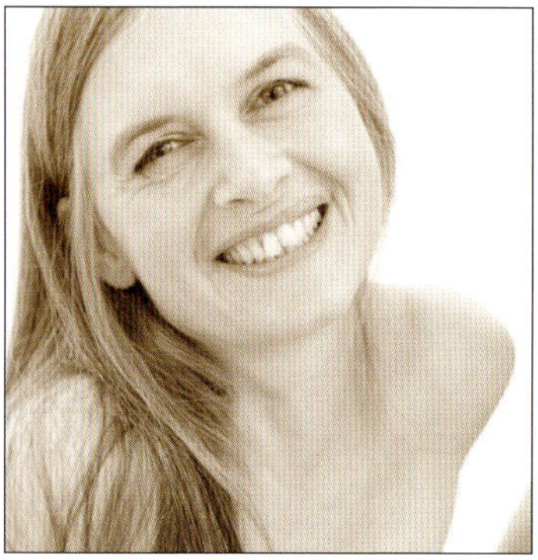

Positive Wirkungen der Tantra-Massage

Die heilende und heilige „Behandlung“, wie sie die Tantra-Massage bietet, gehört zu den ältesten Therapiemethoden der Welt. Sie beeinflusst Körper und Seele positiv und hat dabei weiter reichende Wirkungen als eine medizinische Massage:

- Menschsein bedeutet, zu berühren und berührt zu werden. Was der Mensch berührt, verändert er, und: Wenn ein Mensch berührt wird, ändert er sich.
- Die großflächige Berührung fördert die Durchblutung in allen Körperteilen, so werden die Entschlackung unterstützt, der Lymphfluss angeregt und bisher vernachlässigte Körperbereiche aktiviert.
- Müde verspannte Muskeln werden wieder locker, verhärtetes Gewebe wird wieder geschmeidig.
- Die Entspannung um die Augen kann die Seh-, die Entspannung von Hals und Nacken die Hörfähigkeit verbessern. Zudem können Kopf-, Nacken und Rückenschmerzen gelindert werden.
- Die Atmung wird angeregt, vertieft und wieder in vollem Umfang zugelassen.
- Das Immunsystem wird gestärkt.
- Der Körper verliert an Steifheit.
- Während der Tantra-Massage können sich im grob- wie im feinstofflichen Körper Schichten von Angst, Stress und Verkrampfung lösen. Erschöpfung fließt ab, die Regeneration wird gefördert. Dadurch wird der Körper in seiner Schönheit zum Erblühen gebracht, was die positive Ausstrahlung des Empfangenden verstärkt.

- Emotionale Verspannungen und seelischer Ballast lösen sich. Gefühle wie Traurigkeit, Depression, Wut, Lustlosigkeit, Desinteresse, Abgespanntheit werden ausgeschwemmt. Viele Massage-Empfänger fühlen sich nach einer Tantra-Massage leichter.
- Innere Blockaden werden gelöst. Die Lebensenergie kommt in Fluss, sie durchströmt den ganzen Körper und die ihn umgebende Aura. So nähert sich der Empfänger dem Zustand seines natürlichen Wohlbefindens.
- Der Körper wird in ein stimmiges Gleichgewicht zwischen Yin (weiblichem Prinzip) und Yang (männlichem Prinzip) gebracht.
- Belastende Überzeugungen und Gedankenmuster werden gelöst, wodurch ein positiv verändertes Erleben der Welt angeregt wird.
- Der Empfänger kann sich im eigenen Körper wohl und geborgen fühlen und ihm werden die Ressourcen, die ihm reichlich zur Verfügung stehen und die er für seine Alltagsbewältigung braucht, wieder mehr und mehr zugänglich.
- Der Massage-Empfänger kann sich selbst annehmen.
- Neue Empfindungen werden geweckt, dadurch kann sich im Alltag ein neuer Erfahrungsraum eröffnen.
- Der Körper wird mehr und mehr als Tempel des Geistes erfahren – mit hellen, offenen Räumen, großen Fenstern zur Außenwelt. Im Inneren dieses Körper Tempels ist es warm und wohlig.
- Die Zellen übertragen die achtsame und liebevolle Haltung des Massierenden nach innen in den empfangenden Part. So wird das Empfinden von Nähe und Geborgenheit gefördert. Man fühlt sich genährt und in sich selbst aufgehoben.
- Die Sinne werden angeregt und für neue Erfahrungen geöffnet. So wird der Empfänger zu einer verfeinerten Körperbewusstheit eingeladen, verbunden mit einem neuen Erleben von Achtsamkeit und Aufmerksamkeit. Dies unterstützt ihn darin, sensibler und wacher zu werden, sodass er sich und seinen Partner intensiver spürt.
- Ein neuer Raum für Hingabe und erfüllte, liebevolle Begegnung wird geschaffen. Die sexuellen Energien werden angeregt und gestärkt. Die sexuelle Urkraft wird geweckt und für die weitere spirituelle Entwicklung genutzt. So ist es möglich, sich im Rahmen seiner sexuellen Energie neu zu erleben und neue Ressourcen zu entdecken. Daher eignet sich die Tantra-Massage für Paare insbesondere zur erotischen Aufwärmung vor

dem Liebespiel und zur Verbesserung der Qualität und Präsenz in der sexuellen Begegnung.
- Glückshormone werden frei gesetzt.
- Die Körperwahrnehmung und die geistige Präsenz werden intensiviert.
- Man empfindet ein sehr lust- und liebevolles Lebensgefühl. Ein Gefühl der Verbundenheit mit der Welt, die uns umgibt, stellt sich ein.
- Die Begegnung mit der (eigenen) Wahrheit wird gefördert und ein Raum geschaffen, in dem auch sensible oder eher ungeliebte Teile sich zeigen dürfen.
- Die Tantra-Massage lädt dazu ein, sich in dem zu entspannen, was jetzt ist.
- Die Wirkung der Tantra-Massage setzt sich bis in den Alltag fort, denn der Körper arbeitet mit den empfangenen Schwingungen weiter.

Die geistigen Dimensionen tantrischer Erfahrung

Der Massage-Empfänger macht die Erfahrung, dass er sexuelle Energie zur Selbsterkenntnis nutzen kann, die dann mehr ist als ein Lustgeschehen: ein inneres Erkenntnisgeschehen. Er erkennt und erfährt, *dass hier etwas Neues passiert, dass da ein innerer Zeuge ist, der die gesamte Massage wahrnimmt.*

Die Tantra-Massage fördert für beide Massage-Partner die seelische Reifung, weil der innere Beobachter Raum bekommt: Man nimmt Gefühle wertfrei wahr, erlaubt sie und fühlt sich ihnen nicht machtlos ausgeliefert. Stattdessen eröffnet sich die Möglichkeit, die Gefühle und das eigene Lebensgefühl zu gestalten. Die Tantra-Massage kann zu innerer Autonomie und Selbstverantwortung führen. Sie kann das Erleben vermitteln, dass eine solche innere Unabhängigkeit und Gestaltungskraft für das eigene Lebensgefühl möglich ist. Der Massage-Empfänger erfährt, dass Weckung und Leitung von Energie nicht nur ein körperliches Geschehen ist, sondern auch ein seelisch-emotionales. Dies bedeutet, dass man immer weniger auf äußere Reize/Gegebenheiten angewiesen ist, wenn es darum geht, das Lebensgefühl zu empfinden, nach dem man sich sehnt, was zu einem seelischen Erwachsenwerden führt.

Als Gebender mache ich immer wieder neue Erfahrungen mit mir selbst und mit meinen Qualitäten als Masseur, auch wenn der Ablauf immer der gleiche ist. Ich lerne immer besser, mich selbst auszugleichen und aus meiner eigenen Mitte heraus zu leben.

Anhang

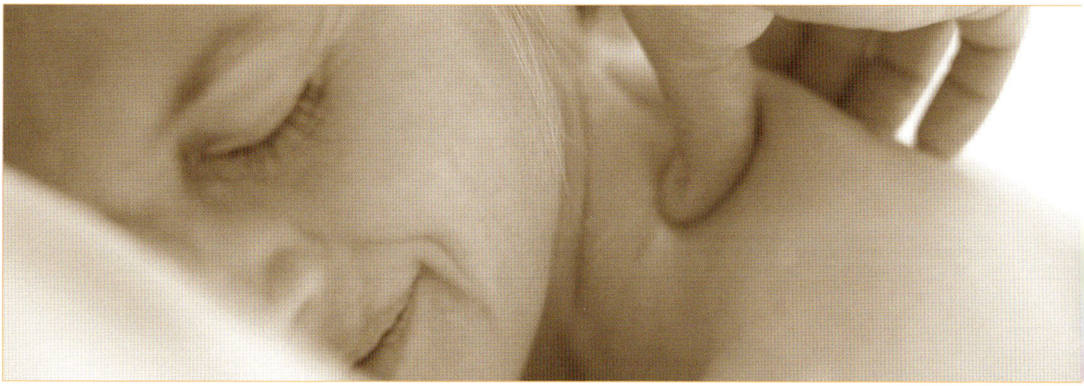

Anmerkungen

1 Bei der „Nachnährung“ geht der Klient noch einmal ganz bewusst in die Erinnerung seiner Kindheit zurück. Er macht sich klar, welche Bedürfnisse (wie etwa Geborgenheit, Respekt etc.) damals nicht erfüllt („genährt“) wurden. Der Therapeut/Berater „spielt“ einen Elternteil – zwei Therapeuten/Berater übernehmen die Rollen beider Elternteile – und erfüllt stellvertretend für ihn die Bedürfnisse, die damals unerfüllt geblieben sind. Dadurch können belastende Erfahrungen aus der Kindheit „überschrieben“ und Wunden aus der Kindheit zur Heilung angeregt werden.

2 Auch Basiszentrum genannt, befindet sich im Bereich von Perineum, Steißbein, den Geschlechtsorganen.

3 Im Gegensatz zum fokussierten Sehen ist die Wahrnehmung der Dinge beim peripheren Sehen nicht auf den Brennpunkt der Aufmerksamkeit gerichtet, sondern ruht auf dem Umfeld. Beim Badmintonspielen beispielsweise schaue ich den Ball an, im Hintergrund (peripher) sehe ich aber, wo der Gegner steht und wo ich den Ball am geschicktesten hinspiele, damit der Gegner ihn nicht bekommt.

4 Eine ausführliche Darstellung der progressiven Muskelentspannung finden Sie in *Lingam-Massage*, Seite 124 ff.

5 Auch als CD erhältlich als *Osho Nadabrahma Meditation* von Deuter.

6 Du findest es beispielsweise auf der CD *Mantras for Precarious Times* von Deva Premal, bei *Medial Music Publishing* (Silencio).

7 Bücher von Peter Levine findest du im Literaturverzeichnis, Seite 199 ff.

8 Mehr dazu unter www.imliebesfluss.de.

9 Eine genaue Anleitung zur Lingam- und zur Yoni-Massage findest du in den gleichnamigen Büchern, siehe Literaturverzeichnis, 199 ff..

10 Eine ausführliche Beschreibung zu einfühlsamem Zuhören findest du auf meiner Webseite www.klausjuergenbecker.de sowie in Layena Bassols *Rheinfelders PraNeoHom® Lehrbuch. Band 6* (siehe Literaturverzeichnis, Seite 199 ff.).

11 Verse aus den Veden, die von dem indischen Arzt Sushruta verfasst wurden.

12 Literatur zum Thema „Zwiegespräch“ findest du im Literaturverzeichnis am Ende des Buches (Seite 199 ff.).

Literaturempfehlungen

Anand, Margo: *Tantra. Weg der Ekstase. Die Sexualität des neuen Menschen.* Simon Leutner Verlag, Berlin 2008

Anand, Margo: *Tantra oder Die Kunst der sexuellen Ekstase.* Goldmann Verlag, München 1996

Anand, Margo: *Tantra. Weg der Ekstase. Die Sexualität des neuen Menschen.* Simon & Leutner Verlag, Berlin 2008

Andro: *Tantrische Sexualtherapie.* Synergia Verlag, Darmstadt 2012

Andro & Devatara: *Orgasmusschule*. Hans-Nietsch-Verlag, Freiburg 1995 (vergriffen)

Assmann, Klaus: *Lomi Lomi Nui. Die Tempelmassage aus Hawaii.* Aurum Verlag, Bielefeld 2010[7]

Barnett, Michael: *Göttlicher Sex*. CDC – Cosmic Energy Connections, 1995 (vergriffen)

Bassols Rheinfelder, Layena: *PraNeoHom® Lehrbuch. Band 6. Praxisorientierte Neue Homöopathie. Erfahrungen aus der Praxis und Fallbeispiele, Emotional Release, Einfühlsames Zuhören.* NLg Verlag, Halblech 2007

Becker, Klaus Jürgen, und Felix Aeschbacher: *Im Tempel der Ekstase. Leidenschaftlich lieben. Das Geheimnis von Sex und Eros.* Hans-Nietsch-Verlag, Emmendingen 2010

Bernstein, Douglas, A., und Thomas D.Borkovec: *Entspannungstraining. Handbuch der progressiven Muskelentspannung nach Jacobsen.* Klett-Cotta Verlag, Stuttgart 2004

Bodansky, Steve, und Vera Bodansky: *Orgasmus XXL. Lustvoll lange Höhepunkte.* Goldmann Verlag, München 2006

Braun, Bernd: *Tantra – Weg der Bewusst-Werdung. Praktische Übungen und Rituale im sexuellen Yoga.* Schirner Verlag, Darmstadt 2012

Büchler, Ursula, und Klaus Jürgen Becker: *Freude am Durchblick. Besser sehen lernen. Eine systemische Sehtherapie.* Kösel-Verlag, München 2011

Chia, Mantak: *Tao-Yoga. Praxisbuch zur Erweckung der heilenden Urkraft Chi.* Heyne-Verlag, München 2005

Clement, Ulrich: *Guter Sex trotz Liebe. Wege aus der verkehrsberuhigten Zone.* Ullstein Buchverlage, Berlin 2008

Comfort, Alex: *Joy of Sex.* Ullstein Buchverlage, Berlin 1992 (vergriffen)

Deida, David: *Erleuchteter Sex. Ekstase als spiritueller Weg.* Goldmann Verlag, München 2012

Dunn, Brandy, mit David Rensin: *Die Männer auf meiner Couch. Wahre Fälle einer New Yorker Sextherapeutin.* Piper Verlag, München 2013

Dwoskin, Hale: *Die Sedona-Methode. Wie Sie sich von emotionalem Ballast befreien und Ihre Wünsche verwirklichen. 5 einfache Schritte.* VAK-Verlag, Kirchzarten 2010

Feldenkrais, Moshé: *Bewußtheit durch Bewegung.* Suhrkamp Verlag, Berlin 1996

Gendlin, Eugene T., und Johannes Wiltschko: *Focusing in der Praxis. Eine schulenübergreifende Methode für Psychotherapie und Alltag.* Klett-Cotta Verlag, Stuttgart 2007

Goldstein, Joseph: *Vipassana-Meditation. Die Praxis der Freiheit.* Arbor-Verlag, Freiburg 2006

Gunaratana, Mahathera Henepola: *Die Praxis der Achtsamkeit. Eine Einführung in die Vipassana-Meditation.* Werner Kristkeitz Verlag, Heidelberg 2000

Holitzkale, Marlies, und Elisabeth Remmert: *Systemische Paar-Aufstellung. Damit Beziehungen gelingen. Ein Praxisbuch nach Bert Hellinger und anderen.* Schirner Verlag, Darmstadt 2006

Hwoschinsky, Carol: *Mit dem Herzen zuhören. Ein Leitfaden für das Einfühlsame Zuhören.* Junfermann Verlag, Paderborn 2006

Janson, Christine: *Lust auf Tantra. Der Weg zu mehr Liebe und Leidenschaft.* Südwest Verlag, München 2013

Larisch-Haider, Nina: *Von der Kunst, sich selbst zu lieben.* Schirner Verlag, Darmstadt 2008 (vergriffen)

Leder, Frank Boaz, und Kali Sylvia von Kalkreuth: *TouchLife. Massage, die schön macht. Natürliches Lifting für Körper und Geist.* Natura Viva Verlag, Weil der Stadt 1999

Levine, Peter A.: *Trauma-Heilung. Das Erwachen des Tigers. Unsere Fähigkeit, traumatische Erfahrungen zu transformieren.* Synthesis Verlag, Essen 1999

Levine, Peter A.: *Vom Trauma befreien. Wie Sie seelische und körperliche Blockaden lösen. Mit 12 Übungen auf CD.* Kösel Verlag, München 2007

Levenson, Lester: *The Ultimate Truth. About Love & Happiness. A Handbook to Life.* Lawrence Crane Enterprises, New York 2002

Maurer, Harry: *Göttlicher Sex.* Goldmann Verlag, München 1996 (vergriffen)

Moeller, Michael Lukas: *Die Wahrheit beginnt zu zweit. Das Paar im Gespräch.* Rowohlt Verlag, Reinbek bei Hamburg 2013

Moeller, Michael Lukas: *Worte der Liebe. Erotische Zwiegespräche. Ein Elixier für Paare.* Rowohlt Verlag, Reinbek bei Hamburg 1998

Morin, Jack: *Erotische Intelligenz. Die Erschließung innerer Quellen der sexuellen Leidenschaft.* Goldmann Verlag, München 1999 (vergriffen)

Müller, Monika: *Heilung durch Tantra. Sexualität als Weg zu Ganzheit und Transformation.* Trinity Verlag, München 2013

Odier, Daniel: *Tantra. Eintauchen in die absolute Liebe. Die authentische Geschichte über eine Einweihung im Himalaya durch eine wahrhafte tantrische Meisterin.* Aquamarin Verlag, Grafing 2007

Odier, Daniel: *Das tantrische Erwachen. Begehren, Leidenschaft und Spiritualität,* Aquamarin Verlag, Grafing 2013

Pyari, Ma Deva: *Sex, Ekstase und Transzendenz.* Allegria Verlag, Berlin 2012

Richardson, Diana: *Slow Sex. Zeit finden für die Liebe.* Integral Verlag, München 2011

Richardson, Diana: *Zeit für Liebe. Sex, Intimität und Ekstase in Beziehungen.* Innenwelt Verlag, Köln 2013

Riedl, Michaela: *Yoni-Massage. Entdecke die Quellen weiblicher Liebeslust: sinnlich – energetisch – spirituell.* Hans-Nietsch-Verlag, Freiburg 2006

Riedl, Michaela, und Klaus Jürgen Becker: *Lingam-Massage. Die Kraft männlicher Sexualität neu erleben: körperlich – energetisch – spirituell.* Hans-Nietsch-Verlag, Freiburg 2008

Rosenberg, Jack Lee: *Orgasmus.* Ulrich Leutner Verlag, Berlin 2001 (vergriffen)

Schnarch, David: *Intimität und Verlangen. Sexuelle Leidenschaft in dauerhaften Beziehungen.* Klett-Cotta Verlag, Stuttgart 2013

Schnarch, David: *Die Psychologie sexueller Leidenschaft.* Piper Verlag, München 2009

Stone, Hal und Sidra Hal: *Embracing Ourselves: The Voice Dialogue Manual.* New World Library, Novato/CA 1998

Stubbs, Kenneth Ray, und Louise-Andrée Saulnie: *Erotische Massage mit dem Zauber des Tantra.* Goldmann Verlag, München 2003

Thirleby, Ashley: *Das Tantra der Liebe. Einführung in die altindische Liebeskunst.* Heyne-Verlag, München 1993 (vergriffen)

Uhlig, Helmut: *Tantra-Magie. Das Leben als Kosmisches Fest.* Bastei Lübbe, Köln 2001

Virani, Amana: *Gefühle – Eine Gebrauchsanweisung*; V.C.S. Dittmar-Verlag, München 2007

Zadra, Elmar, und Michaela Zadra: *Tantra und Meditation. Herz und Geist öffnen durch Sinnenfreude und die Kraft der Liebe*. Hans-Nietsch-Verlag, Freiburg 2008

Über die Autoren

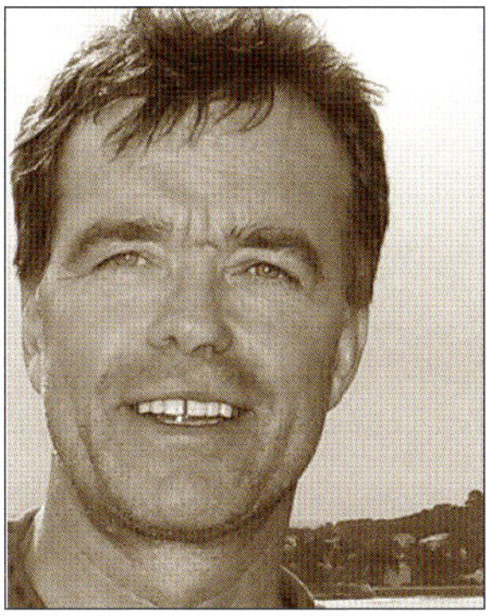

Klaus Jürgen Becker, Jahrgang 1956, war leitender Angestellter eines Großunternehmens, als ein entscheidendes Erlebnis seine Beziehung zur Sexualität und zu seinem Körper deutlich veränderte: 1989 erhielt er Massagen in der Posturalen Integration (PI) – deren Ziel es ist, den Körper mithilfe von tiefer Berührung und Atmung von erstarrten Strukturen zu befreien und zu seiner ursprünglichen Lebendigkeit zurückzuführen. Obwohl bei dieser Körperarbeit die Genitalien nicht berührt werden, machte Klaus Jürgen Becker während einiger Sitzungen tiefe orgastische Erfahrungen, die all seine „auf normale Weise" erfahrenen Orgasmen um ein Vielfaches überstiegen. Danach begann er, sich intensiv mit Tantra, Massage und Atemtechniken zu beschäftigen, machte eine Ausbildung zum *Life Coach* und Lebensberater und wurde Schüler des spirituellen Meisters Osho.

Inspiriert durch das Buch *Yoni Massage* von Michaela Riedl, besuchte er ab dem Jahr 2007 Praxis-Seminare in der Lingam-Yoni-Massage u. a. bei *AnandaWave®* in Köln und bei *Zinnoberschule*, Pamela Behnke, in Dießen/Ammersee.

Die Möglichkeiten der Lingam-Yoni-Massage faszinierten ihn, sodass er sich entschied, gemeinsam mit Michaela Riedl das Buch *Lingam-Massage* zu schreiben. Nachdem es erschienen war, wuchs in Klaus Jürgen Becker der Wunsch, ein Buch über sinnliche Massage als Alternative beziehungsweise Vorbereitung zur Genital-Massage zu schreiben und dabei insbesondere die Faktoren aufzuzeigen, die das Gelingen einer sinnlichen Massage ausmachen. So entstand – in Zusammenarbeit mit Tomas Langhorst – das vorliegende Buch zum Thema „Tantra-Massage".

In seiner Beraterpraxis in der Nähe von München begleitet Klaus Jürgen Becker Einzelpersonen und Paare durch Gesprächstherapie auf ihrem Weg zu sexueller Bewusstheit und einem erfüllten Liebesleben.

Mit seiner Partnerin Sabine Müller gibt er Paar-Seminare für erfüllte Partnerschaft und Sinnlichkeit, die systemische Aufstellungen, gewaltfreie Kommunikation und die Kunst der achtsamen Berührung beinhalten. Zusammen mit Sabine Müller leitet Klaus Jürgen Becker regelmäßig Abend-

und Wochenendgruppen für die Tantra Regionalgruppe Landsberg. *www.tantralandsberg.de.*

Zudem fühlt er sich der Zinnoberschule von Pamela Behnke verbunden *www.zinnoberschule.de.*

Weitere Informationen:
Klaus Jürgen Becker
Hauptstr. 28
82229 Seefeld
klaus@klausjuergenbecker.de
www.imliebesfluss.de

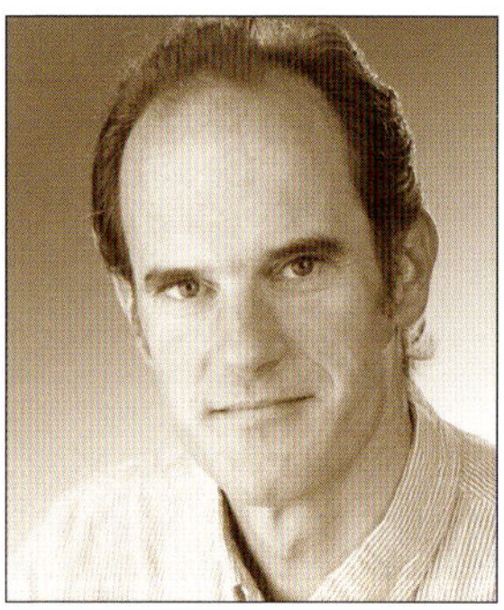

Tomas Langhorst, Jahrgang 1967, studiert seit mehr als zwanzig Jahren die geistigen Grundlagen tantrischer Weltsicht und praktiziert Meditation. Seit Jahrzehnten erforscht er die Energie intensiver Gefühle und das in ihnen liegende Kraftpotenzial für persönliche Entfaltung und Erkenntnis. Dabei unterscheidet er nicht zwischen gemeinhin als negativ betrachteten Gefühlen und sogenannten positiven Gefühlen, vielmehr liegen für ihn in jedem Seinszustand – mal mehr mal weniger tief – Urkraft und Schöpferpotenzial verborgen. Sie freizulegen macht ihm große Freude. Immer wieder neue Zugänge zu inneren Kraftquellen zu finden bedeutet für ihn Glück.

Tomas Langhorst arbeitete als Schauspieler und Schauspiellehrer, gibt seit vielen Jahren Massagen und leitete Seminare für Tantra-Massage. Heute betreut er junge Männer mit körperlicher und geistiger Behinderung und erlebt sie als große Lehrmeister der Herzöffnung. Im Zentrum seiner beruflichen Tätigkeit steht die Arbeit mit Menschen. Ausgebildet in holistischer Psychotherapie, begleitete Tomas Langhorst Paare, Gruppen und Einzelne in intensiven Phasen ihrer Veränderung und Wandlung.

Die Tantra-Massage ist für ihn gelebtes Gebet, eine genussvolle Art, in tiefem Kontakt mit dem Lebendigen und der Schöpfung zu sein. Während des tantrischen Rituals zeigen sich ihm immer wieder neue Facetten des

Lebendigseins im Kontakt mit Massage-Partnern und -Schülern. Darüber hinaus kann er sich durch das Ritual der Tantra-Massage immer wieder mit der dem Menschen eigenen Fähigkeit verbinden, das eigene Leben gemäß den eigenen Wünschen, Träumen und Zielen zu gestalten. Er erlebt diese Form der Massage als lustvollen Weg, sich beglückt mit allem Lebendigen verbunden zu fühlen. Durch die Tantra-Massage erfährt er bis heute Erkenntnis und gibt mit Leidenschaft und tiefer innerer Befriedigung diese wertvolle Form der Begegnung weiter.

Weitere Informationen:
Tomas Langhorst
Ortsstr. 3
85354 Hohenbachern
t-langhorst@web.de
www.t-langhorst.de

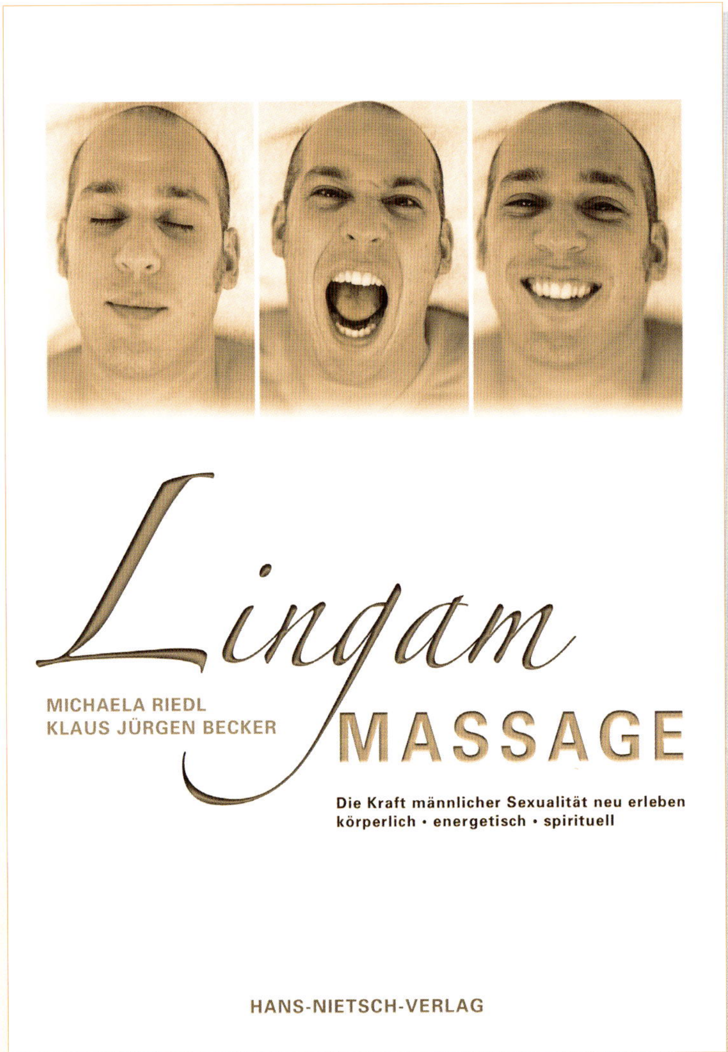
Lingam
MICHAELA RIEDL
KLAUS JÜRGEN BECKER
MASSAGE
Die Kraft männlicher Sexualität neu erleben
körperlich • energetisch • spirituell
HANS-NIETSCH-VERLAG

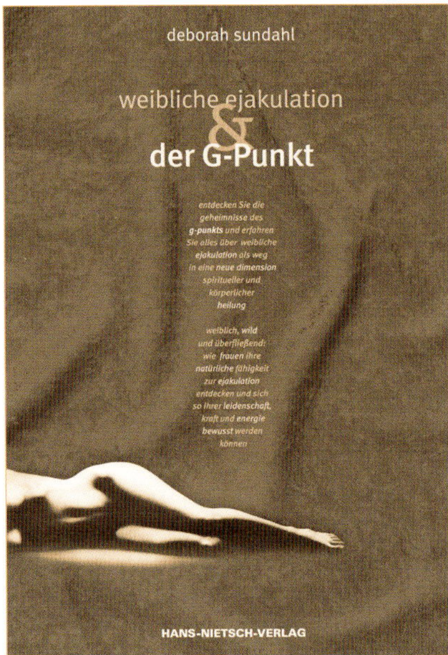

ISBN: 978-3-934647-95-4

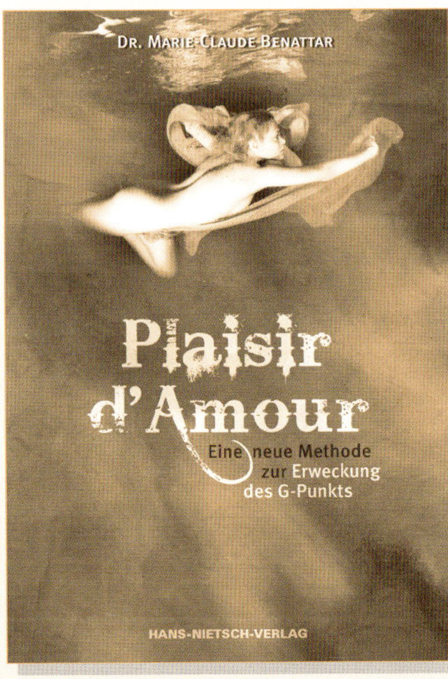

ISBN: 978-3-939570-68-4